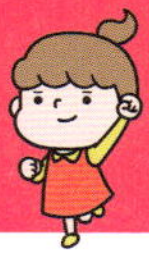

イラスト・図解でわかる!

Dr Ishiguroの

腸活超百科

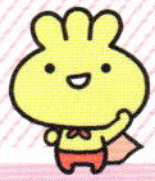

マイナビ

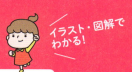

プロローグ

そもそも腸とは何か？

僕たちが医学部で腸について学んだときは、小学校の時に小腸と大腸という単語を覚えた時とそんなに変わりないものという認識でした。十二指腸やS状結腸などの細かい分類はほんの少し増えましたが、結局は小腸は食べ物を消化吸収するところ、大腸は便を作るところであって、口から肛門まで連続するただの管状の臓器であるとしてしか理解していませんでした。外科医になってからもその認識は同じでした。大腸がんの切除のためには、がんの再発リスクを下げるために、がんからに距離を取って安全に切除する必要があります。時にはすべての大腸を切除するような手術も行いますが、それでも大腸は水分を吸収して便を作るところだからなくてもなんとかなる（いずれ残った小腸が代わりをしてくれるので）、小腸も短くなりすぎると問題があるけれどもある程度取ってしまっても問題ないと思い手術を行っていました。

しかしこの20年で腸は「ただの食べ物が通過する臓器」から「代謝、免疫、ホルモン系に影響を与える、体の中での中心臓器である」というように認識が一変しました。腸脳相関と言われるように、腸と脳がダイレクトに接続されておりリアルタイムに交信していることがわかってきました。すなわち、ストレスなどの脳のトラブルがあると胃腸のトラブルにつながり、緊張したりするとお腹が痛くなるメカニズムが漸く理解できるようになってきました。そしてさらに進んで、その病態には腸の中の細菌の作り出すグルタミン、GABA（γ-アミノ酪酸）、トリプトファン、チロシン、ドーパミン、セロトニンなどが大いに影響を与えていることなどもわかってきました。腸内細菌のほとんどは下部小腸から大腸に存在し、あたかも独立した臓器のように総体で僕たちの腸や脳に指令を送ります。腸内細菌は腸に配置された免疫細胞にも指令を出します。腸内細菌がどのような指令を送るのか、どのような物質を作り出すのかが僕たちの健康状態に直接影響を与えるため、その腸内細菌が住み着く腸という臓器が特別な場所であるわけです。

腸活とは腸内を良い環境にするために行う行為です。しかし多くの人は、腸活とは何か普段摂取することがない特別なものを、数日間とか数週間とか期間限定で摂取することであると誤解しています。腸内を良い環境にするということは、その住人である腸内細菌をどのように生活させるかということです。腸内細菌には栄養やビタミンを与えてくれたりするなど良い働きをする菌と、栄養を奪ったり、毒素を作り出す悪い働きをする菌が混在しています。良い働きをする菌が優勢の環境を作れるかどうかが腸活の活動の目的ですが、腸内環境は良くも悪くも安定しており短期間では大きくは変わりません。すなわち腸活とは長期にわたって、場合によっては生涯にわたって行っていく行動です。高血圧、糖尿病、がん、認知症などの慢性疾患を発症している人たちの腸内細菌と、発症していない人たちの腸内細菌を比べると明らかな違いがあることがわかっています。良い腸活ができれば、良い腸内細菌の働きによる影響を受けた腸となり、慢性疾患の発症を予防することができます。そのため腸活はなるべく若い年代から、まだ病気が発症していない時期から開始する必要があります。もちろん現在病気の診断を受けていたとしても、良い腸活を行うことでその進行を抑えることができる可能性が高まります。本書を通じて良い腸活とはという理解をしていただければと思います。腸活を意識した長期的な生活習慣の変化を通じて、日本人の健康寿命が延びていくことを期待しています。

本書の構成は見開きで1つのトピックが記載されており、イラストで直感的に理解できるようになっています。必ずしも最初から読む必要はなく、興味のあるところから読み進めていただき、これだったら今日からやれるなと思うことを1つずつ実行してみてください。

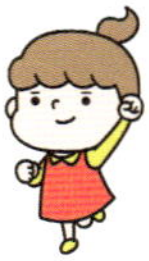

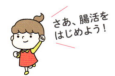

さあ、腸活を
はじめよう！

もくじ

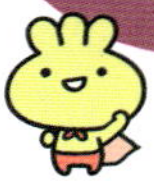

知識編

1章

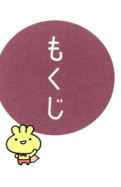

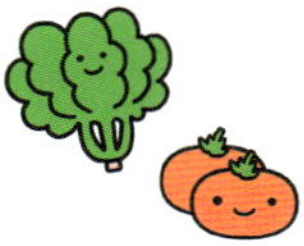

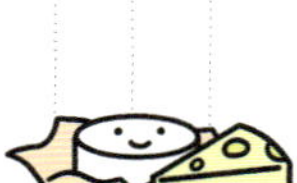

2章 腸内細菌に対して良くないこと

3章

腸内細菌に対する良いこと 75

実践編

4章

腸内環境に良い食事、食生活 101

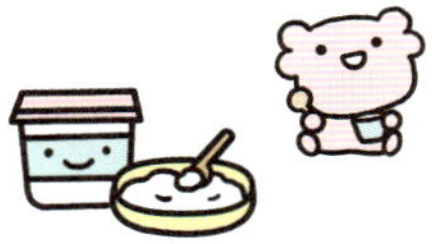

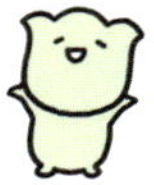

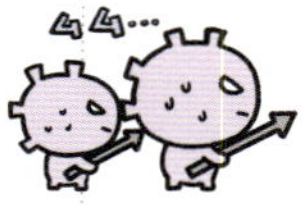
ムム…

知識編

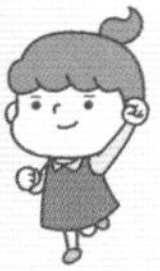

1章

体の中にもつ生態系・腸内細菌

腸内細菌と共生する僕たち

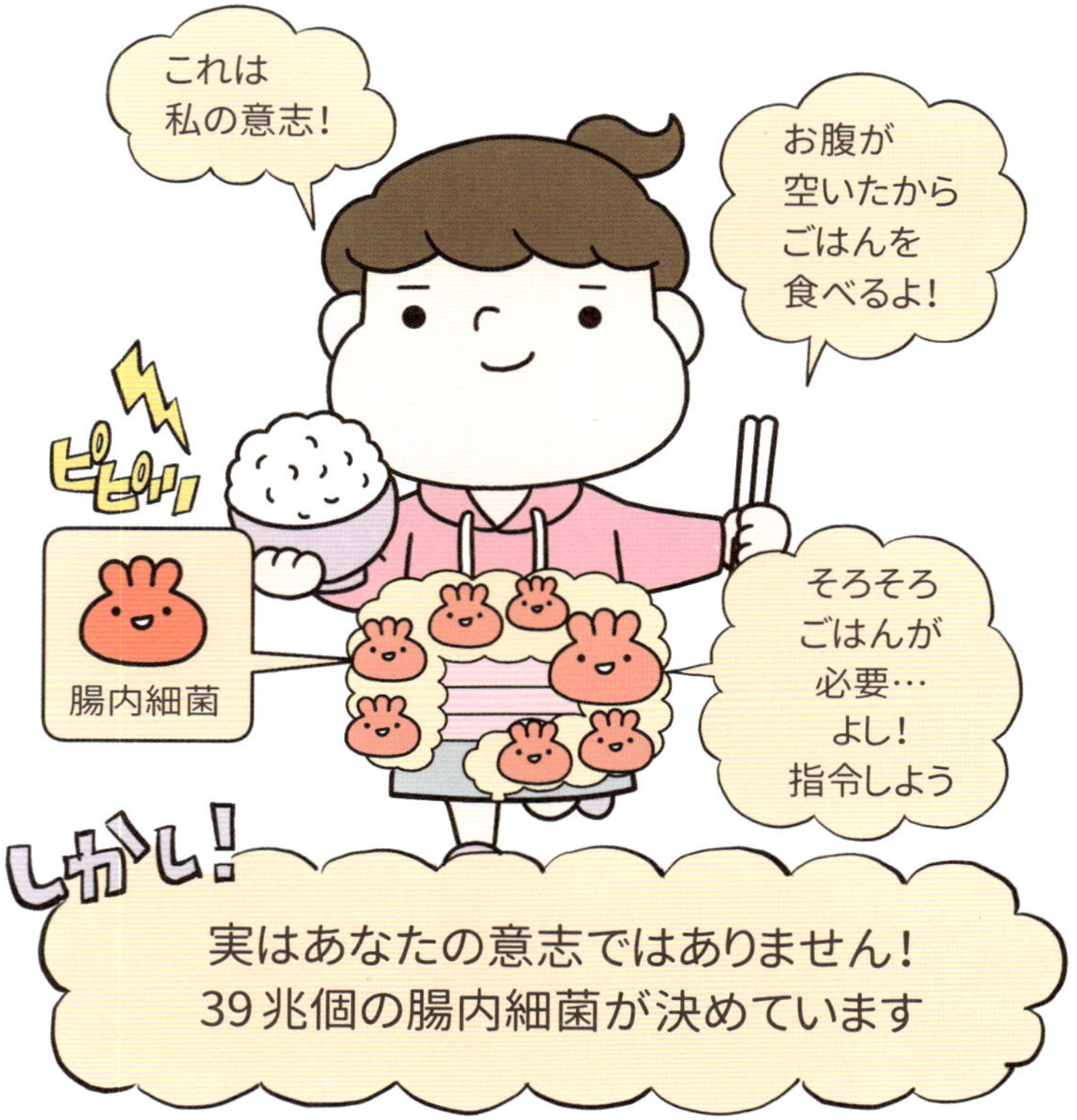
これは
私の意志！
お腹が
空いたから
ごはんを
食べるよ！
ピピピッ
腸内細菌
そろそろ
ごはんが
必要…
よし！
指令しよう
しかし！
実はあなたの意志ではありません！
39兆個の腸内細菌が決めています

僕たちは自分で考え、自分で決断して、自分が意志をもって行動していると考えています。しかし僕たちの思考も感情もそしてその結果の行動もすべて自分たちの内部に抱える共生微生物とともに活動した結果であることは認識されていません。僕たちの体の細胞はおよそ39兆個といわれていますが、その数と同じだけの細菌が腸内に存在しています。その重量は約1.5kgで、肝臓の重量に相当します。①

人類の長い進化の過程で、腸内細菌は社会的発展、食生活、ライフスタイル、環境の変化に合わせ、僕たちヒトと共に進化してきました。腸内細菌は、ヒト自身では行うことのできない様々な代謝活動を調節することができます。ヒトが消化できない食物中の食物繊維、多糖類、タンパク質、脂肪を分解してエネルギーを得て、僕たちの健康に影響を与える一連の代謝産物を産生します。この腸内細菌が作り出す様々な代謝物質が、体の代謝、免疫、ホルモン、そして脳の機能、感情にまで影響を与え

① World J Gastroenterol. 2022 35949351

腸内細菌の4つのはたらき!

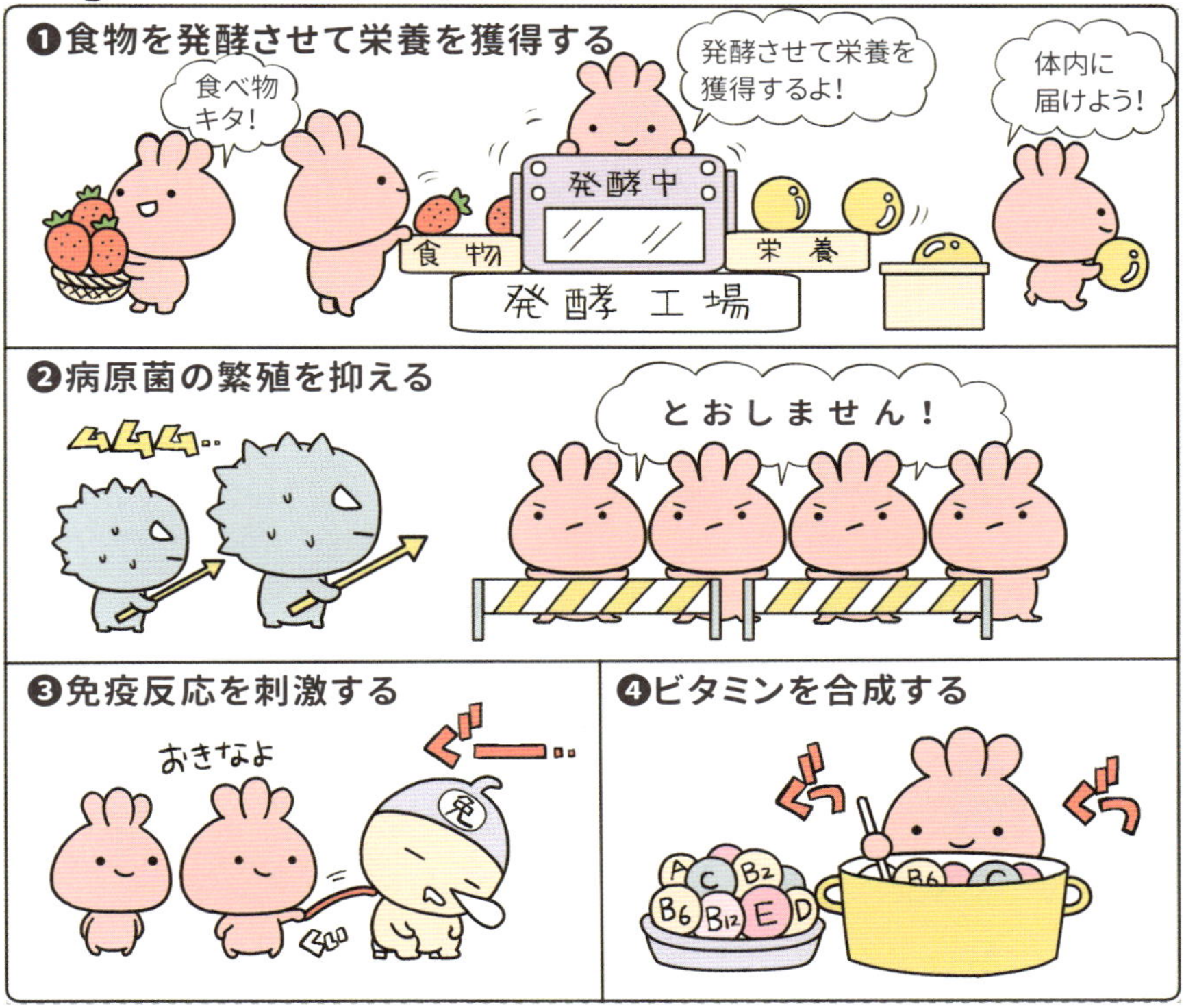
❶食物を発酵させて栄養を獲得する
食べ物キタ!
発酵させて栄養を獲得するよ!
体内に届けよう!
発酵中
食物
栄養
発酵工場
❷病原菌の繁殖を抑える
ムムム‥
とおしません!
❸免疫反応を刺激する
おきなよ
ぐー‥
免
❹ビタミンを合成する
ぐつ
ぐつ
A
C
B2
B6
B12
E
D

ます。腸内細菌の生み出す代謝物質は腸内細菌の遺伝子がコントロールします。そして腸内細菌の持つ遺伝子の数は僕たちの細胞がもっている遺伝子の数の、以前は150倍といわれていました。さらに最近の研究では1000倍以上存在していると[2]報告されていることからも、結局僕たちの生活のすべては腸内細菌を無視しては送れないことがわかります。

腸内細菌の働きは、

❶食物を発酵させて様々な栄養を獲得する
❷コロニーを形成して病原菌の繁殖を抑える
❸免疫反応を刺激する
❹ビタミンを合成する

このようにお互いに利益を与え合いながら、共存している関係を共生（symbiosis）と呼びます。僕たちヒトは腸内細菌に良い生息場所を提供するのと引き換えに、様々な「恩返し」を毎日受けています。[3]

② Cell Host Microbe. 2019 31415755　③ Microbes Environ. 2017 29129876

すべての病気は腸から始まる

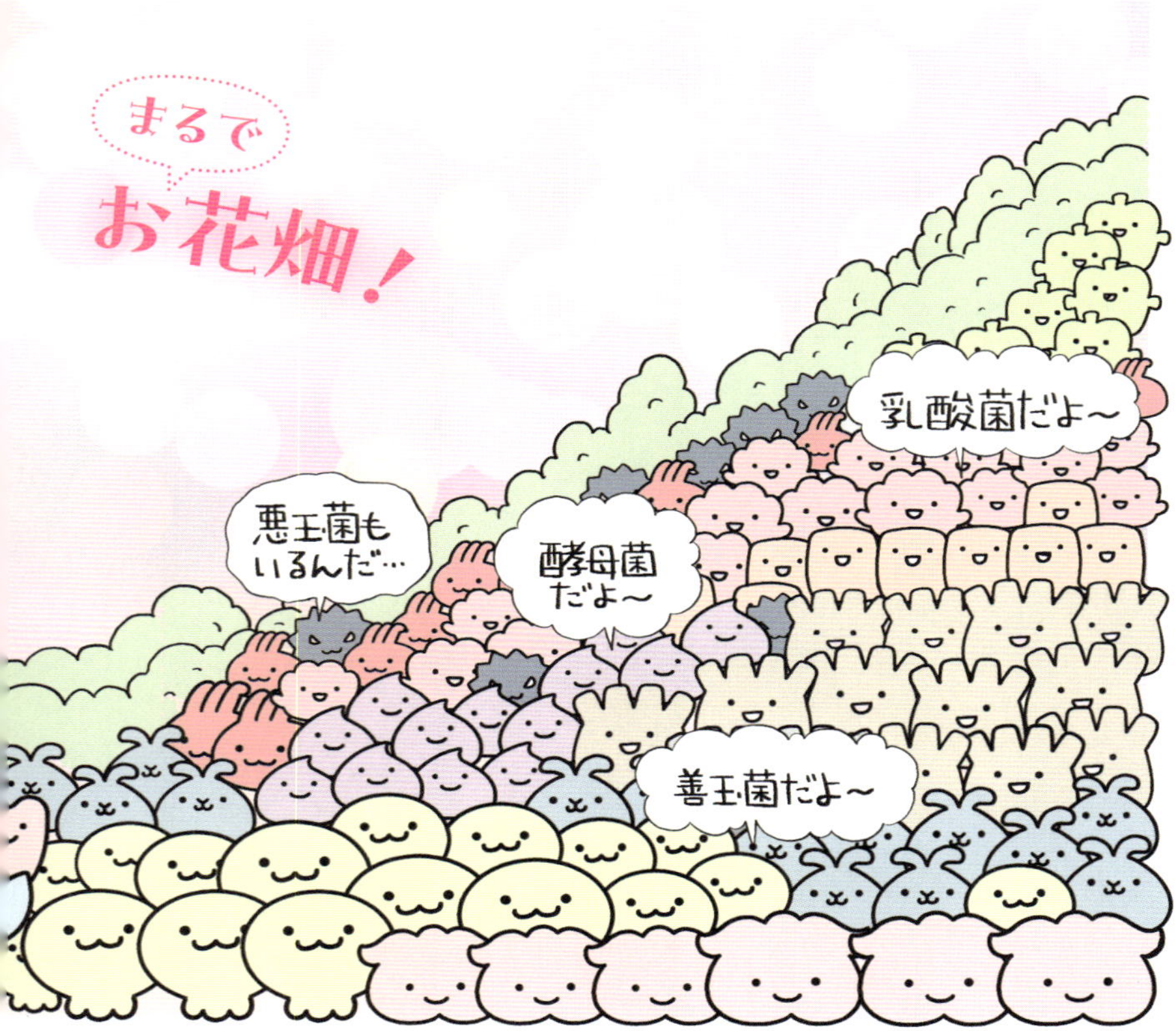

「すべての病気は腸から始まる」。これは2500年前の古代ギリシャの医師ヒポクラテスの言葉です。しかし、この言葉はここ20年の研究で、あながち間違いではないことが証明されてきています。例えば高血圧が腸内細菌の乱れに関係するという研究結果が続々と報告されています[①]。マウスの研究では高血圧ラットの便を、血圧正常マウスに移植すると、移植を受けたマウスは血圧が上昇しました[②]。腸内の乱れを移植されると、全身が乱れるということです。

腸内細菌の乱れをディスバイオシス（dysbiosis）と呼びますが、一般には腸内細菌の多様性（種類）の減少がそれにあたります。多様性が減少するということは、特定の種類の菌だけが増殖しやすい状態で、しばしば毒素を産生したり、毒素を増加させたりする菌が増殖します。高血圧患者ではプレボテラやクレブシエラなどの毒素産生菌が増加することが実際に観察されています[③]。

腸の中は多様であることが重要です。腸

① Hypertension. 2015 25870193　② Front Physiol. 2019 30930793　③ Microbiome. 2017 28143587

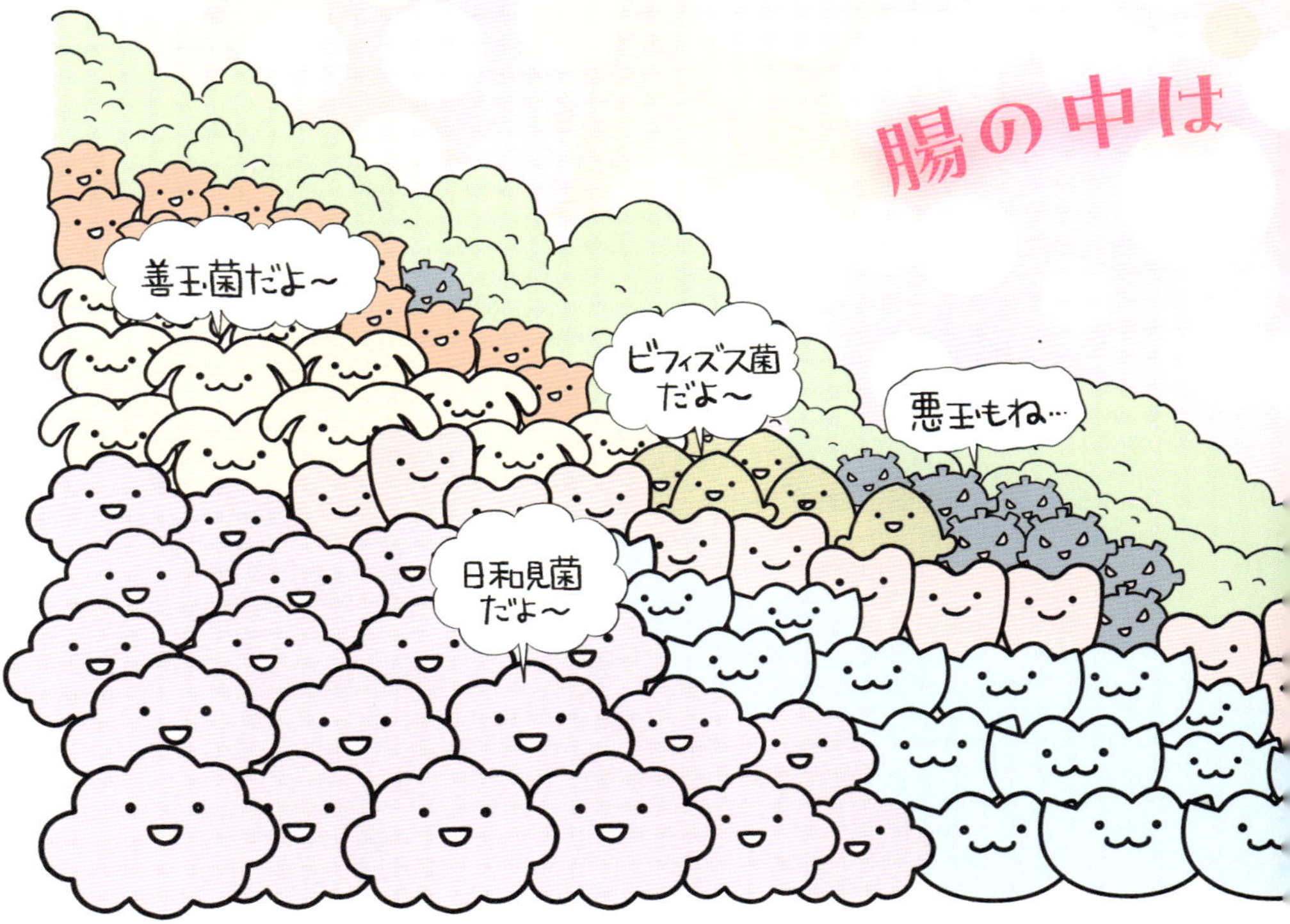
腸の中は
善玉菌だよ～
ビフィズス菌
だよ～
悪玉もね…
日和見菌
だよ～

内には細菌だけでなく、真菌、ウイルス、原虫、古細菌など様々な微生物が生息しますが、それがヒトにとって良い働き（善玉）をする微生物であっても、悪い働き（悪玉）をする微生物であっても、あらゆる微生物が生息できるような環境であることが必要です。それはちょうど豊かな森に多様な動物、微生物、植物が生息するようなイメージです。微生物は互いに牽制しあうことによって、特定の微生物だけがはびこるようなことがないように自然に調和をはかります。

腸内の微生物のバランスはどのようなものを食べるかによって大いに影響を受けます。ヒトの常在の腸内細菌は、栄養素を奪いあうことにより、外部からの侵入菌の増殖を防ぎます。またある細菌が作り出す栄養素や老廃物を好んで餌とする細菌も存在し、相互依存的な複雑な関係性を作りながら腸内の調和を作り出します。④

④ Curr Biol. 2019 31163167

どのような細菌が腸内に存在するか？

腸内細菌は門に分類されるよ！

フィルミクティス門

ヒトの腸内で菌数・菌種数が最もおおいよ！

よい菌

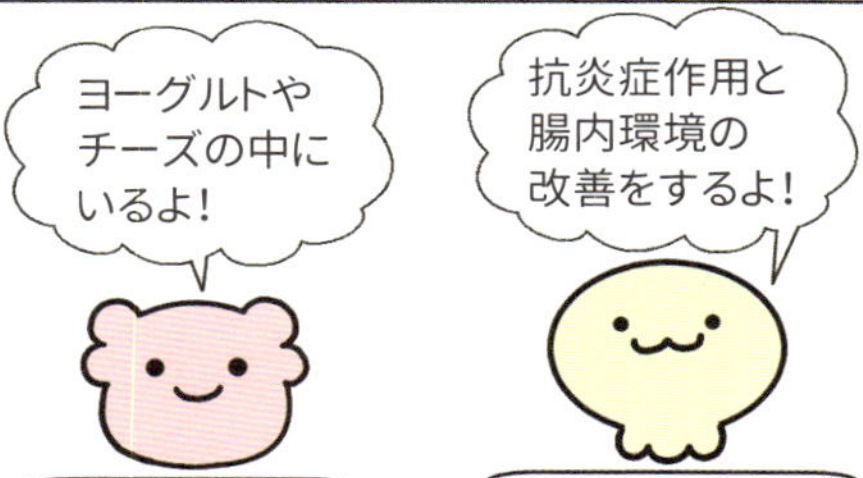
ヨーグルトやチーズの中にいるよ！
抗炎症作用と腸内環境の改善をするよ！

乳酸菌 ラクトバチルス属

フィーカリバクテリウム プラウスニッツイ

わるい菌

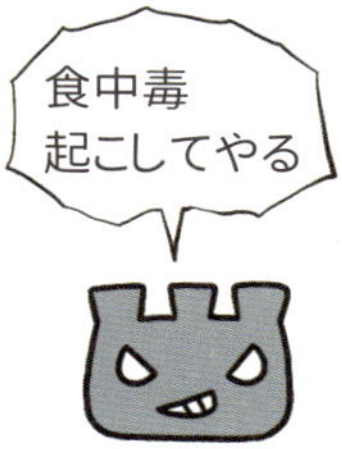
食中毒起こしてやる

ウエルシュ菌

バクテロイデーテス門

よい菌

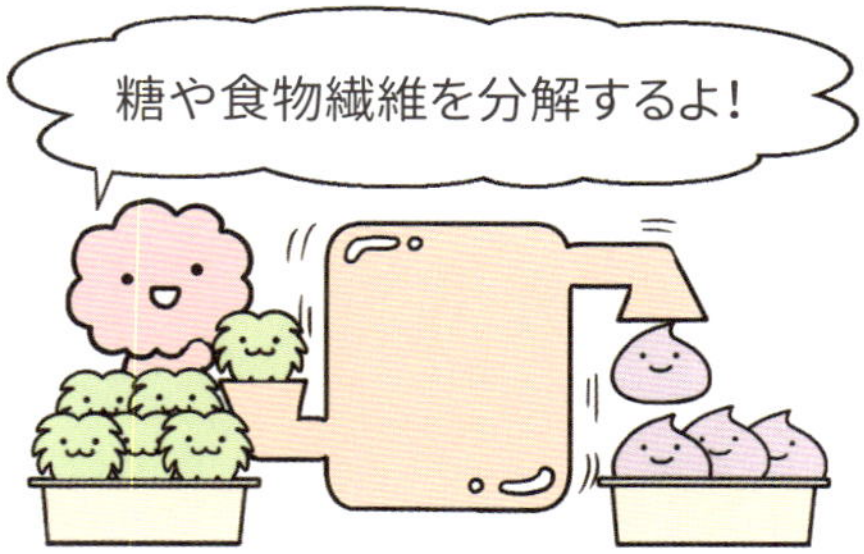
糖や食物繊維を分解するよ！

わるい菌

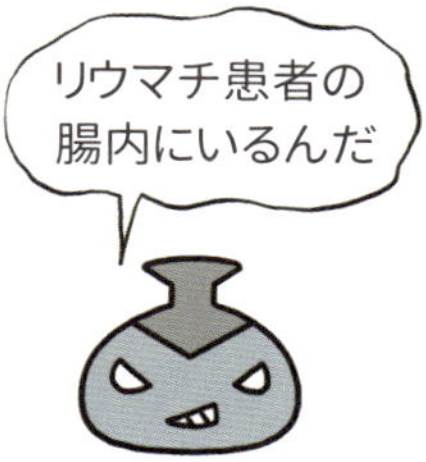
リウマチ患者の腸内にいるんだ

プレボテラ属

アクチノバクテリア門

よい菌

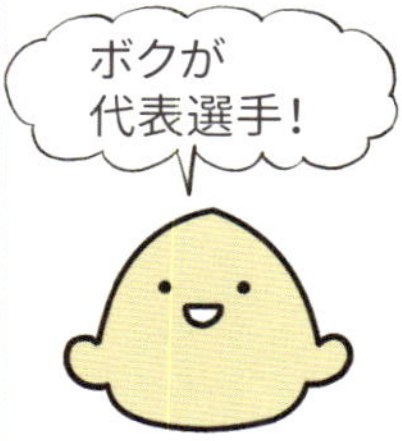
ボクが代表選手！

ビフィズス菌

①乳糖やオリゴ糖を分解する

②乳酸や酢酸を産生

③腸内のphを酸性に保つ

わるい菌

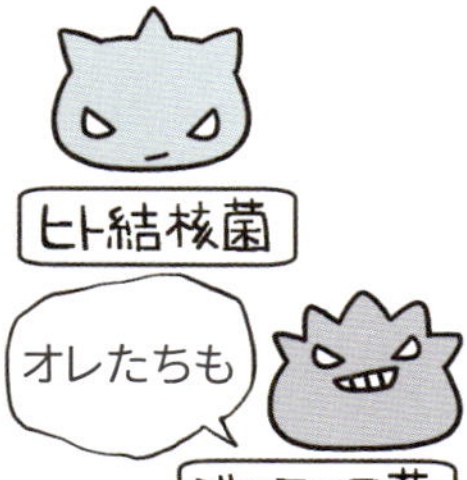
オレたちも

ヒト結核菌

ジフテリア菌

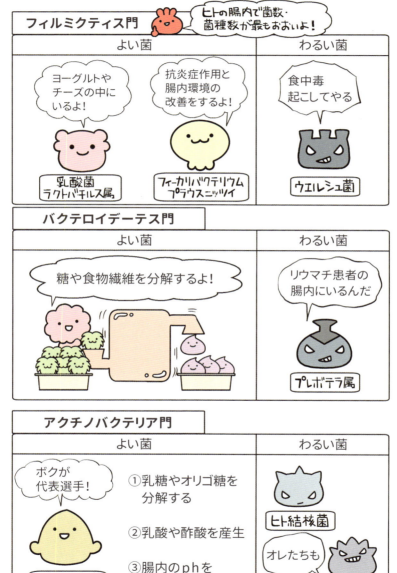

細菌には様々な種類がありますが、その一番大きな分類として門(phylum)というものがあります。細菌には30種類以上の門が存在しますが、腸内に存在する細菌は以下の4つの門の細菌がほとんどを占めます。

フィルミクティス門［Firmicutes］
バクテロイデーテス門［Bacteroidetes］
アクチノバクテリア門［Actinobacteria］
プロテオバクテリア門［Proteobacteria］

注意：2022年に門の名前が大幅に変更になりました。
Firmicutes → Bacillota
Bacteroidetes → Bacteroidota
Actinobacteria → Actinomycetota
など。過去の文献は旧門で記載されているため、本書では旧分類の名称で記載されます。

その中でもフィルミクティス門とバクテロイデーテス門で全体の約70～80％を占めます。[①] 日本人の腸内細菌は他の民族に比べて、アクチノバクテリア門の比率が高いことが特徴です。

●フィルミクティス門

ヒトの腸内において菌数ならびに菌種数が最も多い菌群です。乳酸を産生するヨーグルトやチーズに含まれる乳酸菌ラクトバチルス属はフィルミクティス門に属します。同時に食中毒などを起こす腸内腐敗に関連する有害菌であるウエルシュ菌など、多種多様な細菌が属しています。フィーカリバクテリウム属のフィーカリバクテリウム・プラウスニッツイは腸内細菌の5％以上を占める最も一般的な腸内細菌のひとつで、抗炎症作用を示し腸内環境を改善する菌として注目されています。[②]

●バクテロイデーテス門

糖だけではなく、難分解性のセルロースやペクチンなど食物繊維を分解する能力を持ち、バクテロイデーテス門の細菌の振る舞いはヒトの健康に大きな影響を及ぼします。バクテロイデーテス門の菌の割合が減少すると、肥満[③]や過敏性腸症候群[④]に関連することがわかっています。プレボテラ属もバクテロイデーテス門の代表的な細菌で、一部の関節リウマチ患者の腸内細菌ではプレボテラコプリ菌が増加しています。

●アクチノバクテリア門

代表的なものはビフィドバクテリウム属（いわゆるビフィズス菌）です。ビフィズス菌は、乳糖やオリゴ糖などを分解して乳酸や酢酸を産生して腸内のphを酸性に保ちます。その他ヒト結核菌、ジフテリア菌などの病原菌もアクチノバクテリア門に属します。

① DNA Res. 2016 26951067　② Curr Opin Microbiol. 2013 23831042　③ Curr Opin Gastroenterol. 2010 19901833
④ Gastroenterology. 2011 21820992

日本人の腸内細菌

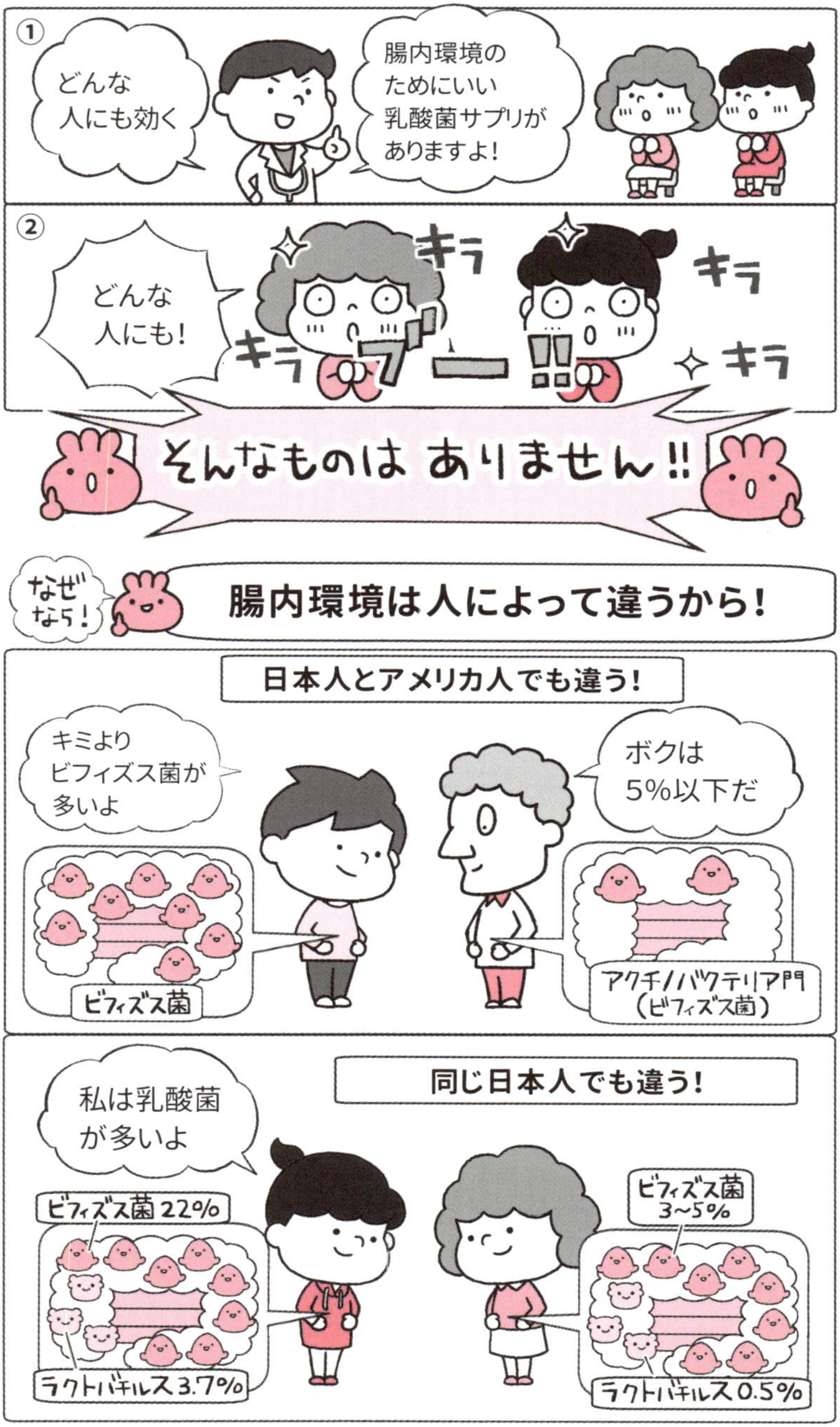
①
腸内環境のためにいい乳酸菌サプリがありますよ！
どんな人にも効く
②
どんな人にも！
キラ
キラ
キラ
キラ
ブー!!
そんなものは ありません!!
なぜなら！
腸内環境は人によって違うから！
日本人とアメリカ人でも違う！
キミよりビフィズス菌が多いよ
ボクは5%以下だ
ビフィズス菌
アクチノバクテリア門（ビフィズス菌）
同じ日本人でも違う！
私は乳酸菌が多いよ
ビフィズス菌 22%
ラクトバチルス 3.7%
ビフィズス菌 3〜5%
ラクトバチルス 0.5%

日本人はどのような腸内環境のバランスを持つことが理想的でしょうか？

これは結論からいうとそのようなものは存在しないといえます。腸内細菌の検査で乳酸菌が少ないからという理由で、乳酸菌のサプリメントを勧められることがあると思いますが、これは非常に危険な考え方です。そもそも日本人の腸内細菌に乳酸菌がたくさんいる方が良いとする結論は得られていません。２０１６年に報告されている日本人での腸内細菌のデータでは、日本人は他の欧米人に比べてビフィズス菌が多いため、アメリカ人では5％以下のアクチノバクテリア門が20％以上存在すると示されています。[1] そのデータを認識した上で、僕自身が多くの人の腸内細菌を確認してきましたが、ビフィズス菌などアクチノバクテリア門の細菌が20％以上も存在する人は一部にしか存在しませんでした。

別の研究では、２０２２年に京都府立医科大学の内藤裕二先生の教室が発表したデータがあり、日本人は大きく5つの型に分かれることを報告しています。[2] この研究は健常人（２８３人）と何らかの疾患を抱えている人合計１８０３人の便のデータに基づく解析です。５つのタイプのうち1つ（D型）はビフィズス菌が22％、乳酸菌の1つであるラクトバチルス3.7％と乳酸産生が多い細菌を多数持っていましたが、その他４つの型ではビフィズス菌は3〜5％、ラクトバチルスは0.5％程度です。ビフィズス菌を増やそうとか乳酸菌を増やそうとして、サプリメントや乳製品を摂取してもあう人、あわない人がいることは納得できるのではないでしょうか？

僕がビフィズス菌が20％以上も存在する人を見ることが少なかったのは、D型の腸内細菌を持つ人を見ていなかったただけだと思います。腸内環境は弱酸性に保つ必要がありますが、乳酸・酢酸を産生するビフィズス菌や乳酸を産生するラクトバチルスなどがしっかりと存在することは腸内環境には有利な点です。しかし同じく酢酸や酪酸などの酸を産生する菌には、フィーカリバクテリウム属などの菌も存在します。日本人の便の組成を見る限りでは、便通もよく健康状態が良好な人では乳酸菌の存在が低くてもフィーカリバクテリウム属がしっかりと存在している人も多く、1つの腸内細菌のパターンだけが理想的であるという考え方は間違いであるといえます。

① DNA Res. 2016 26951067　② Microorganisms. 2022 35336239

腸内細菌は生まれた瞬間から作られる

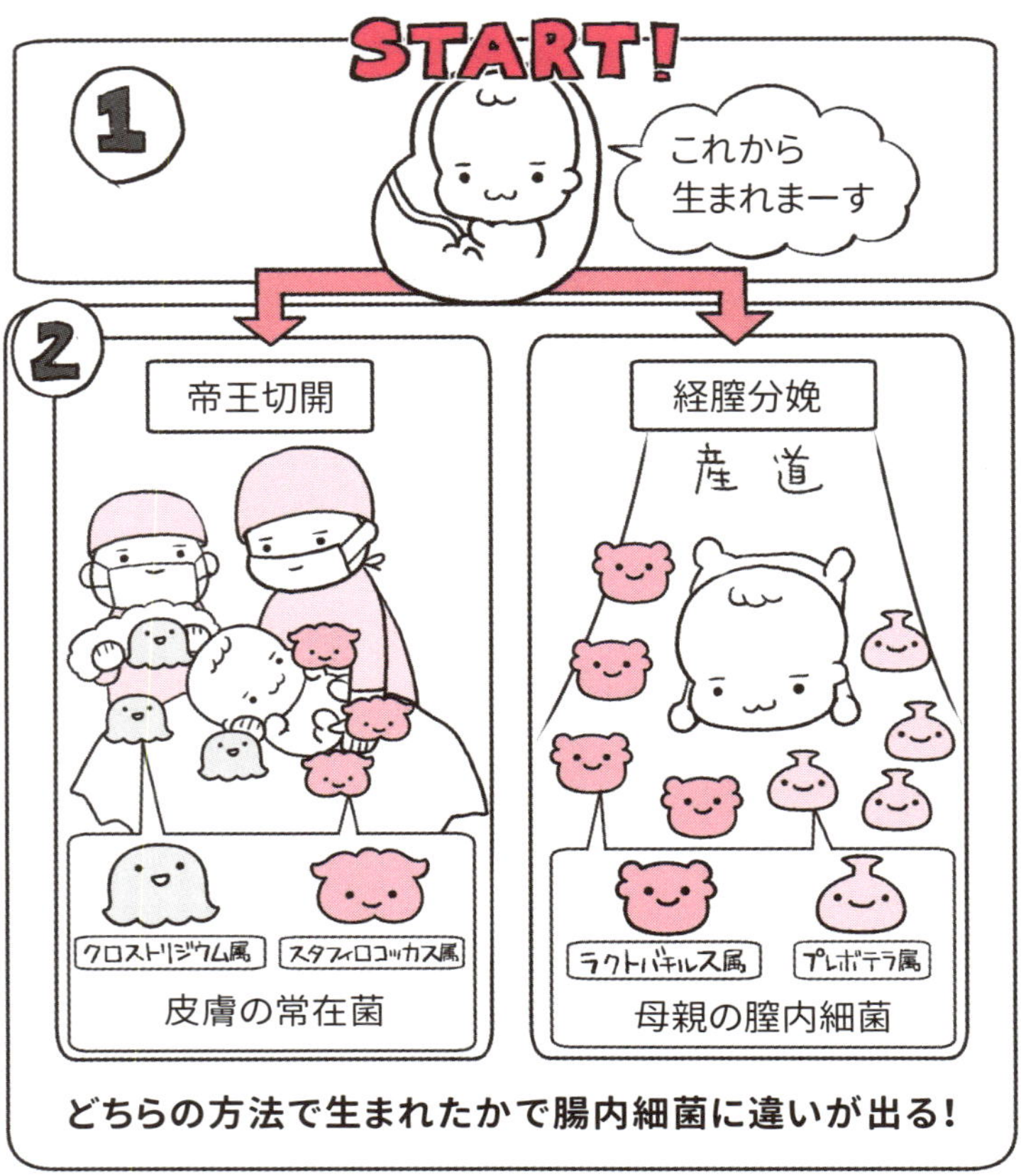

母親の胎内にいる間は、腸内には特定の細菌は存在していません。最近の研究では、胎盤や胎児の糞便も完全に無菌ではないことがわかってきており、腸内細菌の形成は分娩のかなり前から始まっていると推定されていますが、現実的には出生直後が最も大きな影響を受けます。[1] 産道から生まれる通常の分娩（経腟分娩）では、母親の腟の細菌に最初の曝露を受けます。この母親の腟の細菌に晒されることは、新生児の腸内細菌の形成に大いに影響を与えます。帝王切開による出産では、最初に晒される細菌は、医療従事者の持つ手袋やタオルなどに付着した細菌になるため、新生児の腸内細菌の形成に問題が起こり得ます。

経腟分娩で生まれた乳児は、ラクトバチルス属やプレボテラ属などの母親の腟内細菌を反映した細菌を中心に、腸内細菌が形成されていきます。帝王切開分娩で生まれた乳児は、経腟分娩で生まれた乳児と比較して、クロストリジウム属、スタフィロコッカス属など、腟内ではなく皮膚の常在菌が

① Front Pediatr. 2015 25798435

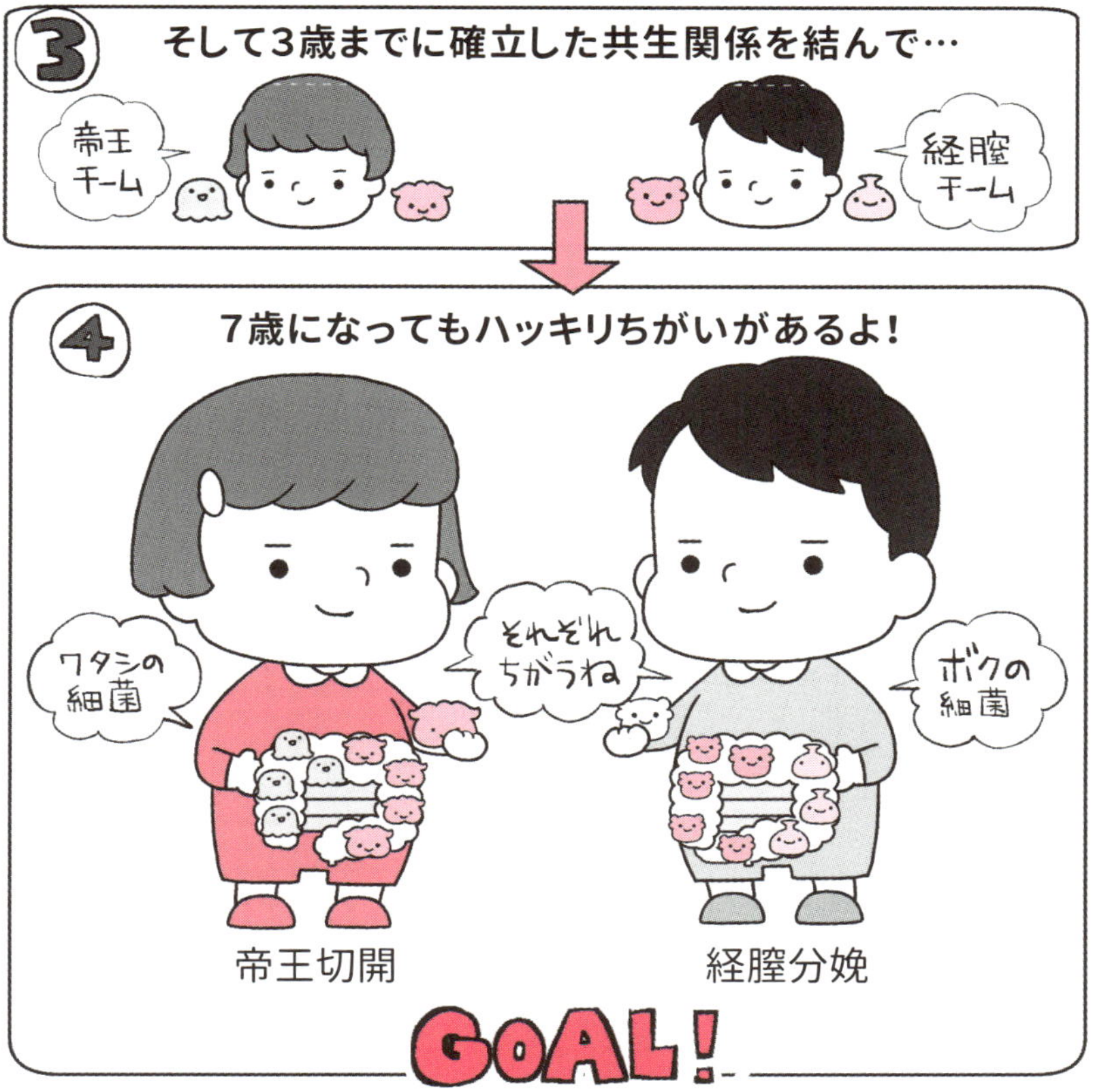
3
そして3歳までに確立した共生関係を結んで…
帝王チーム
経腟チーム
4
7歳になってもハッキリちがいがあるよ！
ワタシの細菌
それぞれちがうね
ボクの細菌
帝王切開
経腟分娩
GOAL!

多く形成されていき、バクテロイデス属やビフィドバクテリウム属（ビフィズス菌）などが不足します。② 乳児期の腸内細菌は生後1年間で急速に成熟して3歳までに確立されます。腸内細菌は一旦確立されると、その状態で互いに共生関係を結び、変化しにくくなります。帝王切開分娩児と経腟分娩児の腸内細菌の組成は7歳になってもはっきりと違いがあることが示されています。③

胎児の安全のために帝王切開を選択せざるを得ないことは往々にしてあります。帝王切開にて生まれた子どもの食生活は慎重に選択する必要があります。分娩方法の違いによる影響は、後の成長に影響を与える可能性があることが指摘されています。2019年の研究で、帝王切開で生まれた子の方が自閉症スペクトラム障害（リスク33％増加）および注意欠陥／多動性障害（ADHD）（リスク17％増加）の割合が高いことが示されています。④ 分娩方法による初期腸内細菌の違いが原因の1つと疑われています。

② Early Hum Dev. 2010 20133091　③ Gut. 2004 15306608　④ JAMA Netw Open. 2019 31461150

母乳で育てることの重要性

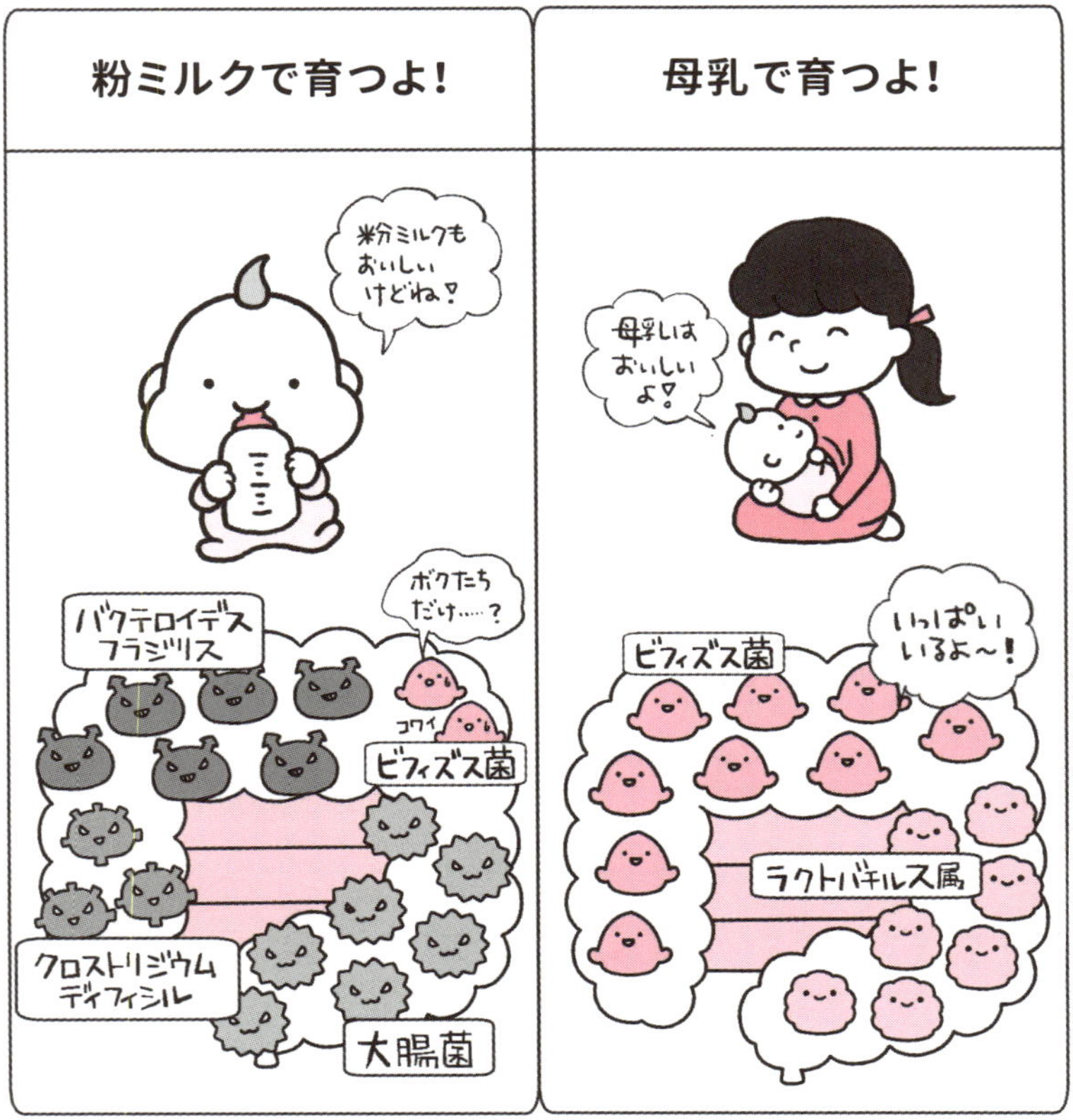

生まれた後に何を口にするか？　母乳育児の重要性がますます認識されるようになってきています。母乳は消化吸収がしやすいタンパク質、脂質に富み、必要な栄養素、免疫物質を多く含むため新生児にとって最も適した栄養です。母乳中にはビフィズス菌などの生きた細菌が存在し、母乳を通じて新生児の腸に受け渡されます。[①] 母乳中のヒトミルクオリゴ糖（HMO）を餌としてビフィズス菌は増殖します。母乳児の腸内細菌は生後12～24カ月はビフィズス菌や乳酸菌であるラクトバチルス属が大部分を占めます。

母乳には新生児感染症を予防するために、抗菌活性のあるリゾチーム、デフェンシンなどの物質や、抗体（分泌型IgA）が含まれています。HMOは、病原性細菌に直接くっついて感染症を防ぐ効果や、[②]病原菌であるクロストリジウム・ディフィシルや大腸菌などはHMOを餌にできないため病原菌の増殖を抑えます。[③]

逆に粉ミルクがメインで育てられると、

① Benef Microbes. 2015 25691099　② Benef Microbes. 2014 24913838　③ Nature. 2016 27383979

そして7年後…

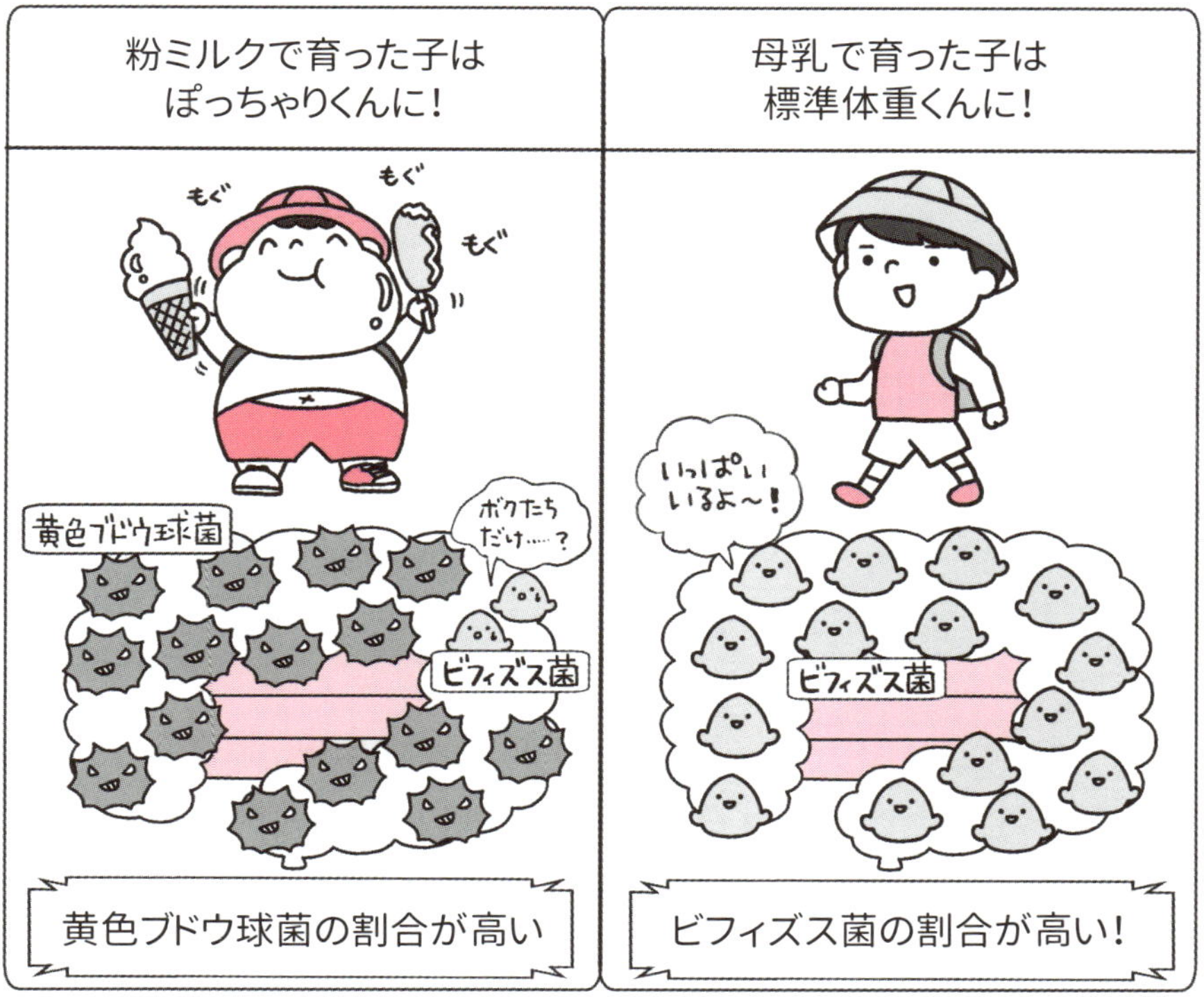
粉ミルクで育った子は
ぽっちゃりくんに！
もぐ
もぐ
もぐ
黄色ブドウ球菌
ボクたち
だけ……？
ビフィズス菌
黄色ブドウ球菌の割合が高い
母乳で育った子は
標準体重くんに！
いっぱい
いるよ～！
ビフィズス菌
ビフィズス菌の割合が高い！

異なる炭水化物、細菌、栄養素に晒されるため当然の結果として腸内細菌のパターンも異なることになります。粉ミルクで育った乳児の腸内ではビフィズス菌の存在比が低く、代わりにバクテロイデス・フラジリス、クロストリジウム・ディフィシル、大腸菌が増加する傾向を示します。[④]

　摂取された食物から栄養素を抽出する能力は、腸内細菌の組成が異なれば大きく異なります。7歳になっても標準体重を維持している小児と太り過ぎになった小児を比較すると、標準体重の小児は生後1年の時点でのビフィズス菌の割合が高く、太り過ぎの小児は生後1年の時点での黄色ブドウ球菌の割合が高いことが示されています。[⑤] 太りやすい体質が、生まれた直後の栄養で決まる可能性があるのです。より母乳に近い組成の粉ミルクをとれば、母乳栄養児に近い腸内細菌になることも示されています。[⑥]

④ Front Immunol. 2020 32457747　⑤ Am J Clin Nutr. 2008 18326589　⑥ J Pediatr Gastroenterol Nutr. 2011 21593648

育ちの運命を変えるために

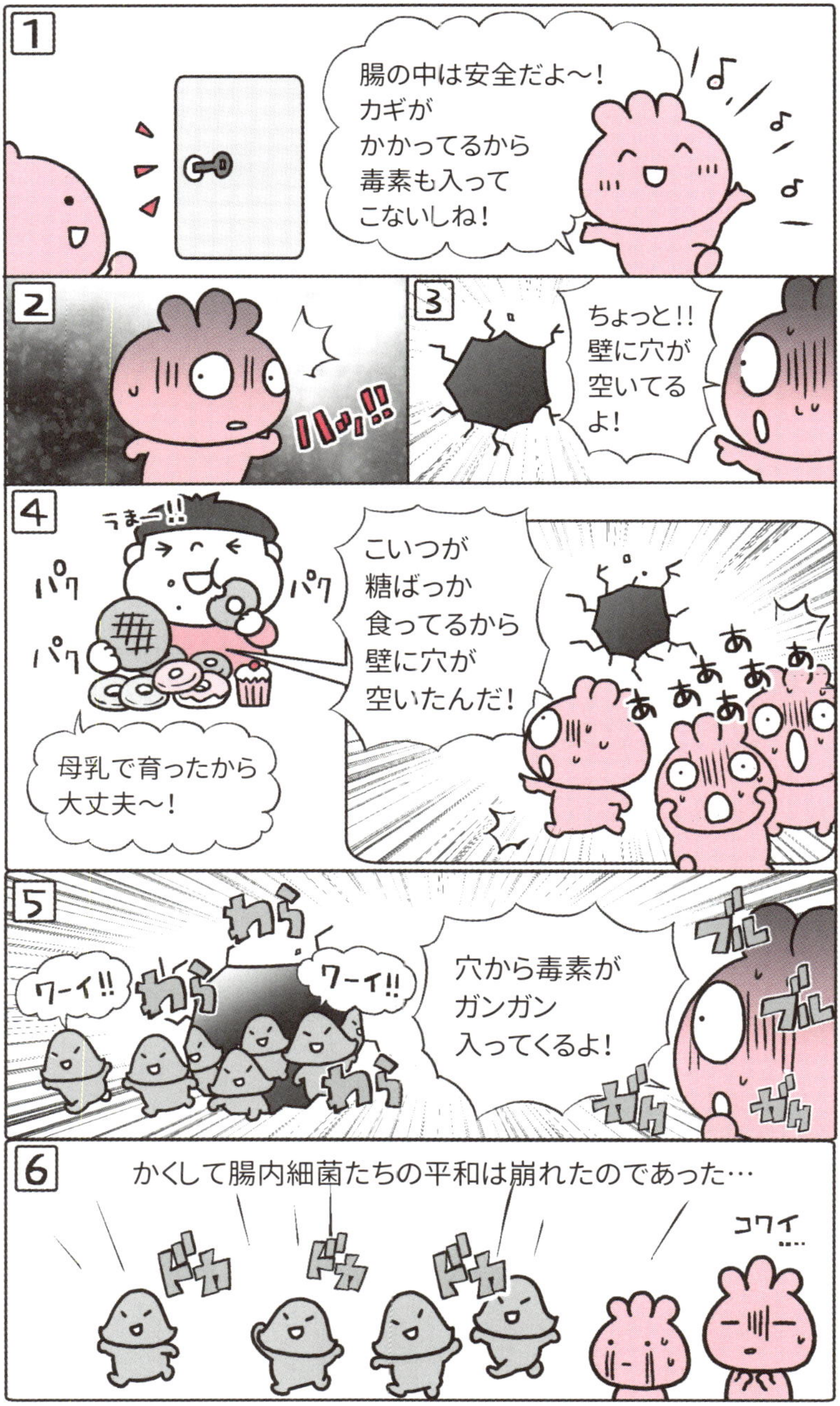
1
腸の中は安全だよ～！ カギが かかってるから 毒素も入って こないしね！
2
ハッ!!
3
ちょっと!! 壁に穴が 空いてる よ！
4
うまーっ!!
パク
パク
パク
毒
こいつが 糖ばっか 食ってるから 壁に穴が 空いたんだ！
母乳で育ったから 大丈夫～！
あ あ あ あ あ あ
5
わら
わら
わら
ワーイ!!
ワーイ!!
穴から毒素が ガンガン 入ってくるよ！
ブル
ブル
ガク
ガク
6
かくして腸内細菌たちの平和は崩れたのであった…
ドカ
ドカ
ドカ
コワイ……

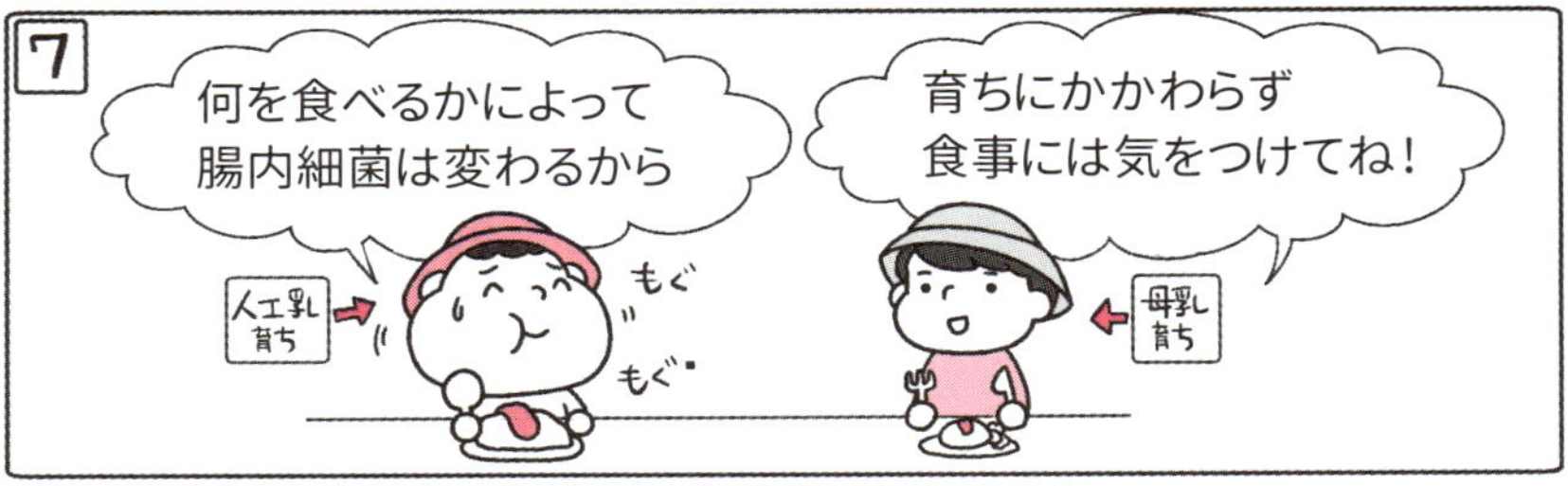
7
何を食べるかによって
腸内細菌は変わるから
育ちにかかわらず
食事には気をつけてね！
人工乳育ち
もぐ
もぐ・
母乳育ち

どのような腸内細菌が体に共生するのかについては、生後3年でその基礎が確立されます。しかしどんなに良い腸内細菌を形成したとしても、その後の食生活の変化、抗生物質への曝露、感染症などで、微生物組成や多様性の変化が起こります。逆をいえば、どのように生まれたか？　母乳か人工乳かで育ったかについては変えることはできませんが、何を食べるか、抗生物質を避ける生活ができるかによってその腸内細菌の組成をコントロールすることはできます。

様々な食事パターンが腸内細菌に影響を与えることがわかっています。例えば、砂糖の多い食事、果糖の多い食事では通常の食事と比べて徐々に細菌の組成が変わってくることがマウスの実験で示されています。この変化は体重変化が起こる前から徐々に変化していきます。このとき肥満、糖尿病、脂肪肝などの代謝性疾患の発症に関与しているプロテオバクテリア門の細菌が増殖しています。[①]

そしてその結果、腸の中はどうなるのか？　通常は腸の壁は普段は固く閉ざされ、毒素や細菌や未消化の食事を通さないようにしっかりと鍵がかけられています。しかし糖分過剰な食事を続けると穴があき、2.5倍もの物質を通してしまうようになるのです。[②] この状態がリーキーガット（leaky gut: 漏れている腸）です。リーキーガットになると毒素や細菌が体内に入ることになり、それに伴い免疫反応が引き起こされ、腸の中はいつも炎症が起きている状態となります。逆に野菜果物を豊富に摂取する食事（plant-based diet）をとると、腸内細菌の組成は改善し腸の炎症が治まります。[③]

疫学データで示されるように帝王切開で生まれ、人工乳で育った場合は腸内細菌が乱れやすく、生涯を通じて疾病リスクが高くなりやすいといえます。自然分娩で母乳で育った人と比べて、常に摂取する食事に注意を払わなくてはならないことは間違いありません。しかしそれは決して悲観しなくてはいけないことではありません。普段の食事で、どのようなものを選択するかによって良い腸内細菌を共生させることは十分可能なのですから。

① Biomed Res Int. 2017 29230419　② Nutrients. 2018 29899272　③ Nat Med. 2021 33432175）

良い腸内環境とは？

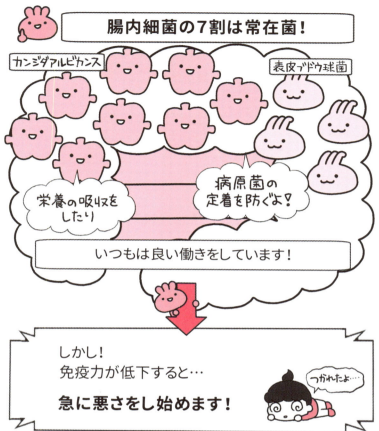

腸内細菌の7割は常在菌！

いつもは良い働きをしています！

しかし！
免疫力が低下すると…

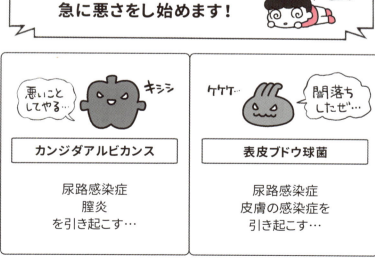

急に悪さをし始めます！

カンジダアルビカンス

尿路感染症
膣炎
を引き起こす…

表皮ブドウ球菌

尿路感染症
皮膚の感染症を
引き起こす…

良い腸内環境とはどのような状態でしょうか？　良い腸内環境を示す指標は14ページでもお話したように細菌、ウイルス、真菌、原虫、古細菌など様々な微生物が共存する環境です。特に多くの種類の腸内細菌が存在する状態を多様性が高いと呼び、一般に多様性が高いことが良い腸内環境といえます。①その他の指標として、有益な腸内細菌の割合が高いこと、あるいは有害な腸内細菌が少ないことも良い腸内環境の指標となり得ます。

腸内細菌の多様性が低くなったり、ボツリヌス菌やチフス菌、食中毒の原因菌であるキャンピロバクターなど明らかな病原性細菌が目立って存在している場合は腸内環境が悪いといえます。しかしそのような腸内細菌のチェックをするだけで良いか悪いかを判断できることはまれです。目立った有益な作用も有害な作用も示さないとされている菌のことを常在菌と呼びます。腸内細菌の70％は常在菌とされています。常在菌は一見何もしていないように見えるために必要な菌なのか？と考えるかもしれませんが、実際は常在菌同士の相互作用で栄養素の吸収を促進したり、病原菌の定着を防ぐなどの仕事をしてくれています。通常は良い働きをサポートする常在菌ですが、時に病原性を発揮し始めることがあります。

免疫力が低下したときには、通常病原性を発揮しない常在菌のような菌も病原性を発揮します。このような免疫力とのバランスで病原性を発揮する菌を日和見病原菌と呼びます。日和見感染症とは病院内で起こる、手術後や化学療法などの治療で極端に免疫がなくなった人に対する感染症と考えられていますが、実際にはすべての感染症はこの免疫力とのバランスで発症します。例えば、表皮ブドウ球菌（Staphylococcus epidermidis）という細菌は、人の皮膚にも腸にも存在している細菌ですが、免疫力が低下した人には尿路感染症や皮膚の感染症を引き起こします。同じく誰の腸の中にでも存在するカンジダアルビカンスという真菌（カビ）も、体の調子によって尿路感染症や膣炎を起こします。体が疲れているときには口や性器にヘルペス感染症が起きたり、帯状疱疹ができたりします。腸内細菌、免疫、食事運動などの生活習慣は互いに影響を与え合います。良い腸内環境を保つためには、免疫力を維持するような生活習慣も必須です。便の検査でどのような細菌がいるかだけでは判断はできません。

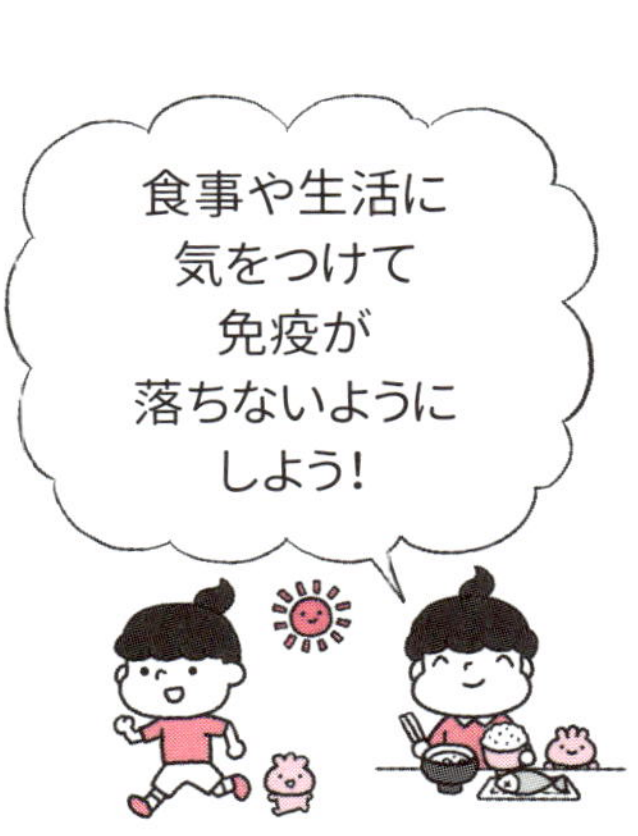
食事や生活に
気をつけて
免疫が
落ちないように
しよう！

① Aging (Albany NY). 2019 30648974

免疫力の鍵は腸内細菌

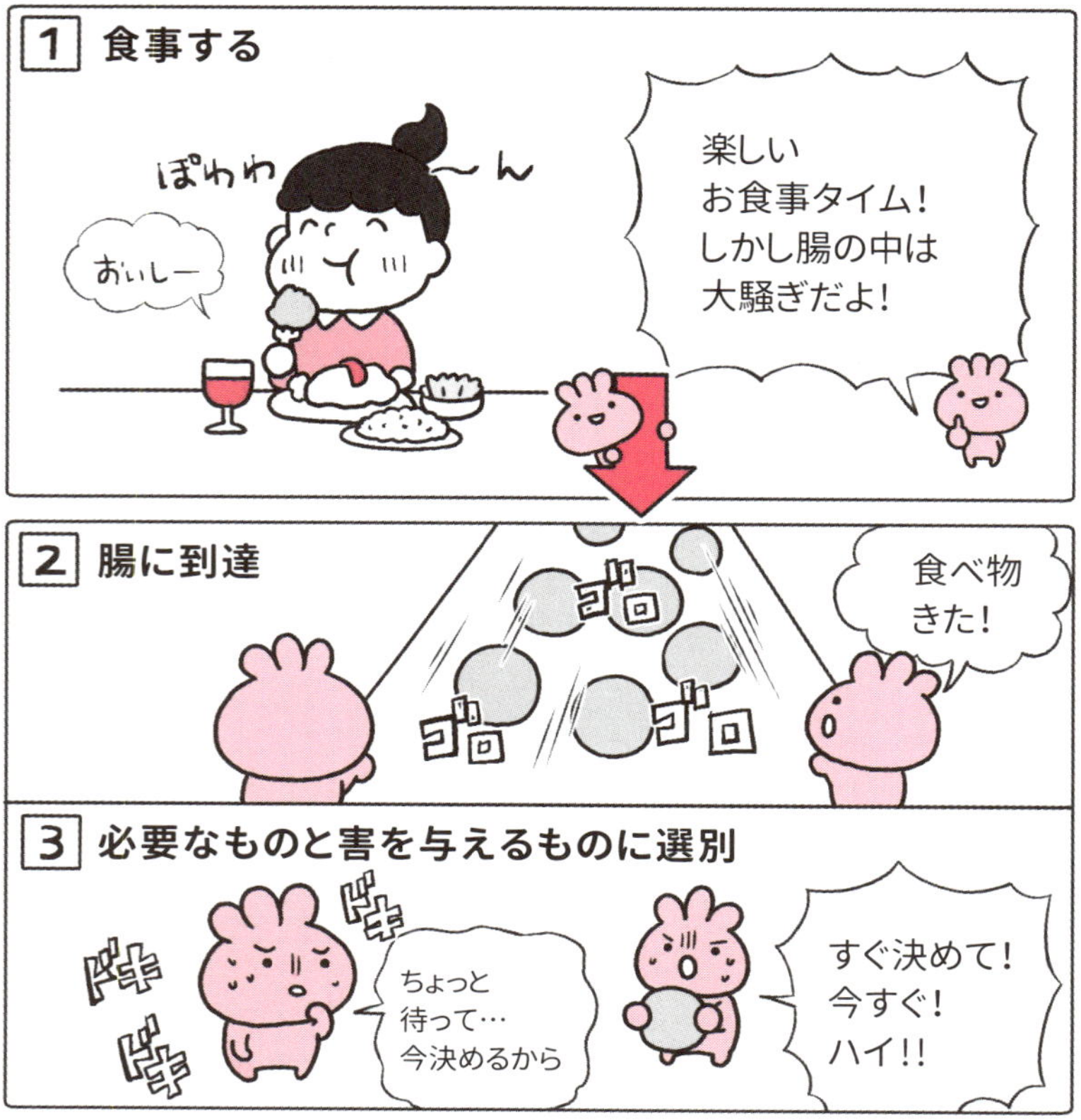
1 食事する
ぽわわ～ん
おいしー
楽しい
お食事タイム！
しかし腸の中は
大騒ぎだよ！
2 腸に到達
食べ物
きた！
ゴロ
ゴロ
ゴロ
3 必要なものと害を与えるものに選別
ドキ
ドキ
ドキ
すぐ決めて！
今すぐ！
ハイ!!
ちょっと
待って…
今決めるから

ヒトの体は様々な防御システムを兼ね備えています。外界からの刺激を受ける場所といえば、最初に皮膚が思い浮かびます。皮膚には外部の物質を通さないように分厚い角質と、紫外線からのダメージを抑えるためにメラニン色素が存在しています。そして、皮膚よりも外界からの刺激を受けている場所があります。それは腸です。食事として食べたものは消化されて必要な栄養と不要なものに選別されます。この不要なものの中には毒素や病原菌も含まれています。腸の中では必要なものと必要でないもの、害を与えるものを素早く選別することが迫られ、しかも必要なものだけ通過を許可し不要なものは決して通さないような精巧なメカニズムが求められます。食事がヒトにとっては最も生命のリスクに関わる行為であり、腸は最も危険な場所といえます。そのため体の免疫細胞のうち70%が腸の中に置かれています。

免疫細胞は体の中に存在しているため、実際には腸の中のパトロールをすることは

腸内細菌は腸のパトロール隊！

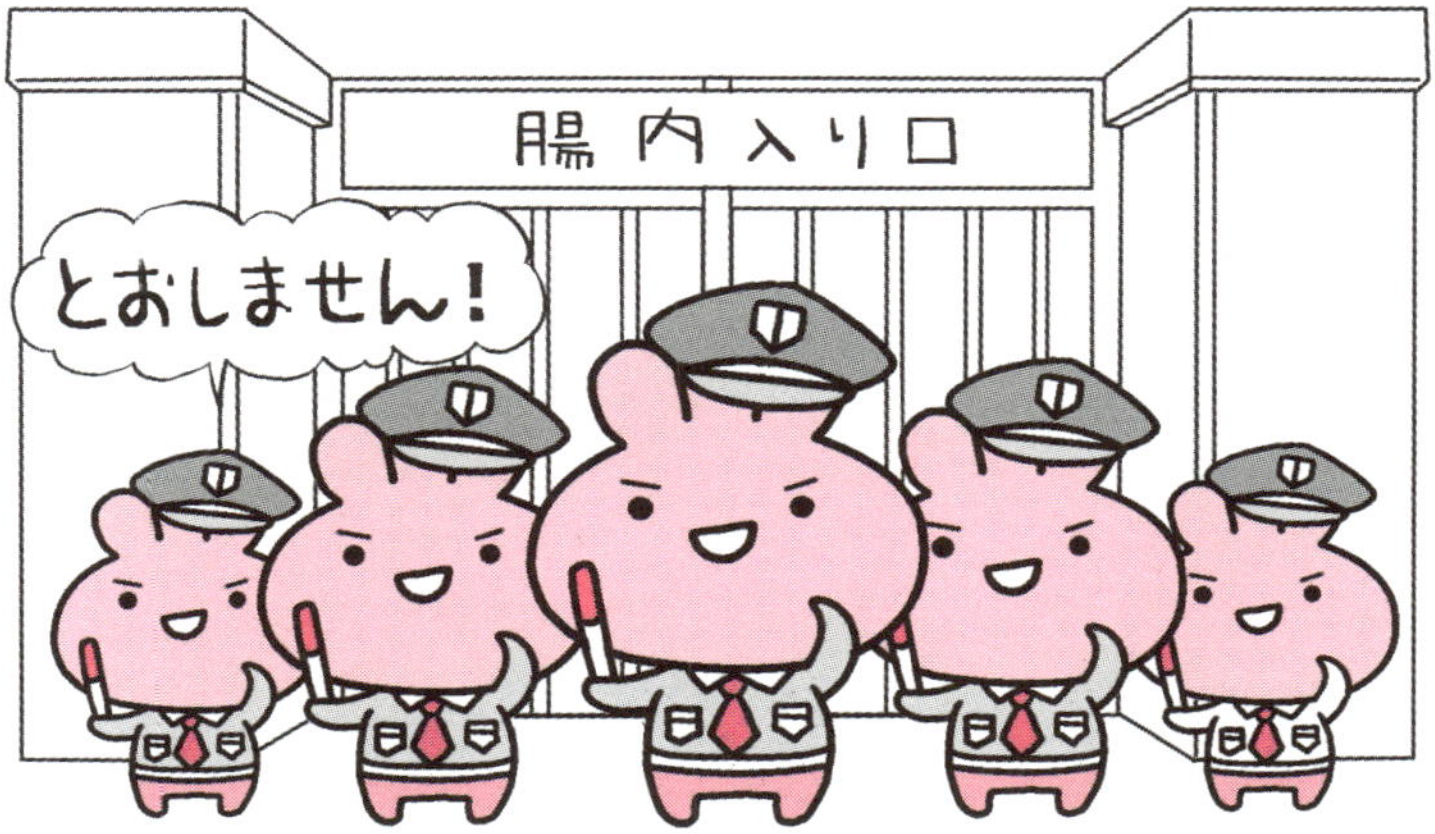
腸内入り口
とおしません！

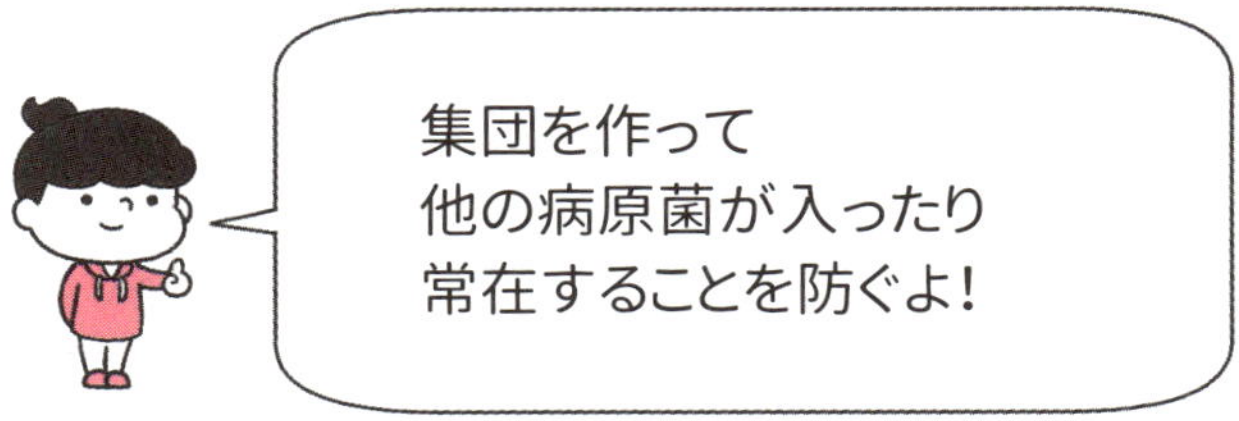
集団を作って
他の病原菌が入ったり
常在することを防ぐよ！

できません。腸の中のパトロールの役割を果たすのが腸内細菌です。腸内細菌は集団を作って他の病原菌が侵入したり、常在することを防ぎます。抗生物質によって腸内細菌をすべて除去してしまうと、ウイルス感染などに対する免疫反応が起こらないことがマウスの実験で示されています。[①] 体内でウイルスや他の病原体に感染すると、免疫細胞や感染した細胞がインターフェロンというタンパク質を産生して、周囲の細胞に対して免疫を強化する指令を出します。腸内細菌はこのインターフェロンを誘導することをサポートし免疫力を上げるように働きます。腸内細菌は細菌全体で免疫組織のように働きますが、ブラウティア・コッコイデスのような細菌は単体でもインターフェロンを刺激して免疫細胞を活性化することが示されています。[②] バクテロイデス・フラジリスという常在菌が生み出す多糖類は、適切な免疫反応ができるように免疫を教育する作用があります。[③]

① Cell Rep. 2018 29590614　② mBio. 2021 33975932　③ Nat Commun. 2019 31089128

腸内細菌の作り出す健康物質 ——短鎖脂肪酸

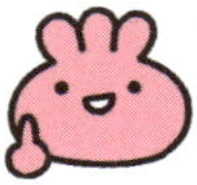

短鎖脂肪酸は2種類！

酢酸《さくさん》	酪酸《らくさん》
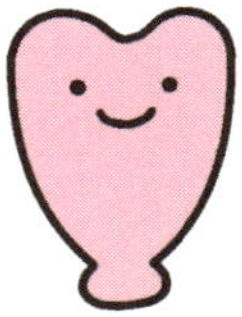	
・血糖値をコントロールする ・食欲を抑える ・腸の炎症を抑える ・全身のエネルギー源に使われる ・呼吸器の炎症を抑える ・便の水分量をアップさせて、便秘を解消する	・腸の粘膜の栄養成分として使われる ・感染を予防する ・疾病も予防する ・増えると血糖値コントロールが良くなる

僕たちヒトは腸内細菌に住みかを提供する代わりに、腸内細菌から栄養物質を受け取っています。ヒトは食物繊維を分解する酵素をもっていません。そのため腸内細菌の持つ酵素を使って、短鎖脂肪酸（酪酸、酢酸など）などの栄養を得ています。[1]もちろんすべての腸内細菌が短鎖脂肪酸を合成できるわけではありません。短鎖脂肪酸を合成することができる菌は、バクテロイデス属（バクテロイデーテス門）やクロストリジウム属（フィルミクティス門）に属する菌です。

短鎖脂肪酸である酪酸の大部分は腸の粘膜の栄養成分として使用されています。感染予防にも重要な働きを示し、過剰な免疫反応を抑えるリンパ球である制御性T細胞の働きを活性化します。[2]これにより自己免疫疾患、炎症性腸疾患、アレルギー疾患など必要以上の免疫によって引き起こされる疾患の予防効果を示します。酪酸産生が増加するとGLP-1という物質が増加し、血糖値のコントロールが良好になります。[3]

① Science. 2006 16741115　② Nature. 2013 24226770　③ Science. 2018 29590046

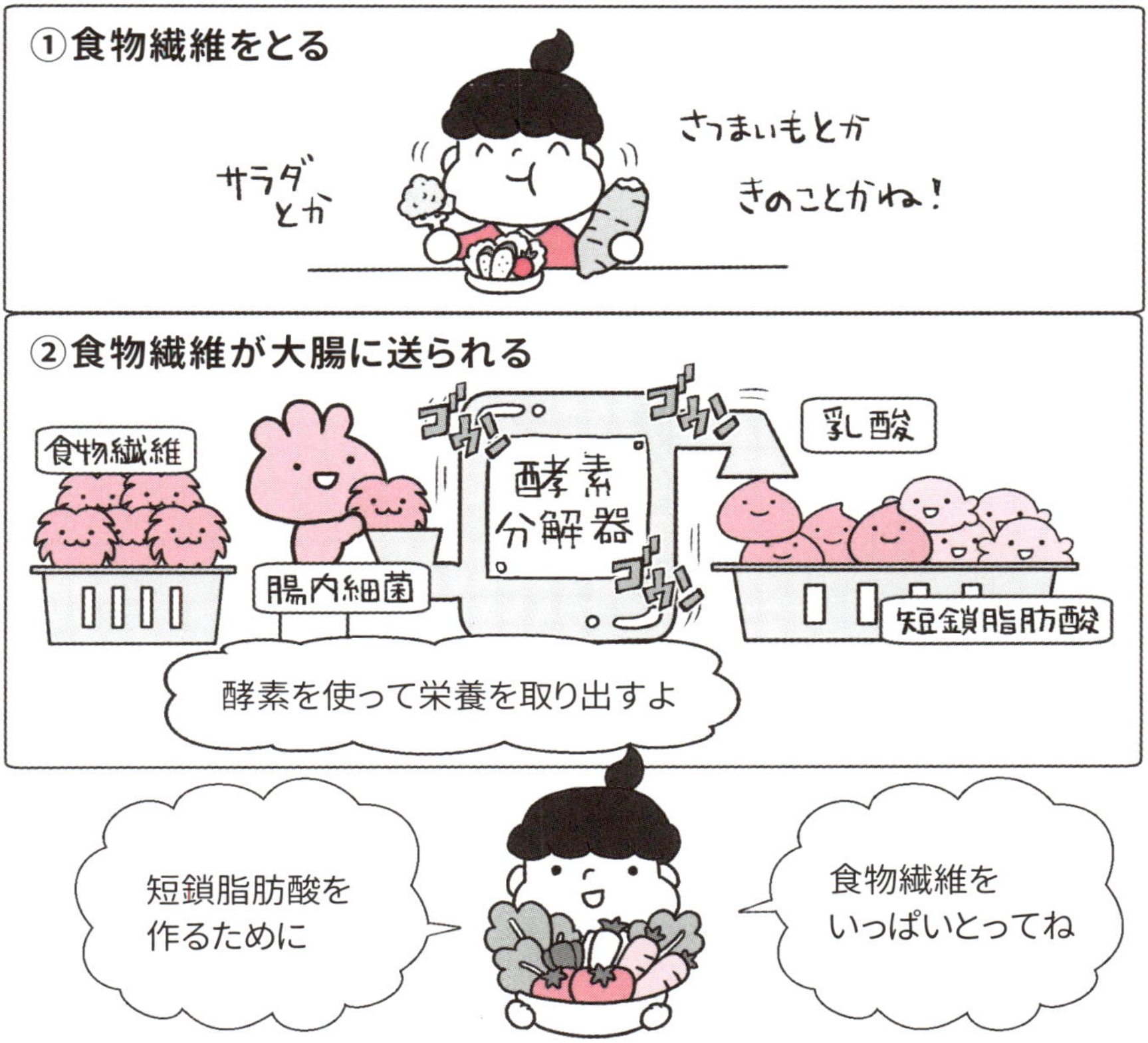

GLP-1は糖尿病治療薬や痩せ薬として販売されていますが、腸内細菌に酪酸を産生してもらうだけで同じ効果が得られるのです。

腸内で作られる短鎖脂肪酸の60〜70％は酢酸（いわゆる酢）です。[4] 主な酢酸産生菌はバクテロイデーテス門、プレボテラ属、ビフィドバクテリウム属（ビフィズス菌）、粘膜を餌とする特別な細菌アッカーマンシアムシニフィラなどです。[5] また合成された酢酸は、酪酸の原材料としても使われます。酢酸は酪酸と同様に血糖値のコントロール作用[6]や、食欲を抑制する作用を示します。[7] 腸で産生された酢酸は腸の炎症を抑えるのと同時に、全身のエネルギー源として使用され、喘息などの呼吸器の炎症を抑える作用も示します。[8] また、便秘患者の糞便は酪酸の濃度が低下しています。[9] 酢酸は糞便の水分含量と小腸通過速度を増加させ、酪酸は腸の通過時間を減少させることで便秘解消効果も示します。腸内細菌に多くの短鎖脂肪酸を産生してもらうためにも食物繊維が必要です。

④ Emerg Top Life Sci. 2023 36945843　⑤ J Biol Chem. 2010 20444704　⑥ Science. 2018 29590046
⑦ Nat Commun. 2014 2 4781306　⑧ Nat Med. 2014 24390308　⑨ Mol Nutr Food Res. 2019 31556210

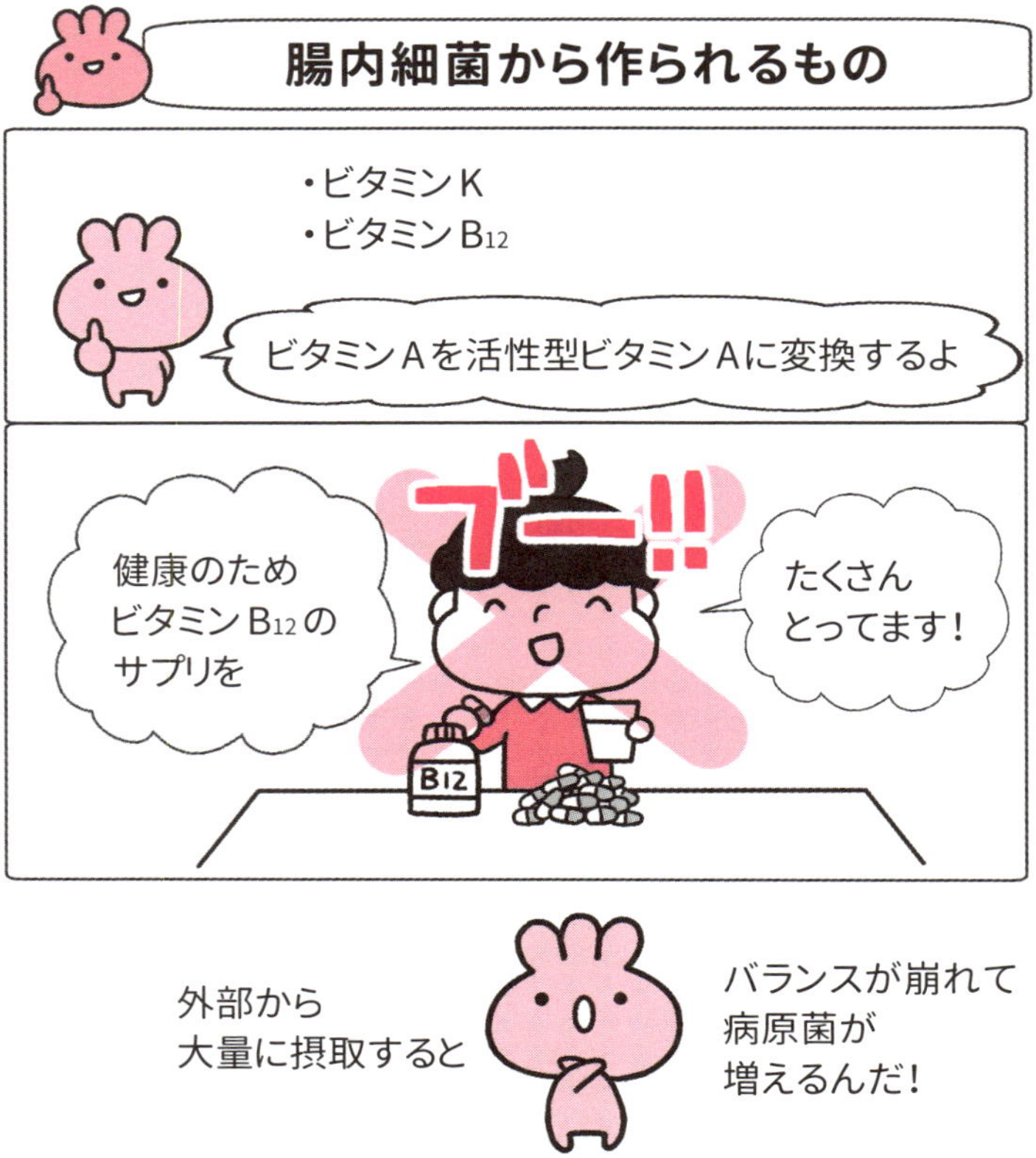
腸内細菌から作られるもの
・ビタミンK
・ビタミンB12
ビタミンAを活性型ビタミンAに変換するよ
健康のため ビタミンB12のサプリを
ブー!!
たくさんとってます!
B12
外部から大量に摂取すると
バランスが崩れて病原菌が増えるんだ!

腸内細菌の作り出す健康物質 ——ビタミン、イソフラボン代謝産物

ビタミンは、すべての生物にとって代謝過程に必要な、欠くことのできない微量栄養素です。ヒトはビタミンを自ら合成する能力を持たないため、外部から摂取する必要があります。通常は食事から摂取することになりますが、意外なビタミンの供給源が存在します。それが腸内細菌です。ほとんどの常在菌はビタミン産生能力を持ち、ビタミンKとビタミンB群の1日推奨摂取量の最大30％を産生することができます。[①] ヒトの腸内常在菌の40％〜65％が、ビタミンB群に属する8種類のビタミンのうち、少なくとも1種類を産生することができます。[②] 特にビタミンB12は腸内細菌によって合成されないとヒトは欠乏症に陥ります。ビタミンB12合成は30ものステップがあり、すべて細菌の相互作用によって行われています。微妙な調整の上で起こっている反応であるため、それを乱すような行動、例えばビタミンB12サプリメントを外部から大量に投与するとそのバランスが崩れて病原菌が繁殖する可能性が

① PLoS Pathog. 2023 37200232　② Front Genet. 2015 25941533

腸内で作られるのはエクオール

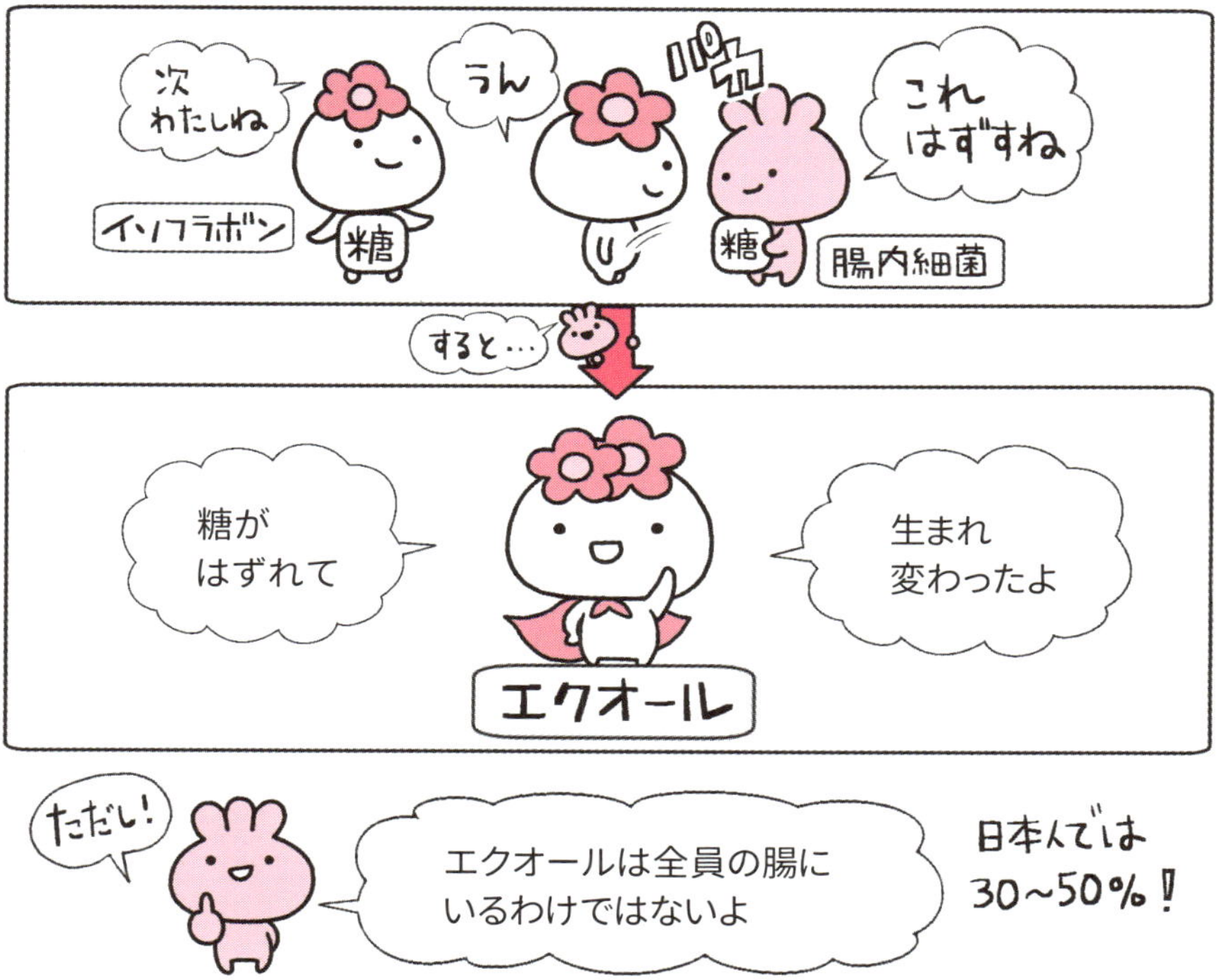
次 わたしね
うん
パカ
これ はずすね
イソフラボン
糖
糖
腸内細菌
すると…
糖が はずれて
生まれ 変わったよ
エクオール
ただし！
エクオールは全員の腸に いるわけではないよ
日本人では 30〜50％！

指摘されています。[3] ビタミンの合成以外にも、消化管内の常在菌は食事性のビタミンAを活性型ビタミンAに変換することができ、これは腸の粘膜を守り、免疫機能の維持に重要な働きを示します。[4]

大豆に含まれるポリフェノールであるイソフラボンは、骨の健康に有益であること、特に閉経後女性の骨粗鬆症の予防効果があることが示されています。イソフラボンの代謝は個人差が大きいことが知られています。イソフラボンは、腸内細菌がイソフラボンの糖を外すことによって活性の強いエクオール（Equol）という物質に変わります。このエクオールを代謝できる細菌は、全員の腸内に存在するわけではないようです。日本人では30〜50%程度と考えられています。[5] エクオールを産生できる人は乳がん罹患率が少なくなる可能性が指摘されています。[6]

③ Microbiome. 2023 36737826　④ Cell Host Microbe. 2022 35863343　⑤ J Epidemiol. 2000 10778038
⑥ Molecules. 2021 33669783

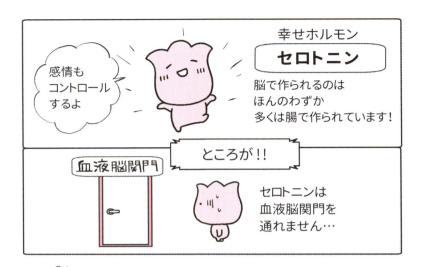

トリプトファンの旅ルート!

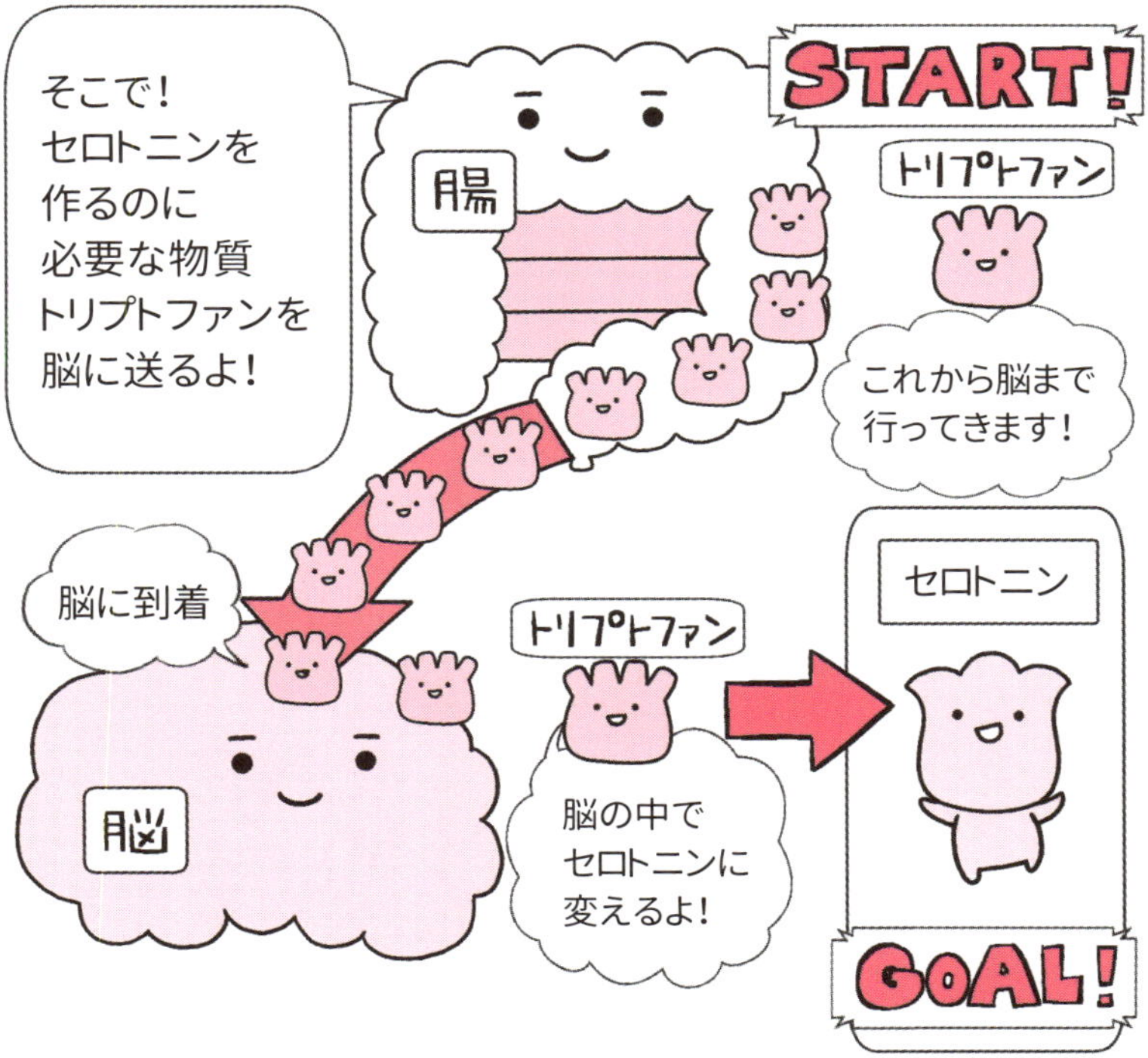

脳機能の調節に腸内細菌が大いに関わっていることを示す研究が、この10年で増加しています。脳の機能と腸が関連しているなどという話は、僕が医師になったころには聞いたこともない話でしたが、今では「腸脳相関」という言葉が認知されるようになってきています。神経同士の情報のやりとりは、神経伝達物質と呼ばれる物質によって行われていますが、この脳内の神経伝達物質の合成は腸内細菌のコントロールを受けています。[①] 腸内細菌と脳は想像以上に活発な交信をしており、ほぼリアルタイムに情報を受け取っています。腸の上皮にある神経細胞は、腸内細菌の作ったグルタミン酸の刺激を、迷走神経を通じて数ミリ秒以内に脳に伝達します。腸内細菌は、神経伝達物質の材料（前駆体）を産生するか、食事の分解を通して神経伝達物質の合成を触媒します。例えば細菌が作り出す代謝産物が、腸の細胞のセロトニン合成遺伝子を刺激して、実際に神経伝達物質セロトニンを作らせるなどの反応が起こっています。[②]

脳内で最も多く存在する興奮性神経伝達物質であるグルタミン酸は、神経細胞間でシグナルを送る役割です。逆に神経の興奮を抑える抑制性の神経伝達物質であるGABA（γ-アミノ酪酸）は、グルタミン酸から合成されます。グルタミン酸もGABAも血液脳関門を通過できないため、その前駆物質である酢酸という形で脳内に運ばれて、脳内で作り出されます。酢酸は食物繊維から腸内細菌が作り出すものです。またバクテロイデス・フラジリスは腸内でGABAを作り出すことができます。腸内GABAが腸の神経に作用することにより、脳の興奮を抑える可能性も指摘されています。[③]

脳におけるセロトニンの発現と機能の異常は、うつ病や不安障害を含む精神疾患の病因と関連していますが、セロトニンは血液脳関門を通過できないため、前駆物質であるトリプトファンというアミノ酸から脳内で合成されます。神経伝達物質の材料となるチロシン、トリプトファンなどのアミノ酸代謝は腸内細菌がコントロールしています。食習慣や環境の変化が起これば、腸内細菌組成の変化につながり、その結果、神経伝達物質の合成に影響が出るため、脳の機能やメンタルの安定性に影響を与えることになります。[④]

① Lancet Neurol. 2020 31753762　② Nutrients. 2021 34205336　③ Nat Microbiol. 2019 30531975
④ Microb Cell. 2019 31646148

腸内細菌が感情を作り出す

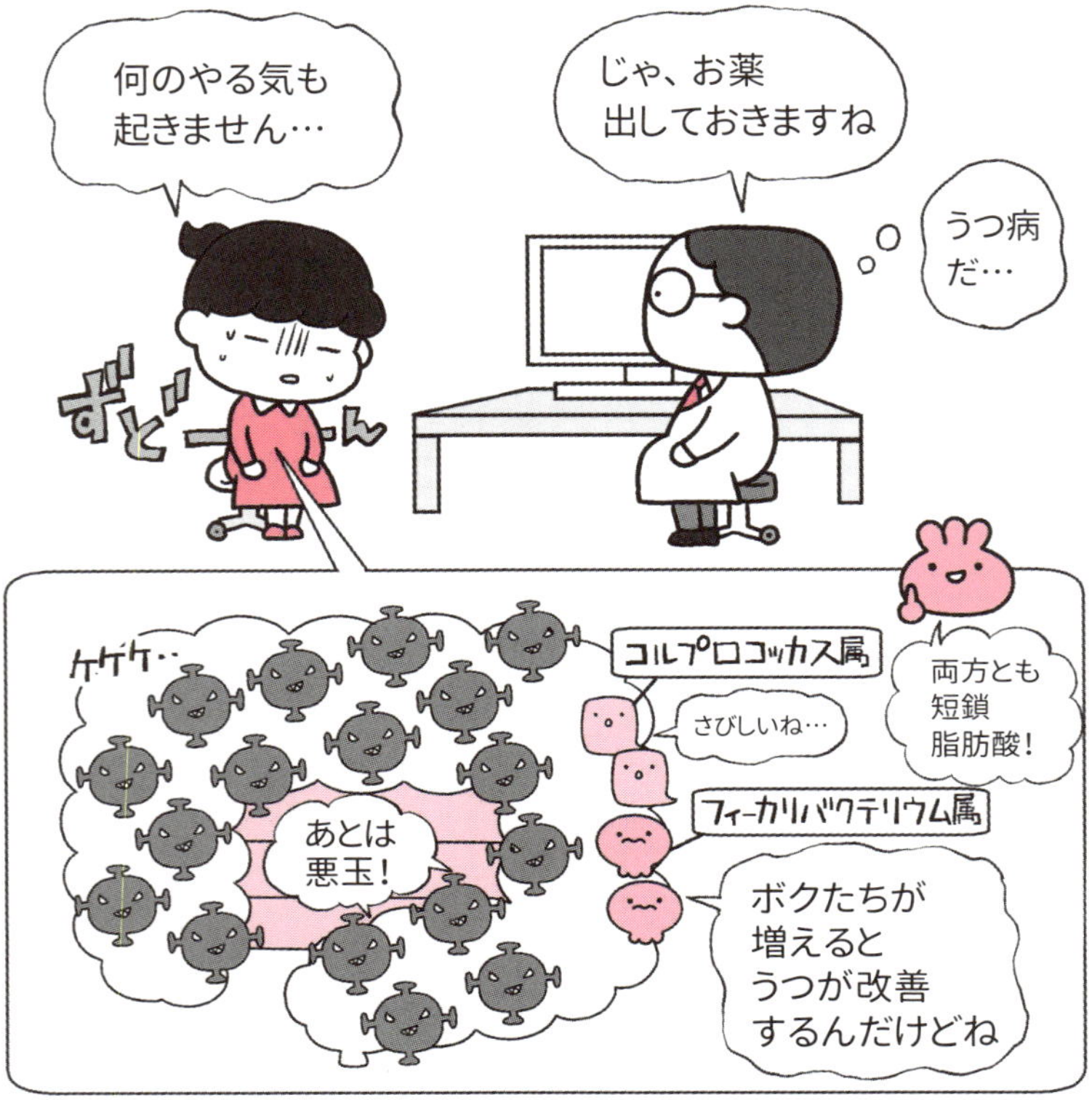

何のやる気も起きません…
じゃ、お薬出しておきますね
うつ病だ…
ずどーん
両方とも短鎖脂肪酸!
コルプロコッカス属
さびしいね…
フィーカリバクテリウム属
ボクたちが増えるとうつが改善するんだけどね
ケケケ…
あとは悪玉!

数多くの臨床研究で、精神的な健常者と比較してうつ病患者における腸内細菌の組成が異なることが報告されています。[1] コルプロコッカス属とフィーカリバクテリウム属の細菌がうつ病患者において減少していることが示されており、腸内細菌がメンタルに影響を与えるという考えは一般的になりつつあります。[2] 腸内細菌が腸内で合成するグルタミン酸の血液中の濃度は、気分障害や精神病性障害、自殺と関連していることが示されています。[3] また脳内のグルタミン酸の濃度も35ページで記載したように、腸内細菌のコントロール下にあります。

うれしい、楽しい、悲しい、気分が滅入る、やる気が起きない。僕たちのもつ様々な感情は自然と脳から浮かんでくるものだと考えているかもしれませんが、そうではありません。平均61歳の女性206名の腸内細菌叢とポジティブおよびネガティブな感情に関連があるかどうかを検討しました。[4] フィルミクティスに属するCAG94とルミノコッカスに属するD16という細菌が少ない

① Brain Res Bull. 2022 35151796　② Nat Commun. 2022 36473852
③ Prog Neuropsychopharmacol Biol Psychiatry. 2006 16707201　④ Psychol Med. 2023 36942524

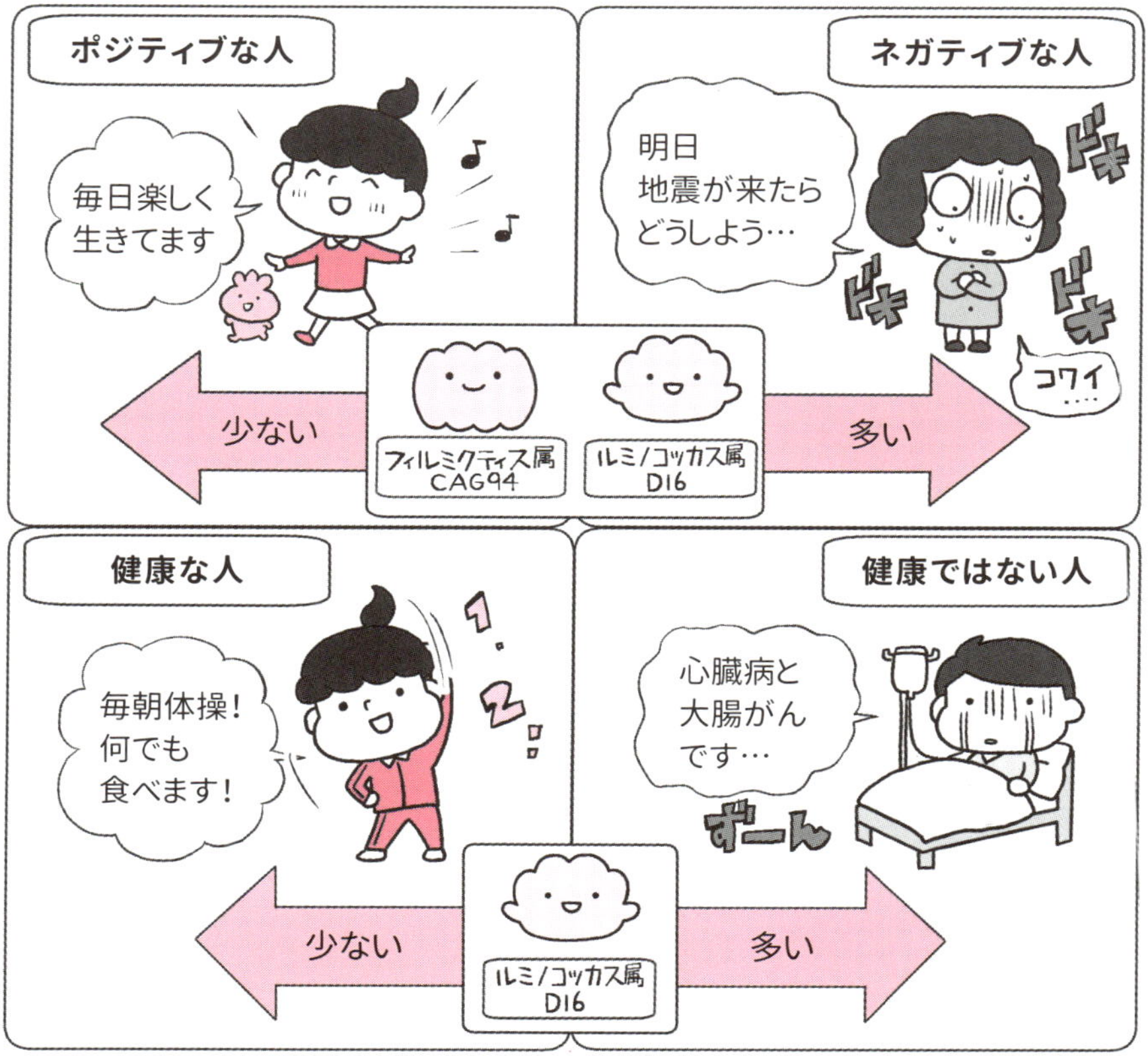

人ほどポジティブな感情を感じやすく、また多い人はネガティブな感情が湧きやすく、なかなかその負の感情から抜けられないことが示されました。ルミノコッカスD16は以前の研究でも心臓病、大腸がん、肥満などの健康状態を損なった人と比較して、健康な人では少ないことが示されています。[5]より不健康な人ほどネガティブな感情を持ちやすいといえるかもしれません。

感情のコントロールについても腸内細菌が密接に関連していることが最近の研究で示されています。[6]ネガティブな感情に対してどのように対応するかは健康問題に密接に関わりがあります。悪い感情を無理矢理抑え込んでしまうと便秘、腹痛、食後の腸の過剰な運動などの過敏性腸症候群と呼ばれる病態を引き起こすリスクが上がります。[7]感情をコントロールする能力もどのような細菌が腸内に存在しているかによって決まるとなると、腸内環境を整える意味が想像以上に大きいことに気がつくでしょう。

⑤ Nat Commun. 2020 32934239　⑥ Mol Psychiatry. 2021 33288871　⑦ Gut. 2000 10601060

腸内細菌にタンパク質分解を任せると血圧もあがり、腎臓も悪くなる

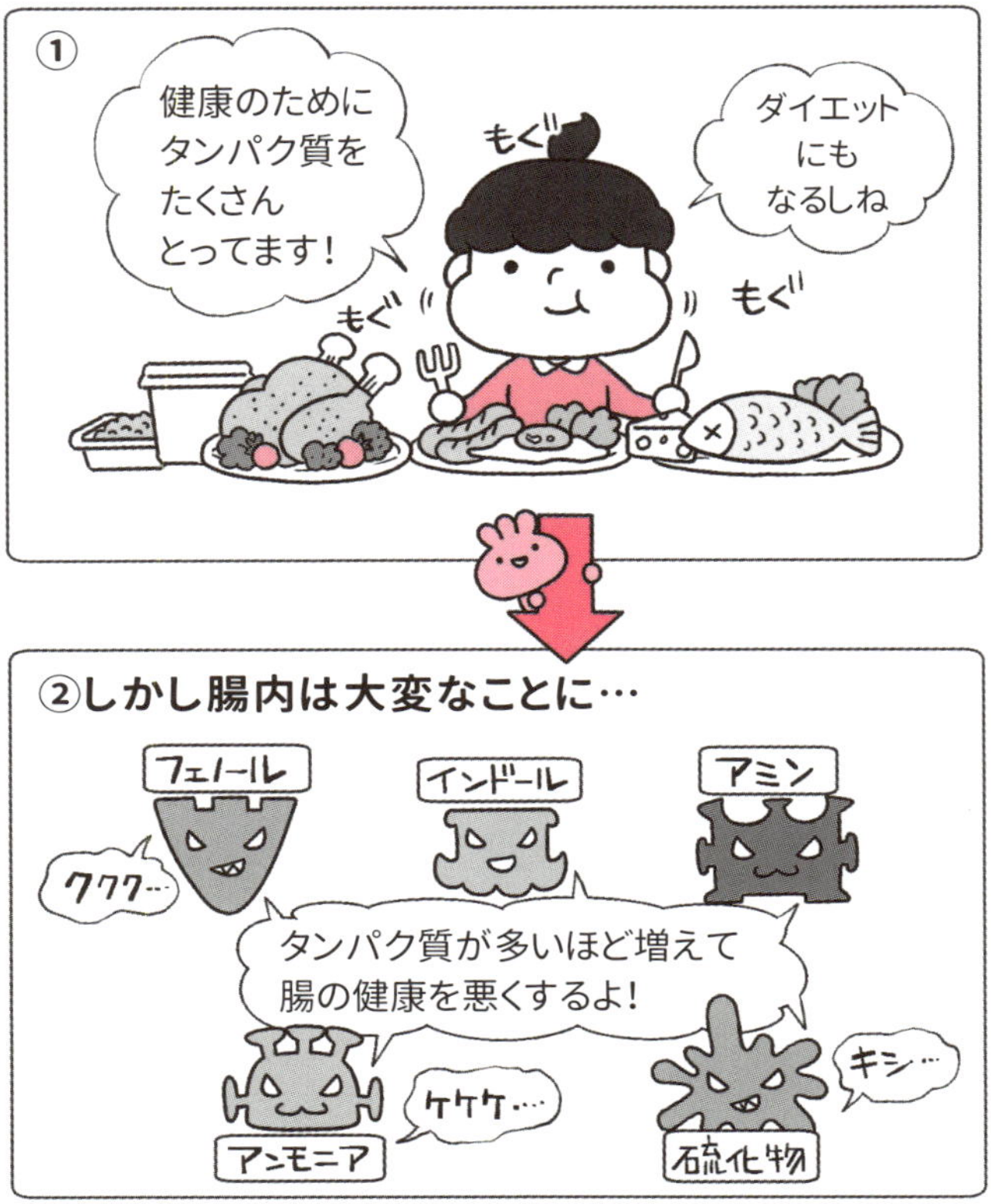
①
健康のためにタンパク質をたくさんとってます！
もぐ
もぐ
もぐ
ダイエットにもなるしね
②しかし腸内は大変なことに…
フェノール
インドール
アミン
ククク…
タンパク質が多いほど増えて腸の健康を悪くするよ！
アンモニア
ケケケ…
硫化物
キシ…

タンパク質を食べたときに、すべて栄養となると考えている人が多いですが、考えを改めた方がいいです。タンパク質の消化は胃の中で開始されますが、タンパク質を分解する酵素は胃酸が十分に分泌されないと消化が進みません。年齢を重ねて、胃酸の分泌、消化酵素の分泌が低下するとタンパク質がなかなか分解されずに腸の中を流れていきます。大腸に到達したタンパク質は主に肛門に近い側の大腸で腸内細菌によって分解を受けます。細菌の食品に対する作用のうち、人間生活に有用な場合を発酵、有害な場合を腐敗と呼びますが、タンパク質の分解は腐敗となることの方が多いです。

タンパク質摂取量が多くなると腸内細菌の組成は変化します。タンパク質割合が多くなるにつれてビフィズス菌の量は減少します。[①] 牛肉摂取のあと48時間で腸内細菌の組成を見ると、大腸内常在菌であり、食中毒や敗血症の原因になるウエルシュ菌（Clostridium perfringens）など病原性のある細菌が増加していることがわ

① ISME J. 2014 24763370

③そしてタンパク質から腸内細菌が作り出す

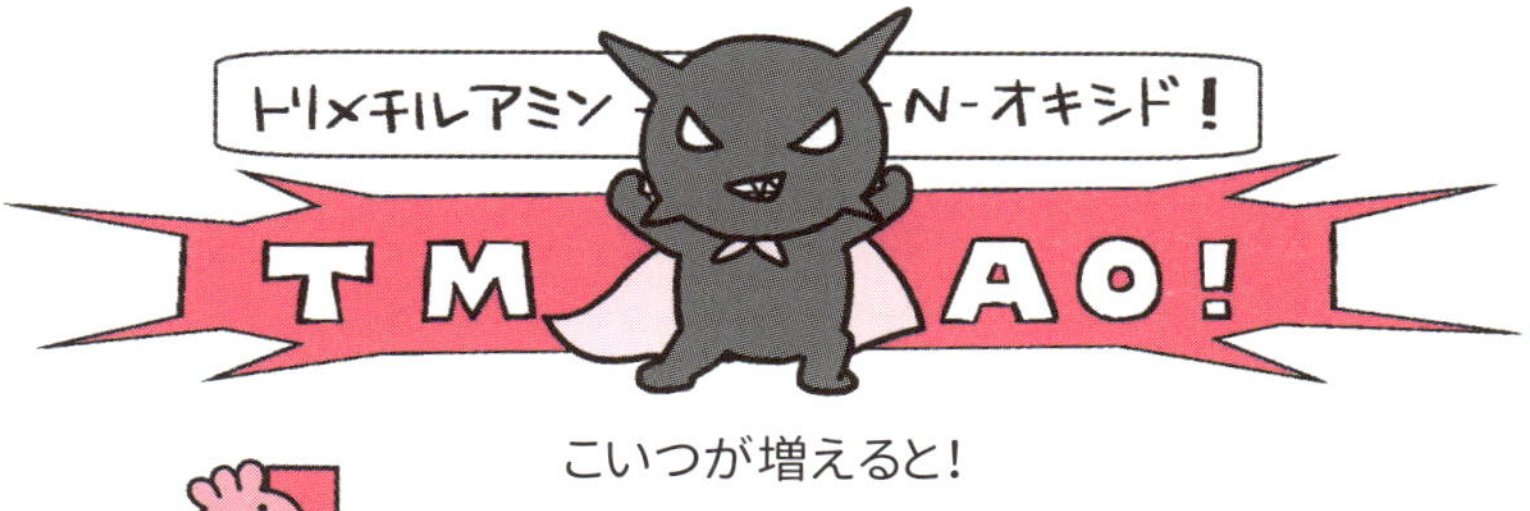
トリメチルアミン-N-オキシド！
TMAO！
こいつが増えると！

④結果…

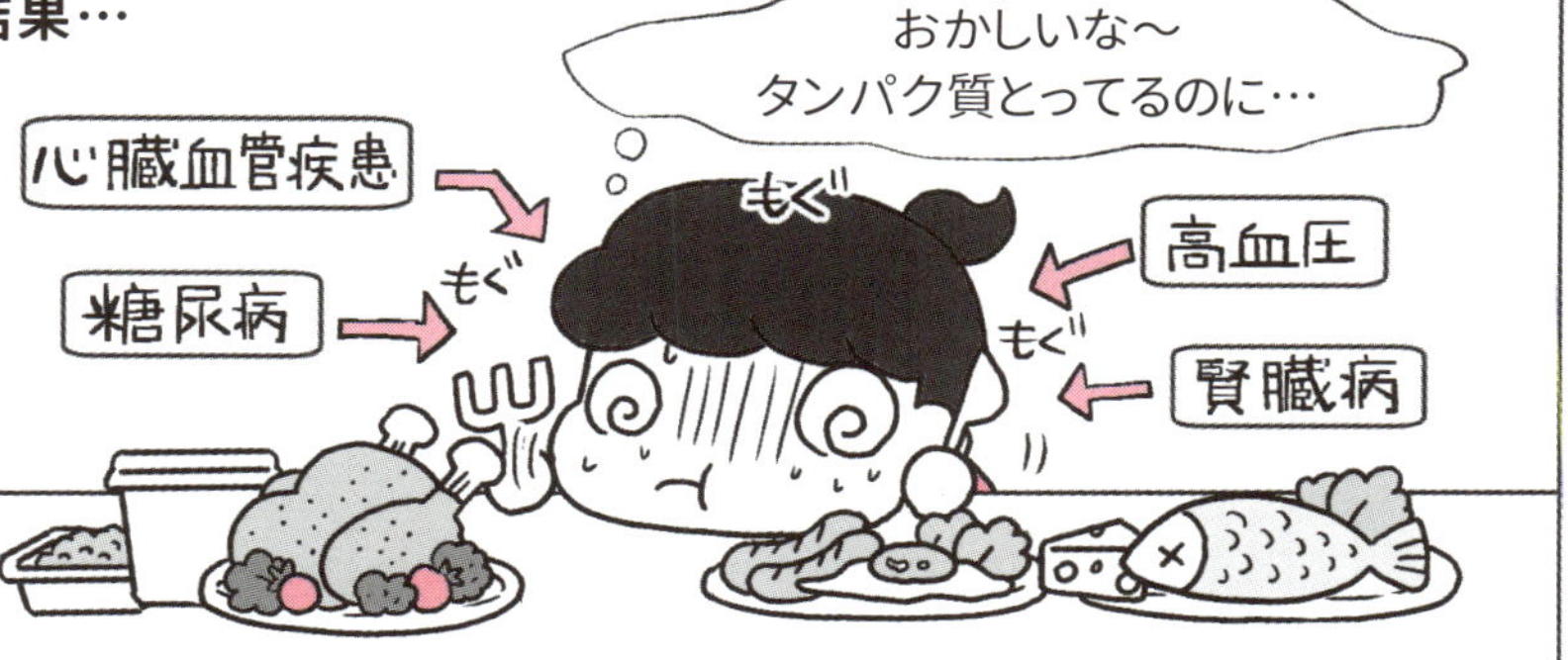
おかしいな～
タンパク質とってるのに…
心臓血管疾患
糖尿病
高血圧
腎臓病
もぐ
もぐ
もぐ

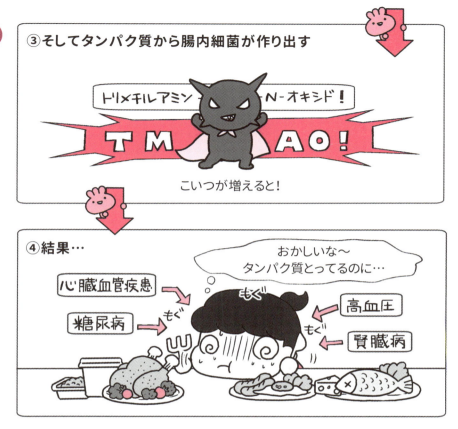

かります。[2] 短鎖脂肪酸の酢酸と酪酸が腸内病原菌の増殖を抑制する働きを示します。[3] 高タンパク食は、酪酸産生菌を減少させるため病原菌にとっては好都合な腸内環境となる可能性があります。[4]

トリメチルアミン-N-オキシド（TMAO）は、魚介類、乳製品、卵黄、赤肉など動物性タンパク質に豊富に含まれる栄養素（ホスファチジルコリン、コリン、ベタイン、L-カルニチンなど）から腸内細菌叢が作り出す代謝産物です。近年TMAOの濃度と死亡率、心臓血管疾患、高血圧、腎臓病、糖尿病との関連が示唆されています。[5] 過剰なタンパク質の代謝を続けると、タンパク質発酵を進める腸内細菌が増加し、腸内環境の乱れから様々な慢性疾患を引き起こしかねません。他にも腸内細菌のタンパク質の代謝によって産生されるフェノール、インドール、アミン、硫化物、アンモニアなどの代謝産物は、腸の健康に悪影響を及ぼす可能性があり、タンパク質のとり過ぎにはくれぐれも注意する必要があります。[6]

② ISME J. 2014 24763370　③ Curr Opin Microbiol. 2011 21036098　④ Anaerobe. 2017 28629947
⑤ Am J Clin Nutr. 2022 35348578　⑥ Nutrients. 2022 35276812

頭痛も腸内環境が原因

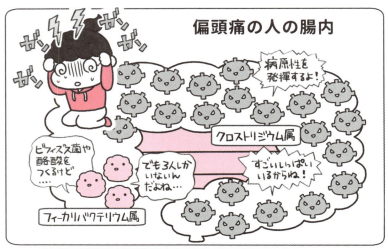

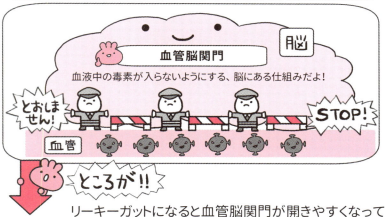

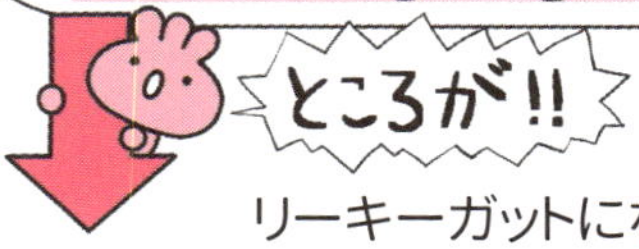

リーキーガットになると血管脳関門が開きやすくなって
偏頭痛になる可能性があるよ！

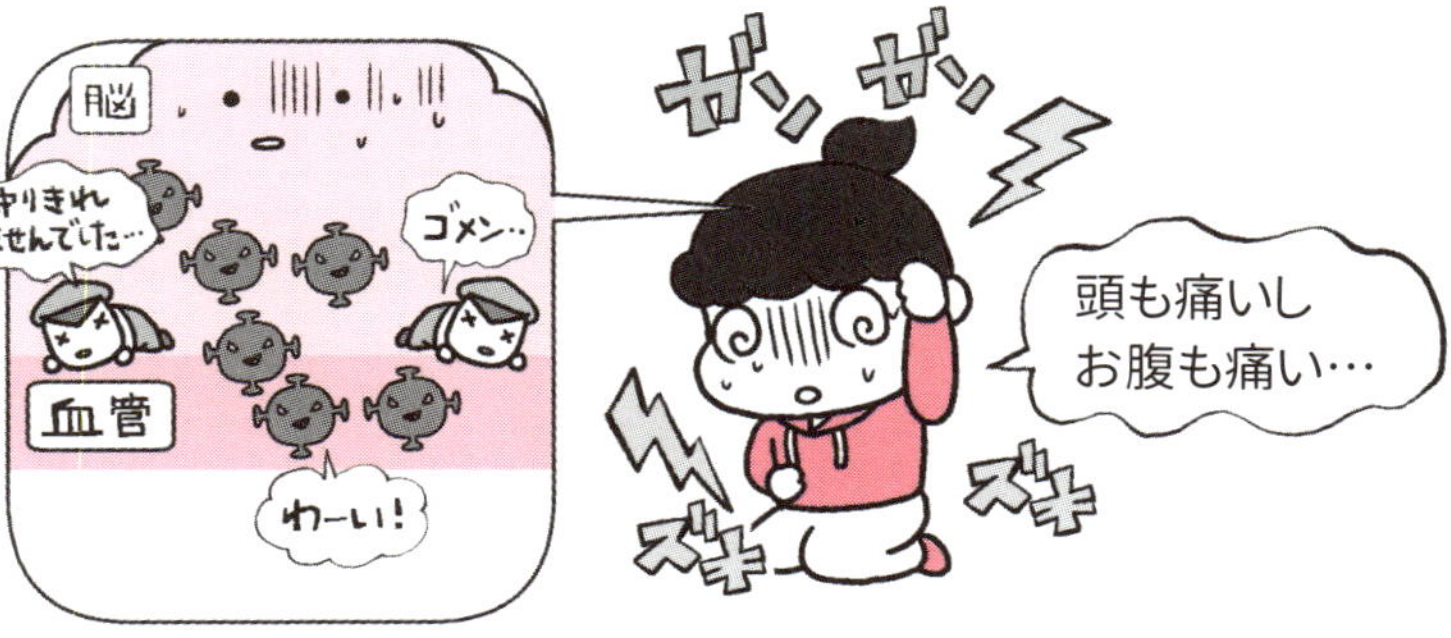

頭痛を抱えている人は日本人の4人に1人といわれ、国民病ともいえる病気となっています。ひどい頭痛があってCT検査などで脳に異常がないかどうか調べても異常が見つかる可能性はかなり低いです。というのは頭痛の多くは筋緊張性頭痛と呼ばれる頭の外側の筋肉の緊張で起こっているからです。しかし中には偏頭痛と呼ばれる、頭の内部から痛みを感じる激しい頭痛もあります。偏頭痛は吐き気や光や音に対する過敏症などを伴い、日常生活に対する障害や負担が非常に大きい、激しい頭痛です。この偏頭痛は、チョコレートやチーズなどの特定の食品、睡眠不足やストレスなどの誘因がある場合もありますが、多くは原因不明で痛みが起こった後どう抑えるか?ということに治療の中心が置かれています。

しかしこれら偏頭痛の人たちの腸内環境を調べた研究では、頭痛の発症に腸内環境の乱れが関連していることが示されています。[①] 偏頭痛のある人54人と健常対照者54人の腸内細菌の存在量を比較したところ、偏頭痛のある人の腸内細菌は多様性が低く、ビフィズス菌や酪酸を産生するフィーカリバクテリウム属が明らかに少なく、病原性を発揮しやすいクロストリジウム属が増加しているという結果でした。偏頭痛患者と健常者では、腸内細菌が大いに関わるトリプトファンやグルタミン、GABAなどの脳機能に関わるアミノ酸代謝にも大きな違いがあることが示されています。

腸内環境の乱れがリーキーガット(漏れている腸)をひき起こすことは25ページでお話ししましたが、リーキーガットは腸の細胞と細胞の間にある鍵が開けられてしまって体の中に毒性物質が流入しやすくなる病態です。脳にも血液脳関門と呼ばれる、血液中の毒素が容易に脳内に入らないようにする仕組みが存在していますが、実は血液脳関門と腸の細胞同士は同じ鍵で開いてしまうことがわかっています。[②] リーキーガットの人は血液脳関門も開きやすくなっています。脳内に毒性物質や炎症物質が流れ込めば、容易に頭痛になることは想像できると思います。腸内細菌が作る酪酸などの短鎖脂肪酸は、腸の炎症を抑えリーキーガットを改善する作用を示しますが、同じく脳の漏れも改善します。[③] 頭痛の人は頭が痛いから頭に異常があると考えるのではなく、ひょっとしたら腸内環境に異常があるかもと疑うことができれば、長年の頭痛の悩みを解決するチャンスがやってきます。

① Front Cell Infect Microbiol. 2020 32083024　② Exp Mol Med. 2018 30115904　③ Front Behav Neurosci. 2017 28194099

がんの人は腸内細菌のバランスがくずれている

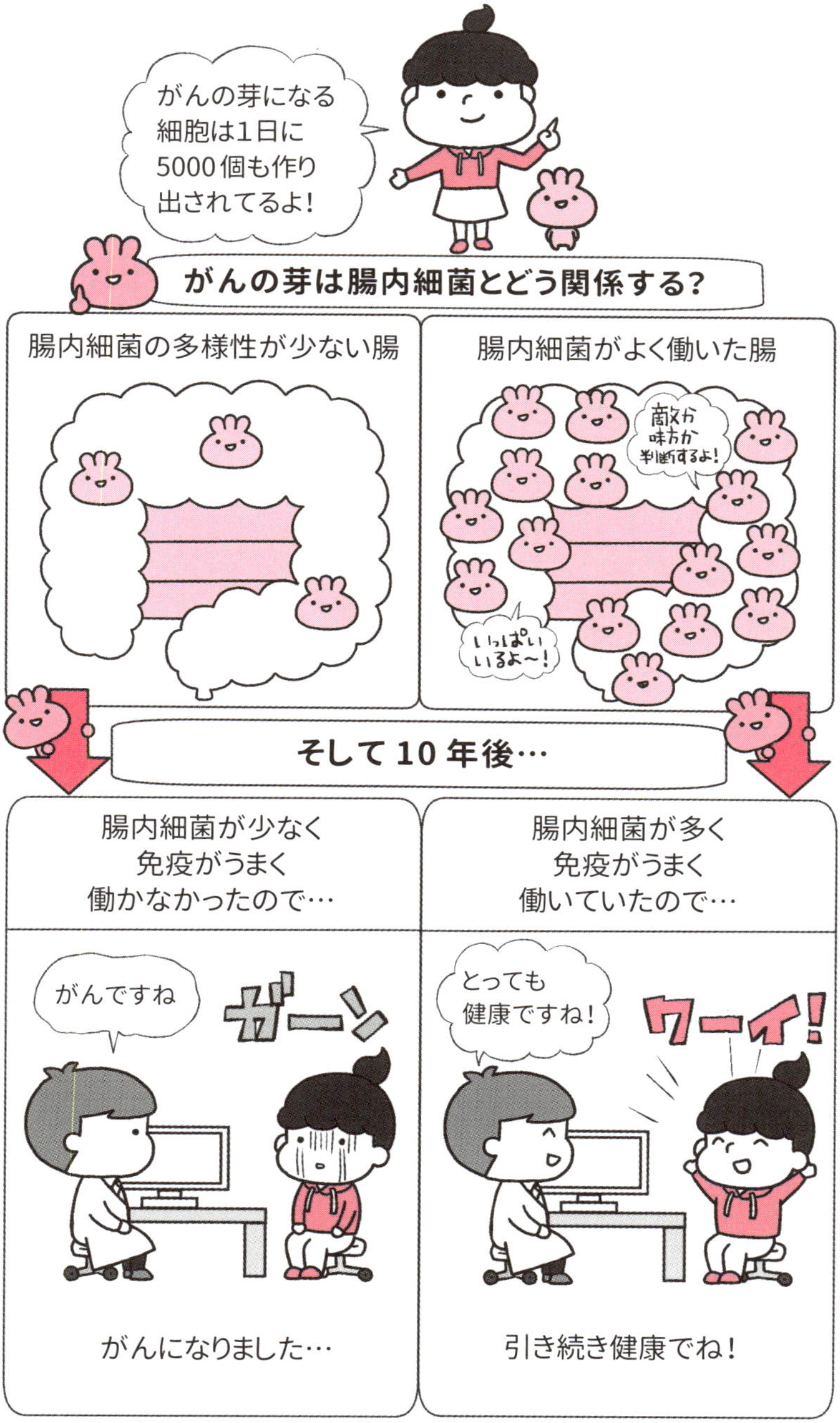

がんとは体内に作り出された無秩序な細胞群を意味します。コントロールされない増殖が進むにつれて肝臓、肺などの臓器の障害を含む深刻なダメージを与えていきます。がんの芽となる細胞は毎日作り出されており、その数は1日およそ5000個といわれていますが、自然に消滅するか免疫細胞に破壊されています。1個の細胞が増殖して、健康診断などで見つかるサイズになるには10年以上かかります。①がんになるには10年以上免疫がうまく働かない状態が必要であるということです。

では免疫がうまく働かない原因はどこにあるのでしょうか？　体内の免疫細胞の70％は腸の中に配置されています。その中で腸は日々多くの細菌にさらされ、それが味方か敵かを瞬時に判断する作業を休むことなく行い続けます。よって腸における免疫反応が、体全体の免疫反応に影響を与えることは想像に難くありません。がんに対する免疫に腸内細菌が影響を与えている証拠が集まりつつあります。ビフィズス菌が腸内細菌に知らせる免疫情報をもとに、免疫細胞は腫瘍に攻撃をしかけていることが示されています。②

がんに対する防御だけでなく、逆に細菌ががんの発生にも影響を与えていることも間違いないようです。発がんを促進するがん遺伝子であるRASの変異やがんを抑制するp53の変異を起こすと通常はマウスにがんを引き起こします。しかし抗生物質で無菌マウスにするとがんは発生しません。③大腸がん患者の糞便を無菌マウス、通常マウスに投与しつづけると、健康な人の便を与えたマウスに比べて前がん病変である腫瘍や大きな大腸ポリープが発生する割合が高くなりました。④健康な人の便と大腸がんの人の便の違いは細菌の多様性で、大腸がんの人の便の方が多様性が低いバランスが乱れた状態でした。腸内細菌は互いに影響しあうので、具体的にどの細菌ががんを起こすとか、どの菌の割合が高いとがんが発生しやすいということに関しての確固たる情報はわかっていません。健康な人の便と大腸がんの人の便を比較すると、大腸がん患者の腸内細菌は多様性が低い状態であったことを考えると、腸内細菌が与えるなんらかの情報が、がんの発生、がんの抑制に大きな影響を与えることは間違いありません。

① J Natl Cancer Inst Monogr. 2010 20956817　② JCI Insight. 2020 32324171
③ Cell. 2019 30712876　④ Gastroenterology . 2017 28823860

いろんな菌がいるのが
いい腸内

それぞれ
自己紹介
してもいい？

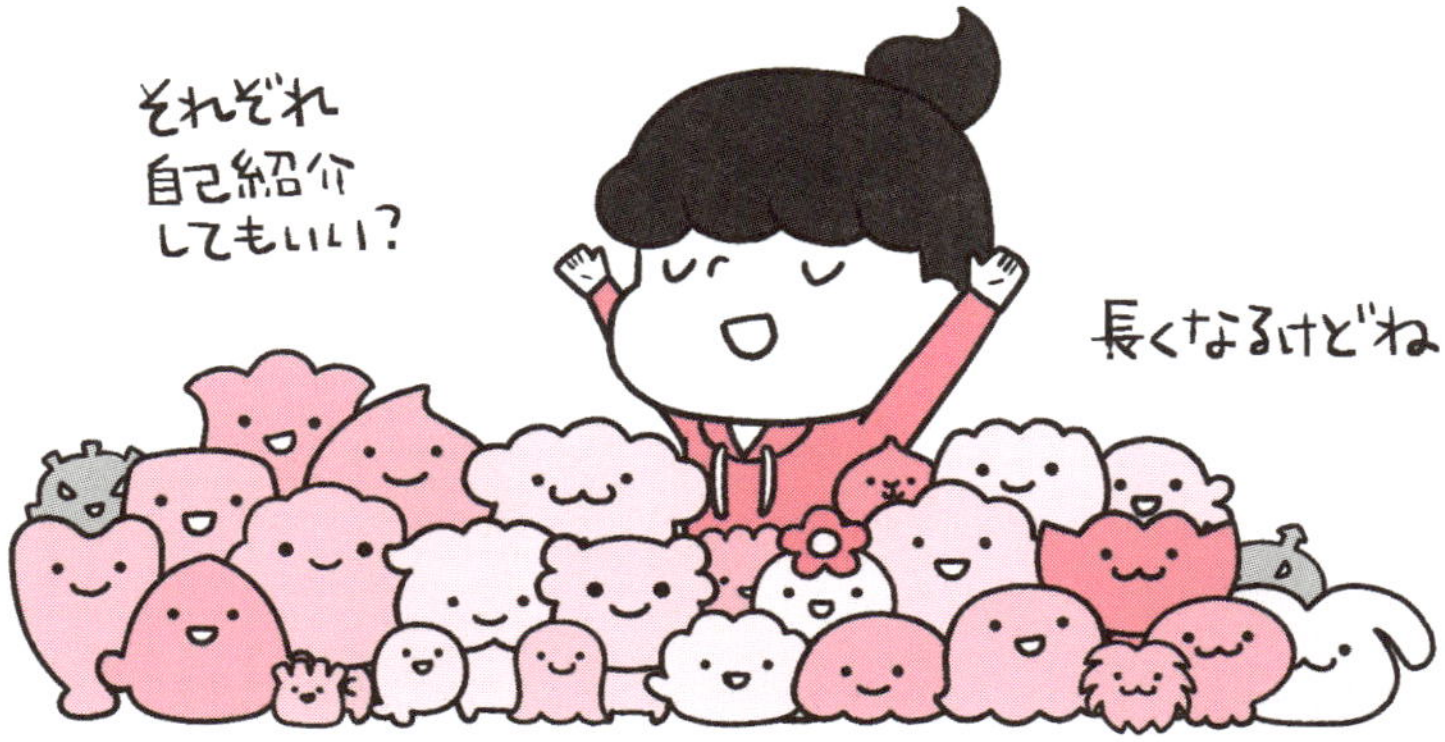

長くなるけどね

知識編

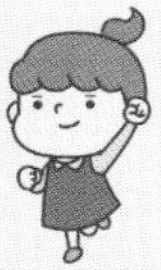

2章

腸内細菌に対して良くないこと

腸内細菌を破壊する抗生物質

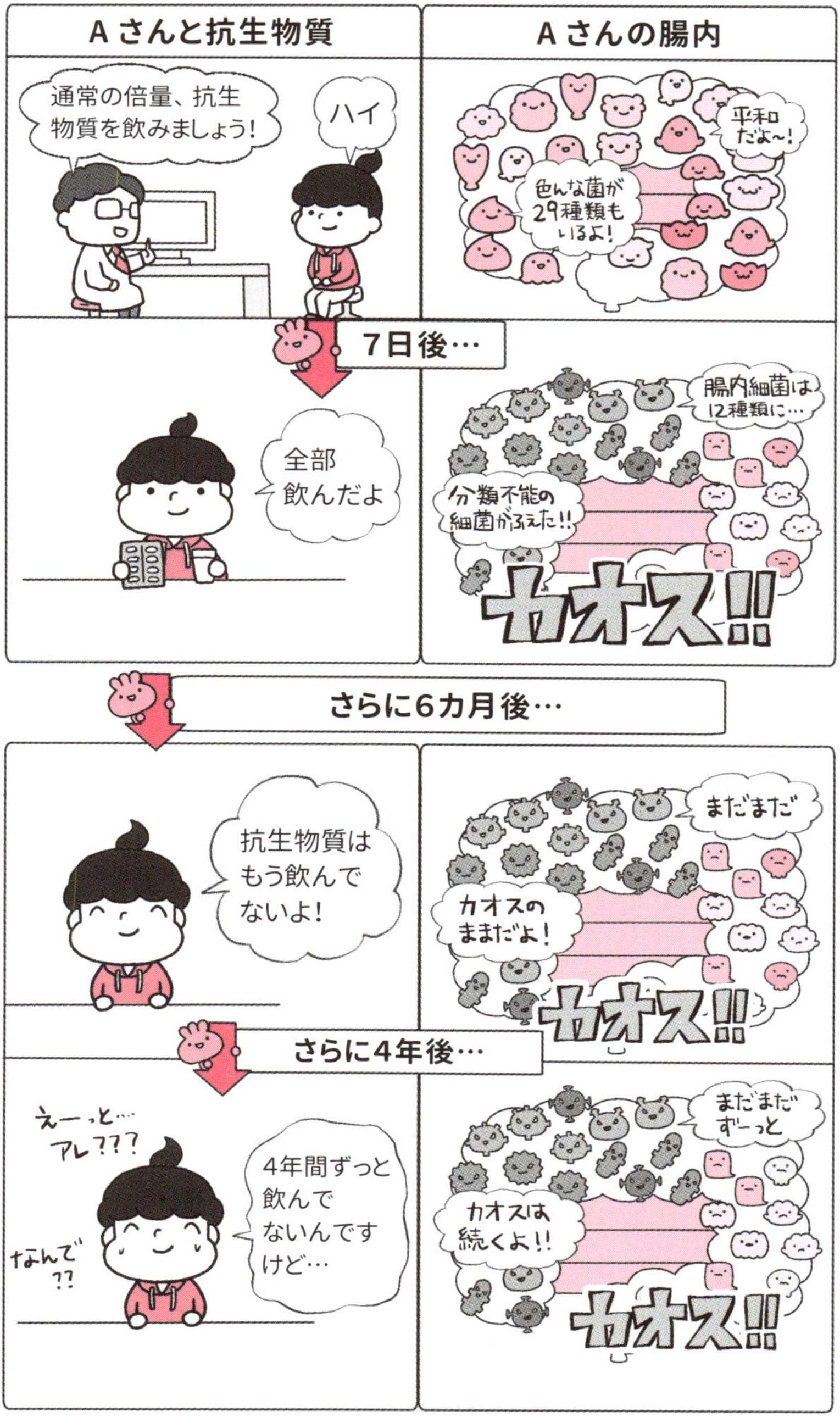

Aさんと抗生物質
Aさんの腸内
通常の倍量、抗生物質を飲みましょう!
ハイ
平和だよ〜!
色んな菌が29種類もいるよ!
7日後…
全部飲んだよ
腸内細菌は12種類に…
分類不能の細菌がふえた!!
カオス!!
さらに6カ月後…
抗生物質はもう飲んでないよ!
まだまだ
カオスのままだよ!
カオス!!
さらに4年後…
えーっと… アレ???
なんで??
4年間ずっと飲んでないんですけど…
まだまだずーっと
カオスは続くよ!!
カオス!!

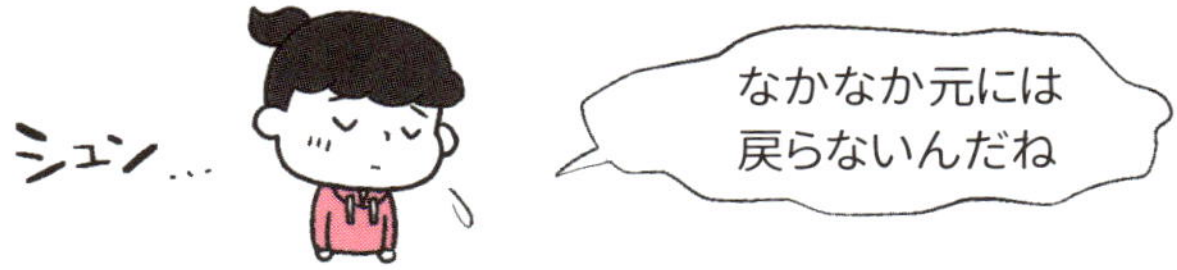

感染症治療になくてはならないものが抗生物質です。抗生物質が本格的に使用されるようになったのは戦後で、かつては死亡率1位であった感染症で命を落とす人が激減しました。[1]感染症の治療イコール抗生物質と考えられる時期があり、医師もただの風邪に対して処方を乱用する時期がありました。僕自身も以前はちょっと喉が痛いだけで、抗生物質を服用していましたが、最近では怖くて気軽に服用することができません。それは抗生物質が腸内細菌を破壊しているという事実を学習したからです。

様々な菌に抗菌作用を示す抗生物質（広域抗生物質）を7日間投与された患者の糞便サンプルを調べたところ、投与前と比較して腸内細菌の多様性が25％減少していました。[2]主要な腸内細菌に絞って検討すると、投与前に存在していた29種類から12種類に激減していました。その代わりに分類不能の細菌群が増加しており、腸内がかなり混乱した状況になっていることがうかがわれます。

抗生物質の摂取を中止しても、6カ月後でも完全に回復していないことが示されています。[3]近年は抗生物質の治療を行うと、その抗生物質に対する耐性菌が出現することが問題視されるため処方は減少傾向です。しかしヘリコバクター・ピロリ感染症では通常の倍量の抗生物質を投与して治療を行います。その際に生じる抗生物質耐性菌は4年経過しても腸内に存在し続けることが示され、一度変化してしまうと、完全に元に戻るということはないようです。[4]

特に子どもの頃に抗生物質投与を受けることは深刻なダメージにつながります。抗生物質を投与された小児では、2年以上抗生物質に曝露されなかった小児と比較して、微生物叢組成に明らかな違いがあります。[5]小児期にマクロライド系の抗生物質の投与を受けると、小児の腸内に長期的な変化をもたらし、それが肥満や喘息の発症と関連することが示されています。これはマウス研究で示されるように、抗生物質の投与中止後腸内細菌は見た目には回復しますが、腸内細菌が行う代謝の変化はそのまま持続するためであると考えられます。[6]

① Ann Ib Postgrad Med. 2016 28337088　② PLoS One. 2014 24748167　③ PLoS Biol. 2008 19018661
④ PLoS One. 2010 20352091　⑤ Nat Commun. 2016 26811868　⑥ Cell. 2014 25126780

抗生物質を飲まないように注意していても…

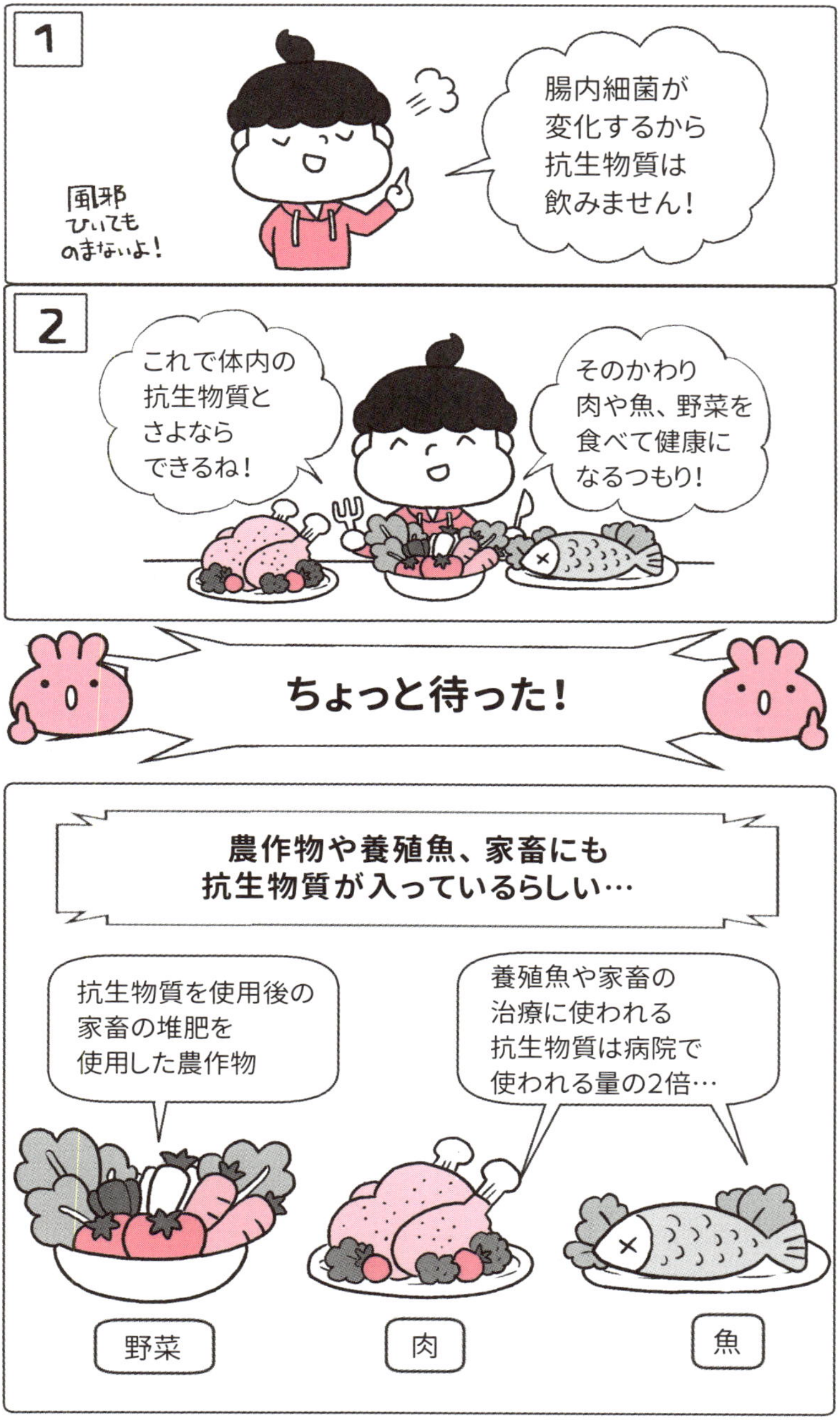
1
腸内細菌が変化するから抗生物質は飲みません!
風邪ひいてものまないよ!
2
これで体内の抗生物質とさよならできるね!
そのかわり肉や魚、野菜を食べて健康になるつもり!
ちょっと待った!
農作物や養殖魚、家畜にも抗生物質が入っているらしい…
抗生物質を使用後の家畜の堆肥を使用した農作物
養殖魚や家畜の治療に使われる抗生物質は病院で使われる量の2倍…
野菜
肉
魚

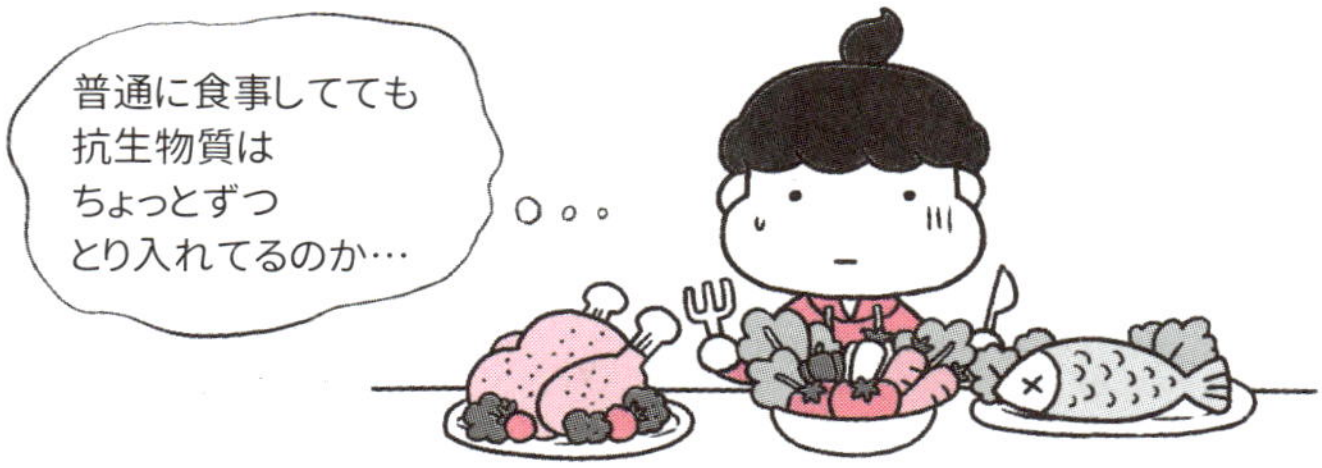
普通に食事してても
抗生物質は
ちょっとずつ
とり入れてるのか…

抗生物質による腸内細菌叢の変化が、脳に影響を与える可能性も指摘されています。腸内細菌の変化が、記憶に関連する脳組織である海馬の脳由来神経栄養因子（BDNF）の減少を引き起こすことを示す研究があります。BDNFは脳神経細胞の成長や再生を促す物質で、脳神経同士のネットワークの構築に影響を与えます。BDNFが低下すれば、脳機能が低下することを意味します。抗生物質の使用が不安神経症や認知障害と関連していることを示す研究もあります。[①]

抗生物質の使用を極力避けることが良い腸内細菌を維持するためには重要ですが、現代では抗生物質の影響を避けることは非常に難しいのが現状です。抗生物質が最も使用されているのは医療機関ではありません。えっ!?と思うかもしれませんが事実です。2016年の農林水産省のデータでは、日本国内で使用される抗生物質の3分の2はヒト以外の動物に使用されています。養殖魚や家畜の治療のために使用されている抗生物質は、病院の使用量の2倍あるということです。

必然的に、抗生物質耐性菌が家畜や魚に存在することになります。そういった家畜の糞尿は土に戻りますが、その土を利用して作る農作物も影響を受けることになります。抗生物質使用後の家畜の堆肥を使用した農作物からは抗生物質が微量ですが検出されます。[②] もちろん健康に悪影響が出る程のレベルではありませんが、ちりも積もれば長期的な影響がないとはいえません。

抗生物質の服用は明らかにメリットがデメリットを上回った時のみに限定して使用する必要があります。もちろん入院を要するような感染症の場合は使用しなければ命に関わりますが、風邪で抗生物質を使用することは極力避けなければなりません。そのため風邪の初期は、こじらせて抗生物質を使用しなくて済むように、無理をせず体を休めて早期に治してしまうなどを意識する必要があります。歯科治療の際には感染性心内膜炎予防のためにしばしば抗生物質が使用されますが、治療直前の1回の使用にとどめるべきだと思います。[③]

① Brain Behav Immun. 2015 25866195　② J Agric Food Chem. 2013 24106840　③ Int J Environ Res Public Health. 2023 37297629

果糖が腸内環境を駄目にする

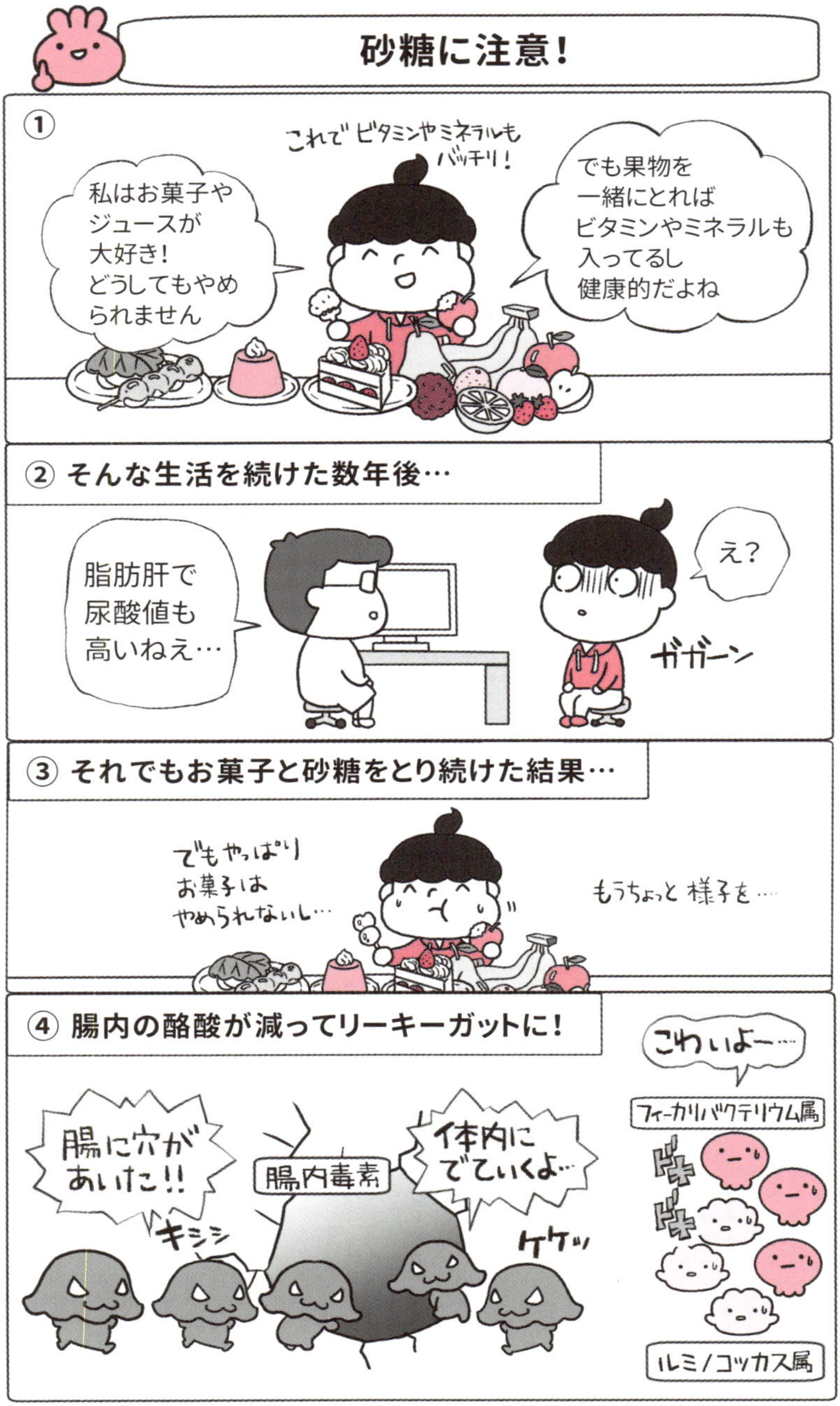
砂糖に注意!
①
私はお菓子やジュースが大好き! どうしてもやめられません
これでビタミンやミネラルもバッチリ!
でも果物を一緒にとればビタミンやミネラルも入ってるし健康的だよね
② そんな生活を続けた数年後…
脂肪肝で尿酸値も高いねえ…
え?
ガガーン
③ それでもお菓子と砂糖をとり続けた結果…
でもやっぱりお菓子はやめられないし…
もうちょっと様子を…
④ 腸内の酪酸が減ってリーキーガットに!
腸に穴があいた!!
キシシ
腸内毒素
体内にでていくよ…
ケケッ
こわいよー…
フィーカリバクテリウム属
ドキドキ
ルミノコッカス属

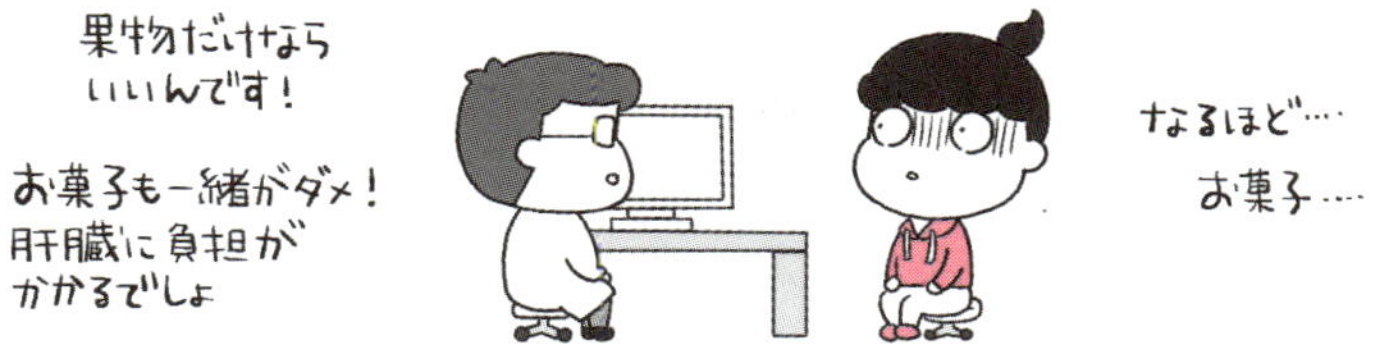
果物だけならいいんです！
お菓子も一緒がダメ！肝臓に負担がかかるでしょ
なるほど…
お菓子…

果糖は果物や蜂蜜に含まれる糖分で、甘みが砂糖の1.5倍あります。果糖は少量であれば腸の粘膜でエネルギーとして処理されますが、大量に入ると腸から肝臓に運ばれて代謝され、エネルギーとして使用されるよりも、脂肪の合成を刺激します。[1] 少量なら腸で処理できるといっても一度に処理できる量は約5gで、中程度のバナナ1本に含まれる量で限界です。[2] 果糖のとり過ぎは脂肪肝を引き起こしたり、尿酸値の上昇につながります。

そして果糖の摂取を継続すると、腸内細胞に影響が出ることがわかっています。果糖の吸収量の限界は25g程度とされています。そのためそれを超えた量の果糖は大腸内に流入します。腸内細菌の作用により、果糖はブドウ糖、グリセロール、尿酸、短鎖脂肪酸（酢酸、酪酸、プロピオン酸など）、アミノ酸（グルタミン酸、グルタミン、アラニンなど）など様々な物質に代謝されます。エネルギーとして腸内で使用されたり、酢酸などに代謝されて吸収されたあと肝臓で脂肪の材料になったりします。一部の細菌には果糖しか栄養源にできない細菌などが存在し、果糖摂取で増殖することになります。長期的に摂取し続けると腸内細菌のバランスが崩れ始めます。

果糖を大量摂取（1日100g）すると、フィーカリバクテリウム属やルミノコッカス属などの酪酸産生菌が減少します。[3] 腸内微生物の変化におけるもう1つの特徴は、バクテロイデーテス門またはプロテオバクテリア門の割合が増加することです。バクテロイデーテス門とプロテオバクテリア門は、ともに腸内の毒素（LPS）を産生する菌であるため、酪酸が減ってリーキーガットが進み、腸内毒素が体内に入りやすい状況を果糖摂取が作ることになります。

では果物を食べないようにしたらいいのか？と考えるかもしれませんが、果物に含まれる果糖の量は砂糖を含んだおやつに比べると圧倒的に量は少ないです。果物の重量のほとんどは水分で、同時に食物繊維やポリフェノールなどの抗酸化物質を含みます。砂糖はブドウ糖と果糖が結合したもので、砂糖の大量摂取は果糖の大量摂取と同じ意味です。避けるべきは砂糖であって、果物ではありません。

① Front Pharmacol. 2021 34867414　② Annu Rev Nutr. 2018 29751733　③ Nutrients. 2020 33182700

もうひとつの果糖大量摂取の原因 ——清涼飲料水

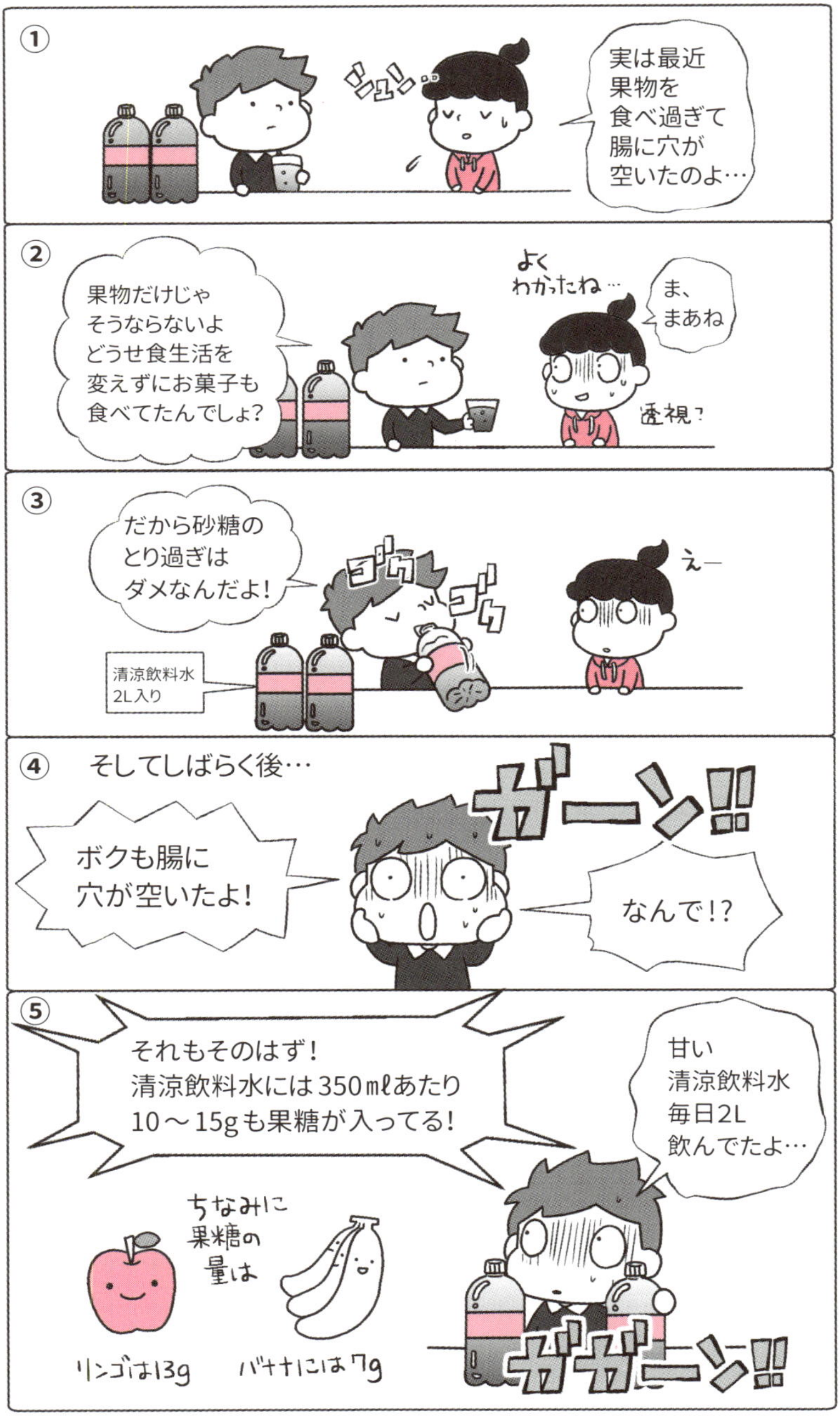
①
実は最近果物を食べ過ぎて腸に穴が空いたのよ…
②
果物だけじゃそうならないよどうせ食生活を変えずにお菓子も食べてたんでしょ?
よくわかったね…
ま、まあね
透視?
③
だから砂糖のとり過ぎはダメなんだよ!
ゴク ゴク
えー
清涼飲料水2L入り
④
そしてしばらく後…
ボクも腸に穴が空いたよ!
ガーン!!
なんで!?
⑤
それもそのはず!清涼飲料水には350mlあたり10～15gも果糖が入ってる!
甘い清涼飲料水毎日2L飲んでたよ…
ちなみに果糖の量は
リンゴは13g
バナナには7g
ガガーン!!

現代において果糖をとり過ぎる原因となるのは果物ではありません。砂糖とともに現在摂取量が増加しているのはブドウ糖果糖液糖といわれる、トウモロコシやサツマイモなどのデンプンから作られた甘味料です。デンプンを分解してブドウ糖にした後に、ブドウ糖を酵素で果糖に変換（異性化）して作られます。そのため異性化糖とも呼ばれます。砂糖よりも生産コストが少ないため、砂糖の代替となる甘味料として広く利用されています。果糖ブドウ糖液糖も記載された場合は、果糖の方がブドウ糖よりも多いという意味なのでより果糖の割合が高いということを意味します。

欧米では高フルクトースコーンシロップ（HFCS）と呼ばれます。トウモロコシはコストの観点からも遺伝子組み換え食品が使われている可能性が高く、日本人はHFCSの形で遺伝子組み換え食品を大量に摂取している状態です。清涼飲料水に含まれるブドウ糖果糖液糖は1缶350㎖あたり20〜30ｇぐらいです。そのため含まれる果糖の量は10〜15ｇぐらいは入っていることになります。それに対して果物に含まれる果糖はリンゴ1個で13g、バナナ1本7g、オレンジ1個6gです。清涼飲料水を1本飲んでしまうことは簡単ですが、含まれる果糖と同程度の果物を摂取することは大変です。さらに果物には食物繊維やビタミンや酵素など様々な健康的な働きをする成分に包まれて果糖が提供されますが、清涼飲料水は果糖がいわばむき出しで入っている状態です。果糖に接する機会が高ければ高いほど、腸管はリーキーガットの状態になっていきます[①]。

果汁100％のフルーツジュースも同様に注意が必要です。清涼飲料水とフルーツジュースは入っている糖分の量ではそれほど変わりはありません。フルーツジュースが清涼飲料水と全く同じく健康に悪いとはいいませんが、果物の形で摂取するのに比べて食物繊維やビタミンCなどの含有量は明らかに少なくなります。研究でも200㎖以上摂取すれば、心臓血管疾患のリスクは上がり始めると示されており、ジュースの形で飲む事はやはり制限が必要です。ブドウ糖果糖液糖は清涼飲料水の甘みとして使用されるだけではなく、ドレッシング、ソースやケチャップなどの調味料、納豆のタレにいたるまであらゆるものに使用されています。糖分の過剰摂取は腸の幹細胞を再生させる能力を低下させて、腸の損傷が進んでいくことが示されているように常にとり過ぎることがないように注意が必要です[②]。

① Biomolecules. 2023 37238651　② Cell Mol Gastroenterol Hepatol. 2023 37172822

カップラーメンで腸内細菌が乱れる

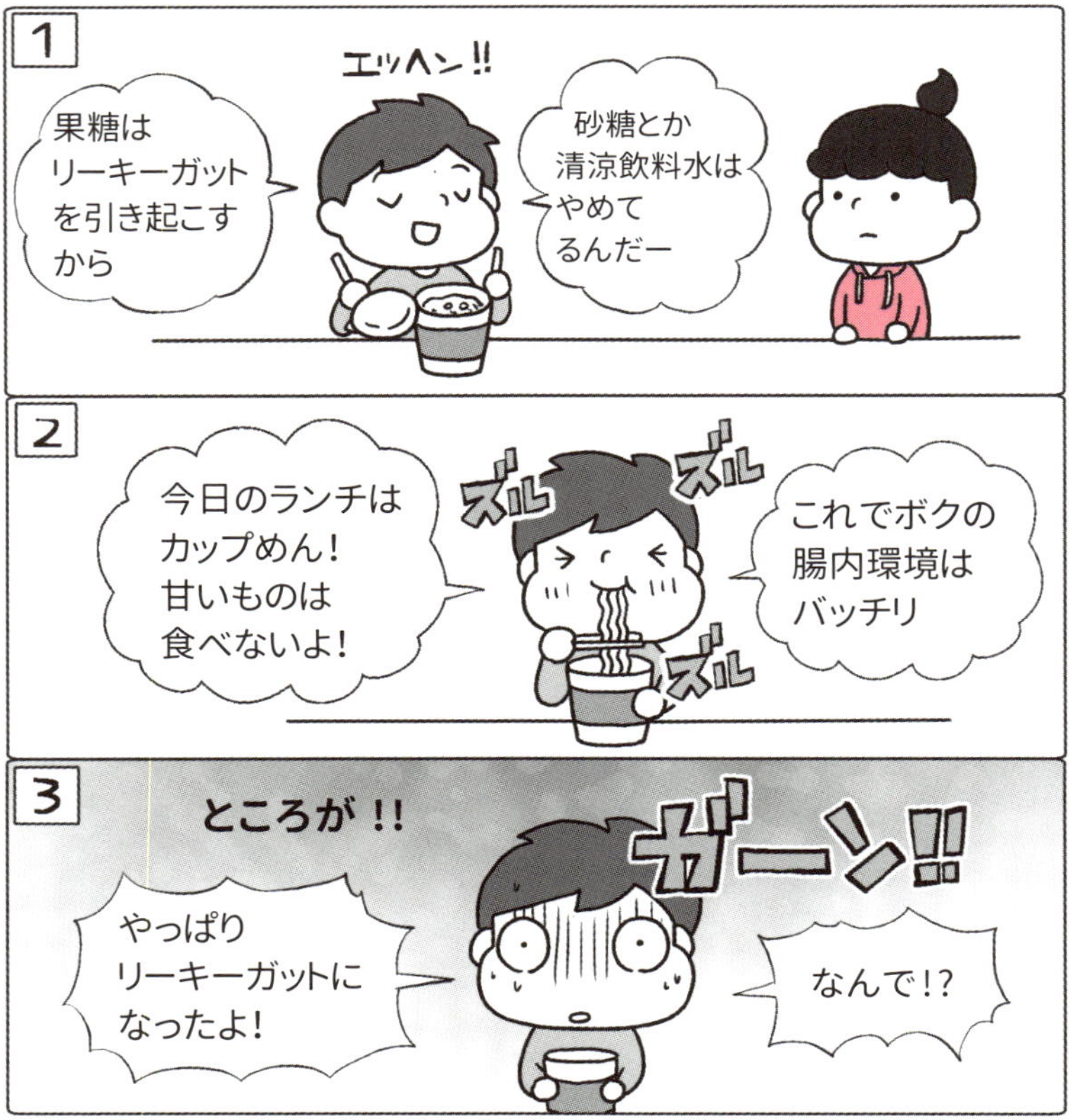
1
エッヘン!!
果糖はリーキーガットを引き起こすから
砂糖とか清涼飲料水はやめてるんだー
2
今日のランチはカップめん！甘いものは食べないよ！
ズル
ズル
ズル
これでボクの腸内環境はバッチリ
3
ところが!!
ガーン!!
やっぱりリーキーガットになったよ！
なんで!?

当直をしていた時は毎夜にカップラーメンを食べていました。当時はカップラーメンやカップ焼きそばがどんなものでできているかなんて考えたこともなかったので平気で食べることができました。でも今はどんなにおいしい味であったとしても食べることはありません。カップラーメンの原材料を見てみると、読み切れないぐらいたくさんの成分の名前が書いてあります。麺にもスープにもたくさんの原材料名が書かれており、さらに加工デンプン、増粘剤、色素、乳化剤、香料、ビタミンなどが記載されしかも同系統の添加物でも複数使われていたりします。こういった添加物がどれほど腸に悪さをするか近年明らかになってきています。

食品にとろみを加えたり、消費期限を延長させる目的で増粘剤が使用されています。これら増粘剤は、腸内に炎症を引き起こし、さらにリーキーガットを引き起こすことがわかっています。①２０２２年に報告された研究では、粘性や保湿性を高める

① Microorganisms. 2022 35056616

4 カップめんに入っている増粘剤カルボキシメチルセルロースを11日間とり続けると腸内は…

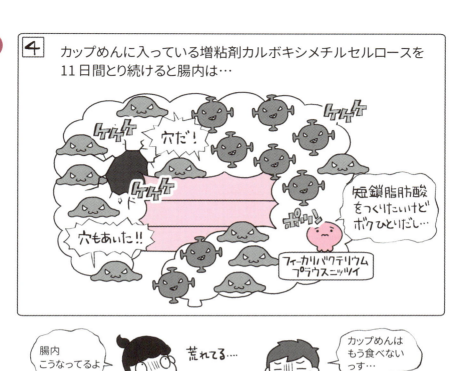

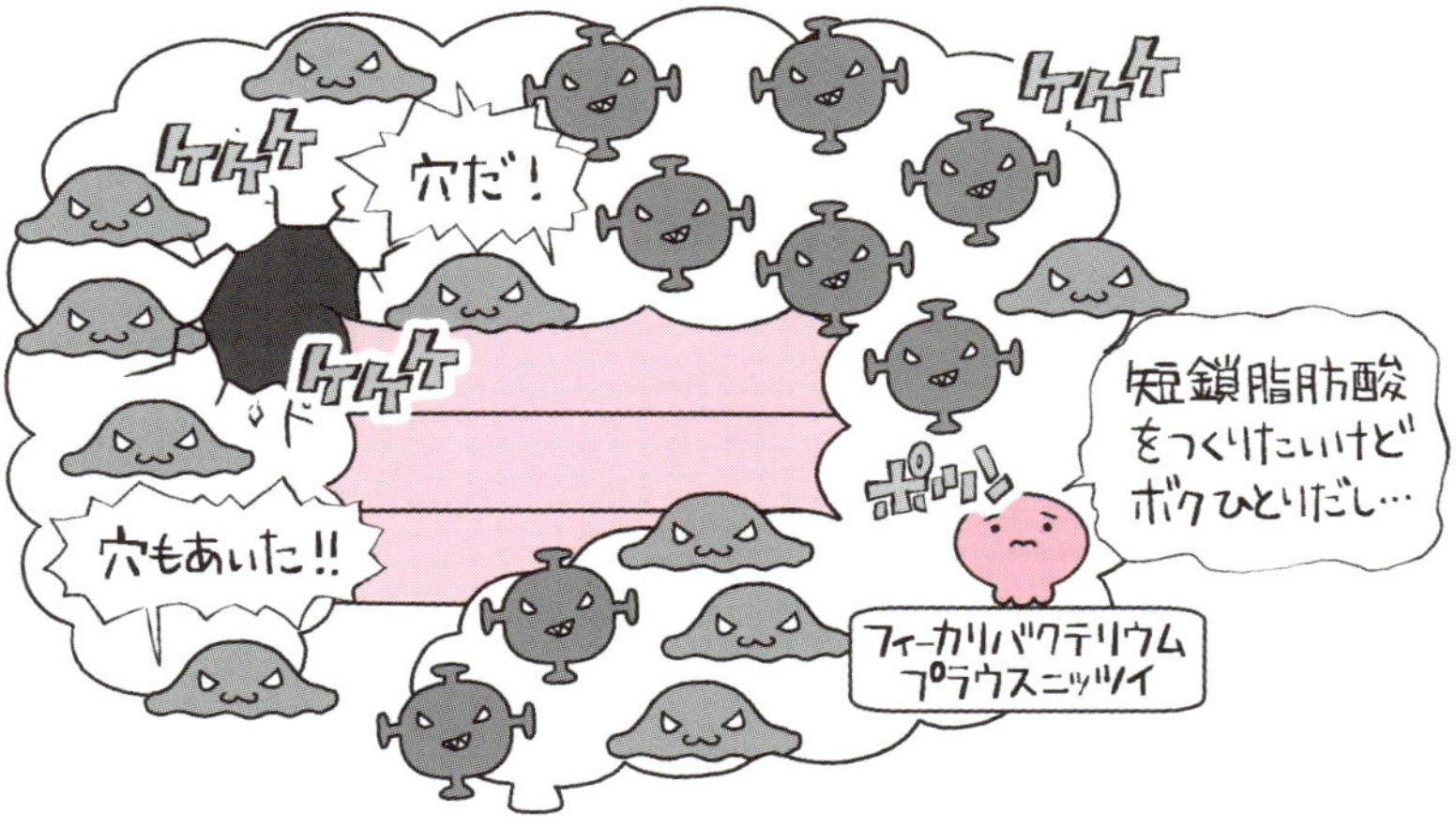
ケケケ
穴だ！
ケケケ
ケケケ
ドド
穴もあいた!!
ポツン
短鎖脂肪酸をつくりたいけどボクひとりだし…
フィーカリバクテリウム プラウスニッツイ

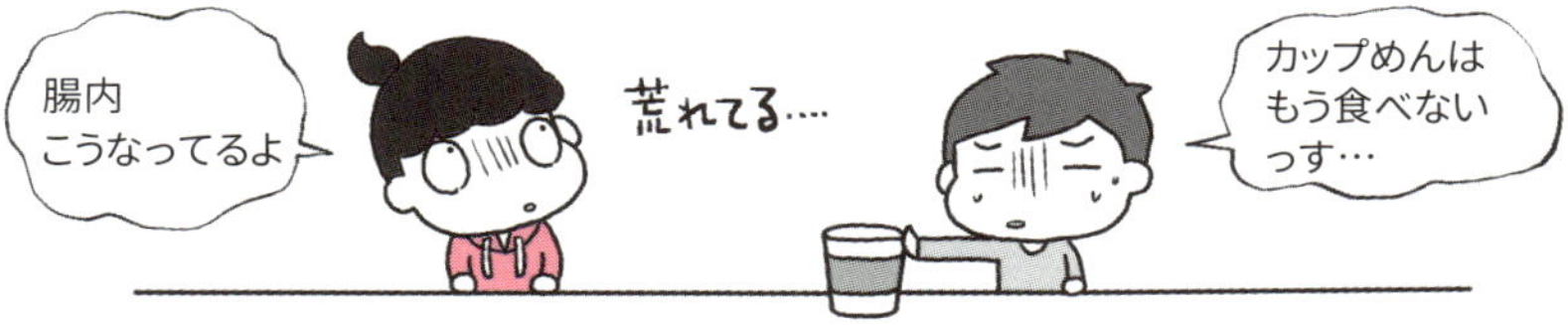
腸内
こうなってるよ
荒れてる….
カップめんは
もう食べない
っす…

ために食品や化粧品などに幅広く使用されている増粘剤カルボキシメチルセルロースを11日間摂取した人の腸内細菌の組成は大きく変わり、短鎖脂肪酸を産生するフィーカリバクテリウム・プラウスニッツイが減少していました。[2] 短鎖脂肪酸だけでなく必須アミノ酸を含む腸内細菌関連代謝産物が平均して減少していることも示されています。同じく2022年には、食品の着色料として使用されている赤色40号という色素が大腸炎を引き起こすという研究結果が発表されました。[3]

添加物を摂取することに対する安全性が確認されているはずでしたが、カルボキシメチルセルロースのように、実際調べてみると重大な副作用を引き起こすことが調査結果として出てきている段階です。もちろん長期使用の影響について、しかも複数の添加物が同時に体内に入ったときの影響についての研究はほとんどないのです。

② Gastroenterology. 2022 34774538　③ Nat Commun. 2022 36539404

パンとパスタが腸内を荒らす

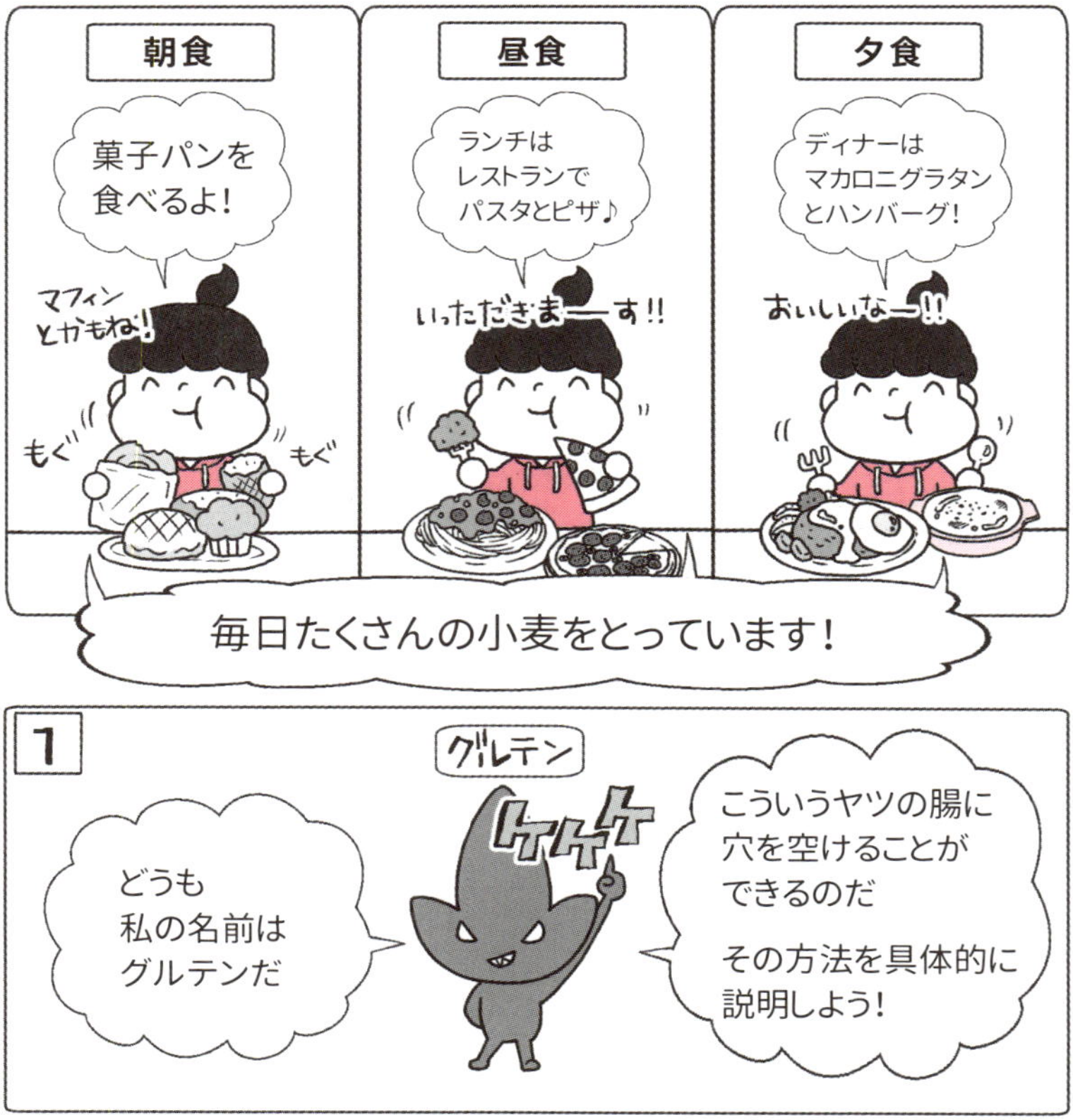

グルテンが含有されていない食材という意味のグルテンフリーという言葉を聞いたことがある人は多いと思います。グルテンとは主に小麦に含まれているタンパク質で、小麦粉を水に溶かしたときにに粘り気と弾力を与える物質です。このグルテンの成分が腸に悪さをするということがわかっています。欧米では腸に対する自己免疫疾患であるセリアック病という疾患が人口の約1%に認められます。セリアック病の人はグルテンを摂取すると増悪するため、グルテンフリーの食事をする必要があります。しかしセリアック病と診断されていない人でも、グルテンフリー食にした方が体調が改善する人が一定数存在します。日本人はセリアック病の割合が欧米ほど高くないため、グルテンに対する反応もあまり重要視されていません。しかしそれでいいのでしょうか?

グルテンの腸管に対する反応はリーキーガットを必ず引き起こすことです。腸の粘膜細胞同士は通常は密接につながってお

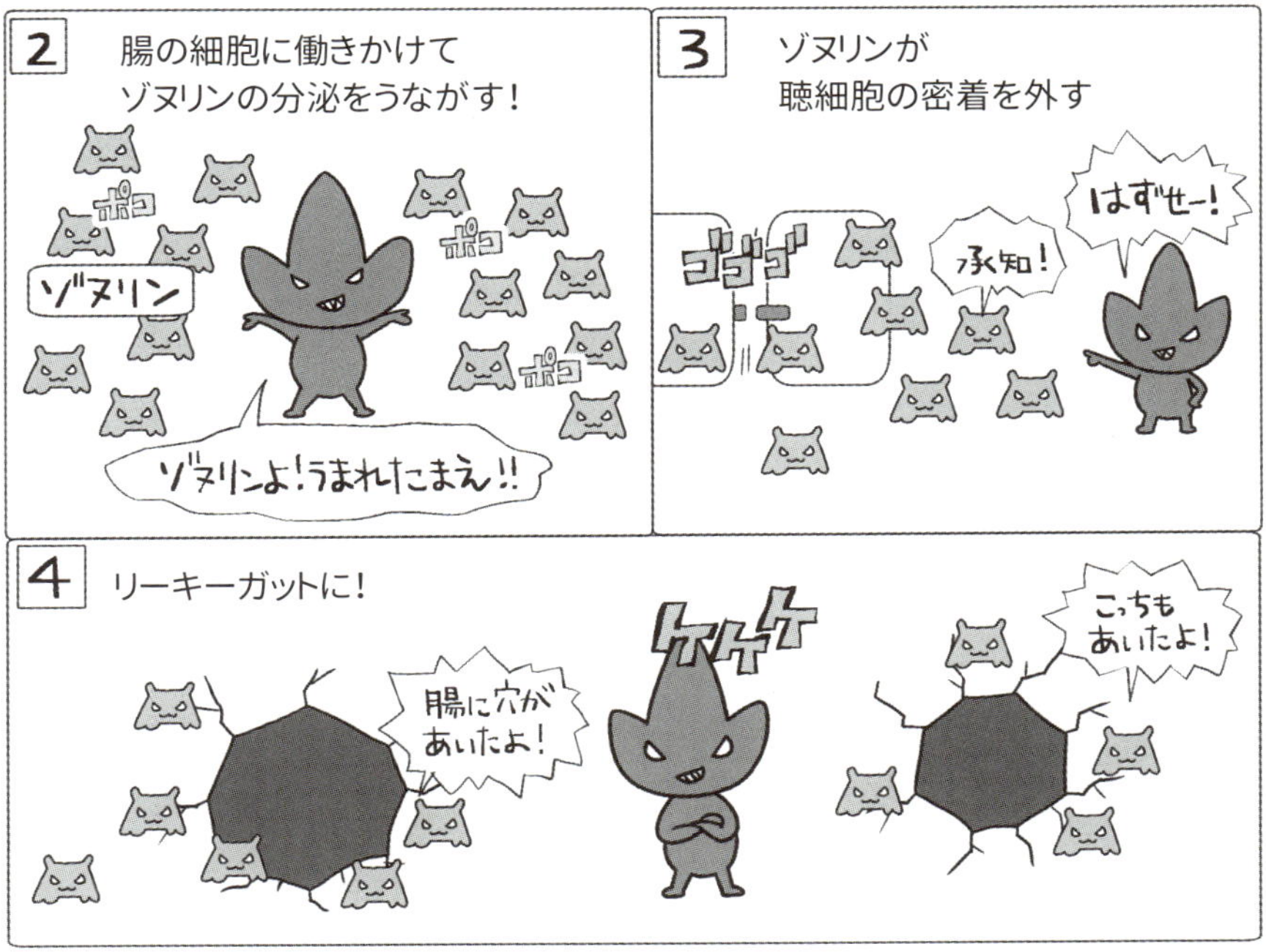
2
腸の細胞に働きかけて
ゾヌリンの分泌をうながす！
ゾヌリン
ポコ
ポコ
ポコ
ゾヌリンよ！うまれたまえ!!
3
ゾヌリンが
聴細胞の密着を外す
ゴゴゴ
承知！
はずせー！
4
リーキーガットに！
ケケケ
腸に穴が
あいたよ！
こっちも
あいたよ！

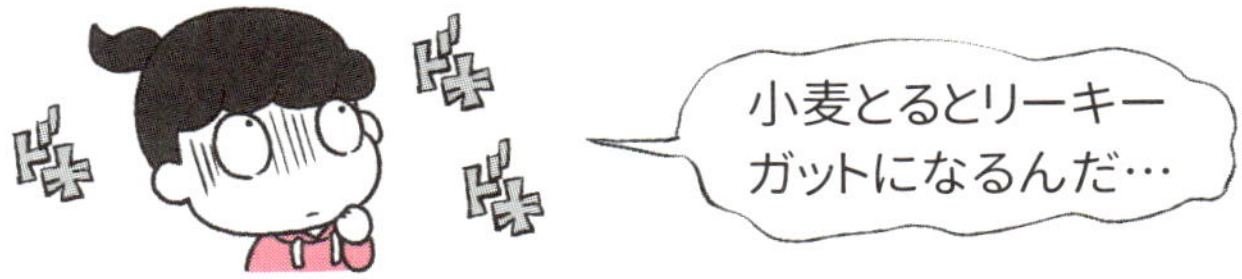
ドキ
ドキ
ドキ
小麦とるとリーキー
ガットになるんだ…

り、お互いの細胞同士がしっかりと密着しています。この密着している細胞同士には鍵がかかっている状態です。この細胞同士の密着を外す鍵は、ゾヌリンという物質です。腸管内でゾヌリンの分泌が高まると腸細胞の密着が外れて、細胞同士の隙間が形成されます。この状態がリーキーガットです。実はグルテンは腸の細胞に働きかけて、このゾヌリンの分泌を誘導します。すなわち、グルテンを含む小麦は必ず消化吸収の際にリーキーガットを引き起こしているのです。

　リーキーガットの状態ではその隙間を通って、腸の中の毒素が入り放題になります。腸内に起こった炎症は必要な栄養素の吸収も阻害します[1]。非セリアック・グルテン過敏症と呼ばれる、グルテンを摂取すると調子が悪くなる人は日本人でも30〜40%いると推察されます。1カ月小麦製品を抜いてみて体調の改善があるかどうかで過敏症かどうか判定します。そういった人は過度な小麦摂取を控えるべきです。

① Nutrients. 2020 32575561

小麦に付着する大量の農薬

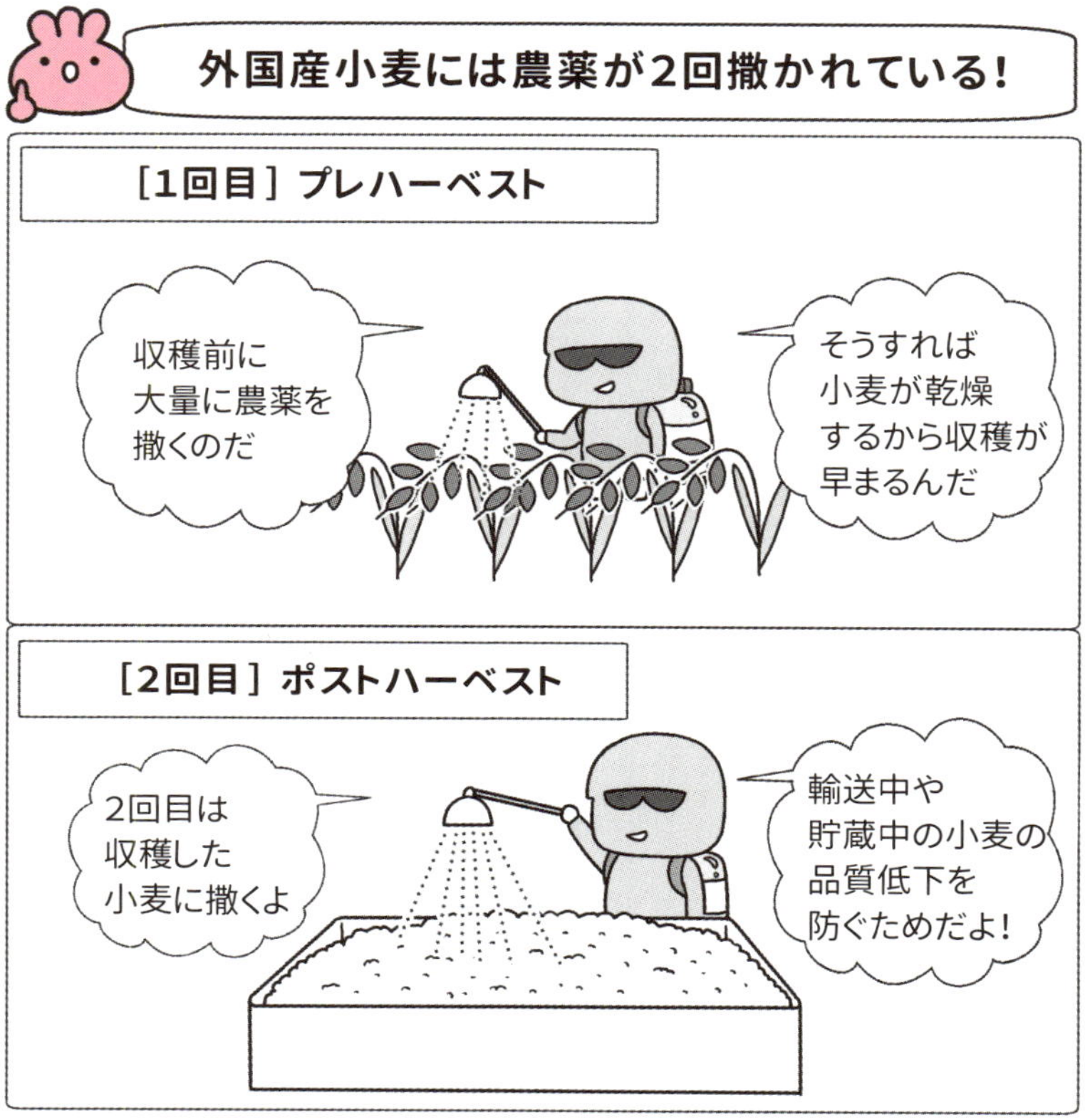
外国産小麦には農薬が2回撒かれている!
[1回目] プレハーベスト
収穫前に
大量に農薬を
撒くのだ
そうすれば
小麦が乾燥
するから収穫が
早まるんだ
[2回目] ポストハーベスト
2回目は
収穫した
小麦に撒くよ
輸送中や
貯蔵中の小麦の
品質低下を
防ぐためだよ!

日本の小麦消費量のうち、国産の小麦の割合は15%で、85%がアメリカ、カナダ、オーストラリアから輸入されています。そうなると、一般に食べられているほとんどの小麦は外国産ということになります。外国産の小麦には問題点があります。それは残留する農薬の量が多いことです。外国産小麦は主に2回農薬がまかれています。1回目は収穫前の「プレハーベスト」と呼ばれ、収穫前に大量に農薬をまくことで小麦を乾燥させて収穫を早めることができます。そして2回目は、輸送中や貯蔵中の小麦の品質低下を防ぐため、収穫した小麦に防虫・防腐・防カビのためにまく「ポストハーベスト」として使用されます。

プレハーベストには、グリフォサートという成分の農薬が使われますが、このグリフォサートは現在世界中で使用が禁止されるようになってきています。2015年に世界保健機関（ＷＨＯ）傘下の国際がん研究機関（ＩＡＲＣ）が「おそらく発がん性あり」と宣言したことに端を発します。他

使われているのはグリフォサート

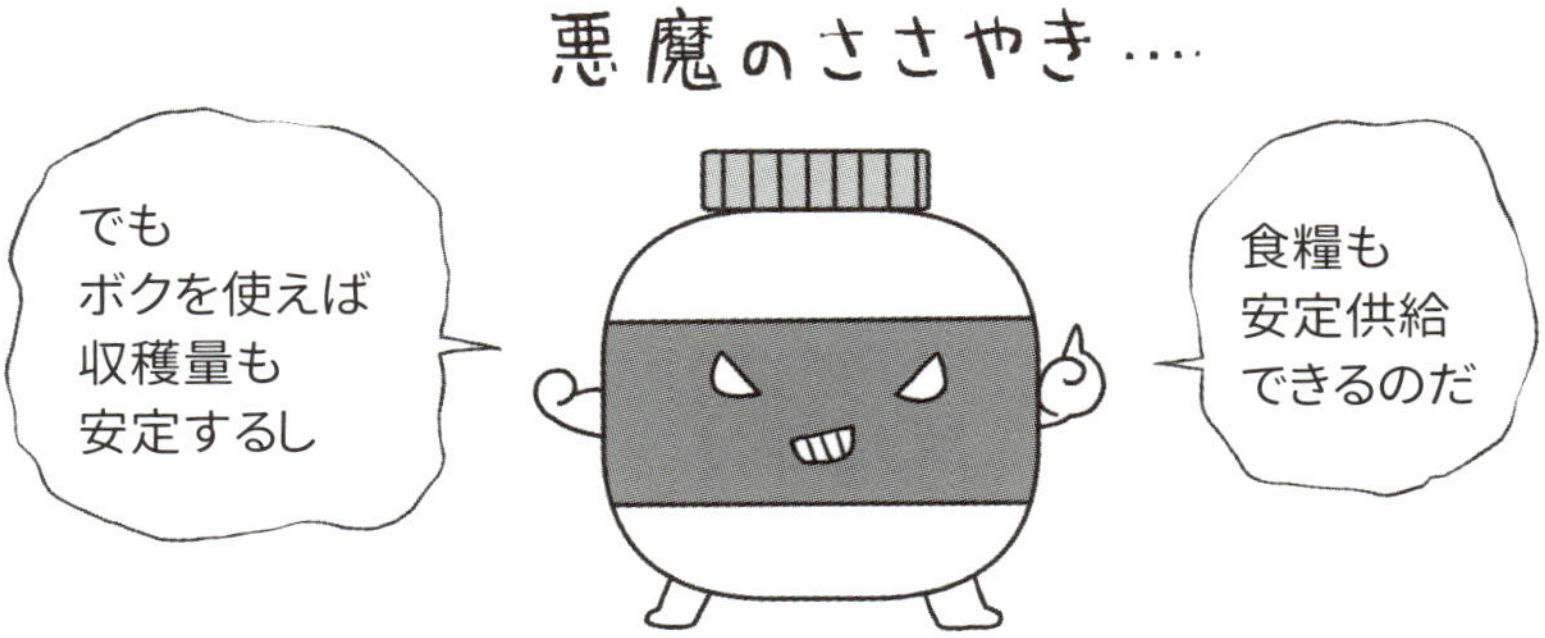

特徴　現在世界中で使用禁止
発がん性あり
神経毒性、生殖系への影響あり

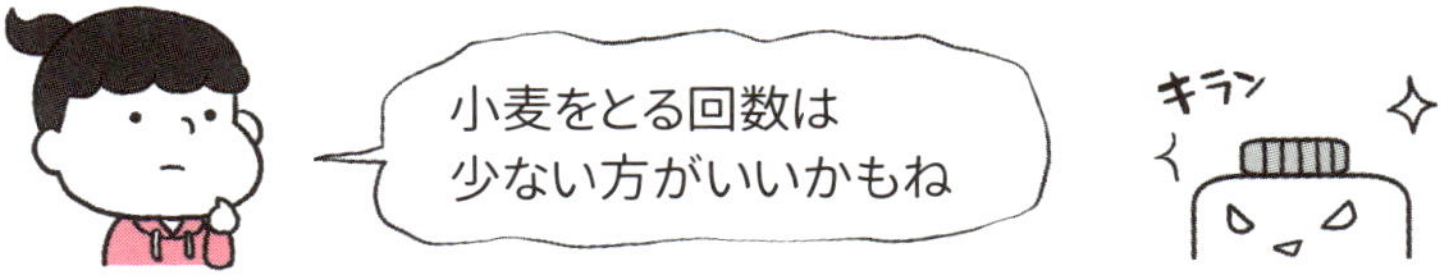

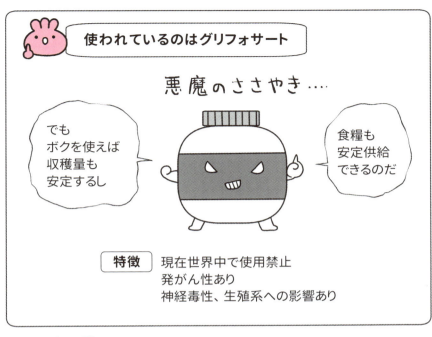

にも神経毒性、生殖系への影響が懸念されています。使用を禁止すると収穫量が安定しないために食糧の安定供給が損なわれる危険を考えて現在でも使用が続いています。グリフォサートが腸内細菌に負の影響を与えることは間違いありません。[1]

そのため、いかに摂取量を少なくするかが重要です。現在では発がん性との因果関係はないという流れになっていますが、決して安全であるという意味ではありません。[2] 輸入の小麦には大量の農薬残留があると思わなくてはいけないため、摂取する際には残留農薬の少ない国産小麦を使用することをお勧めします。農薬は家畜の餌にも使われていることから、食肉などを通じても僕たちの体に入ってくる可能性が高いのです。リスクをゼロにすることはできませんが、最小限にするためには小麦の摂取の回数を少なくする意識をもつことが重要なのです。

① Life (Basel). 2022 35629374　② Med Lav. 2021 34142676

人工甘味料が腸内細菌を乱す

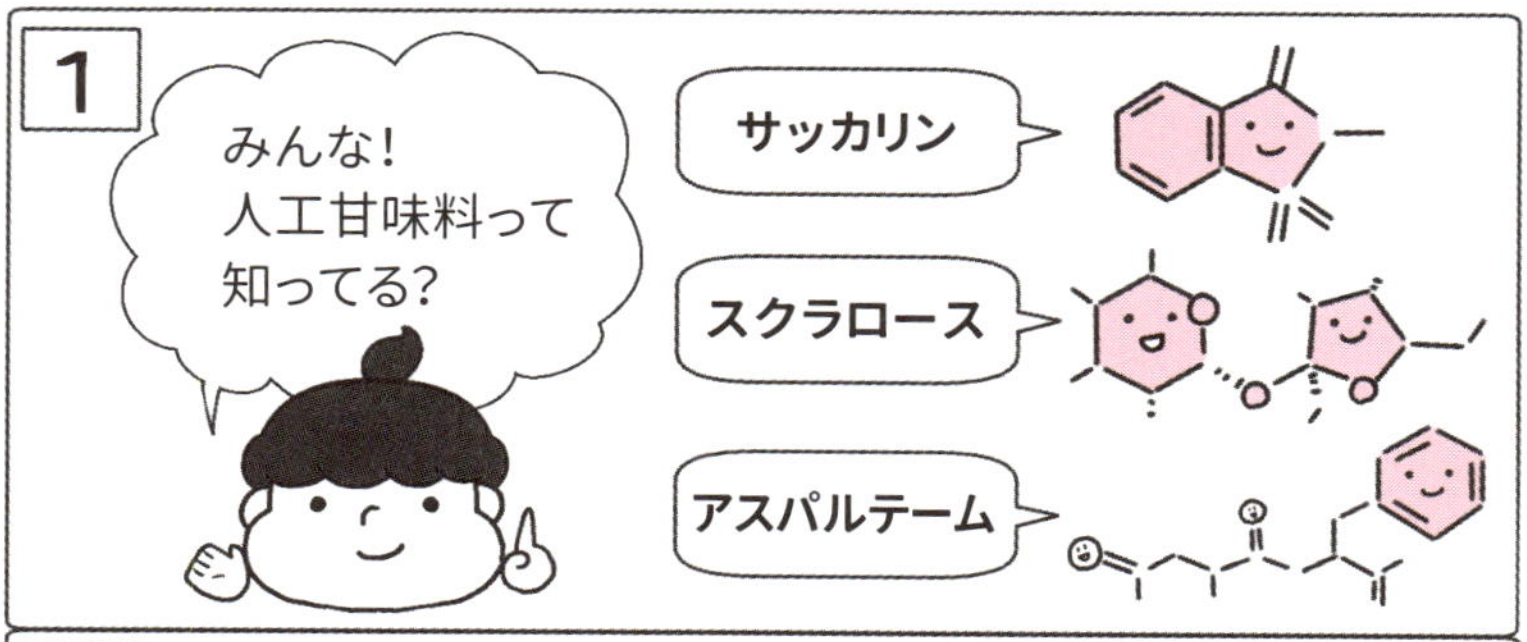
1
みんな!
人工甘味料って
知ってる?
サッカリン
スクラロース
アスパルテーム

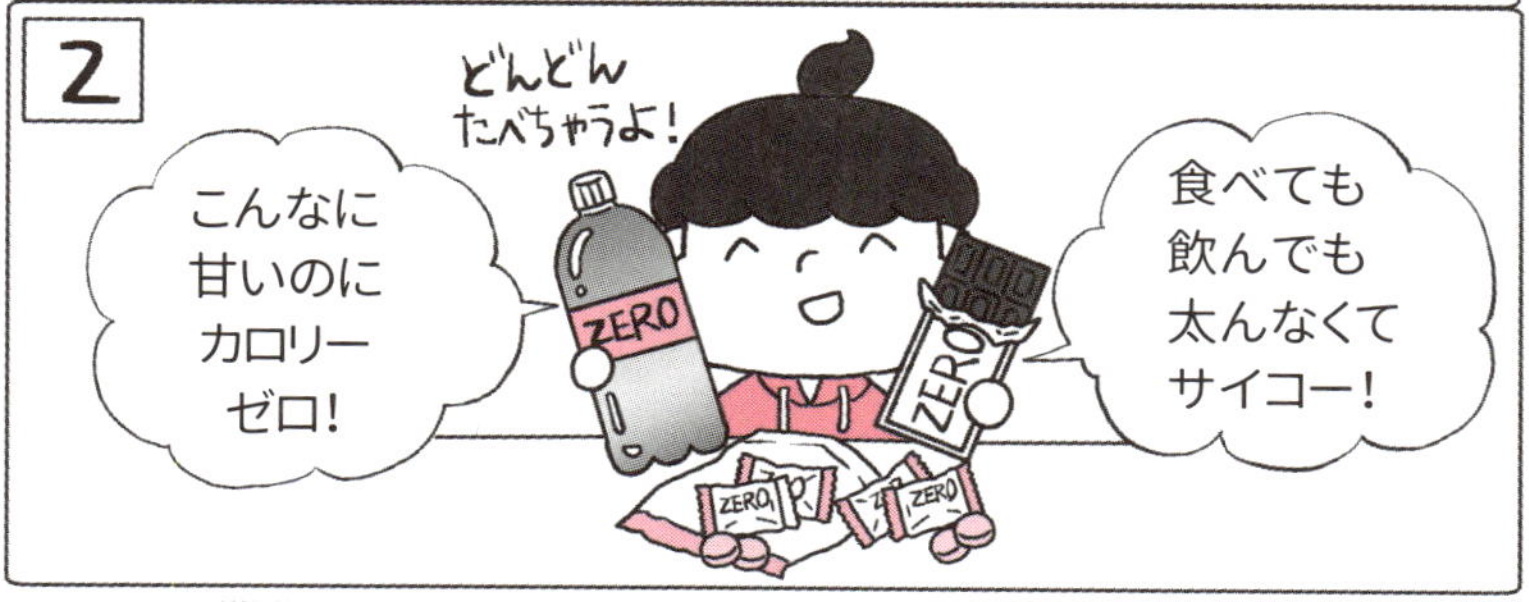
2
どんどん
たべちゃうよ!
こんなに
甘いのに
カロリー
ゼロ!
食べても
飲んでも
太んなくて
サイコー!
ZERO

ちょっと待って!!

人工甘味料は夢の食材ではありません!

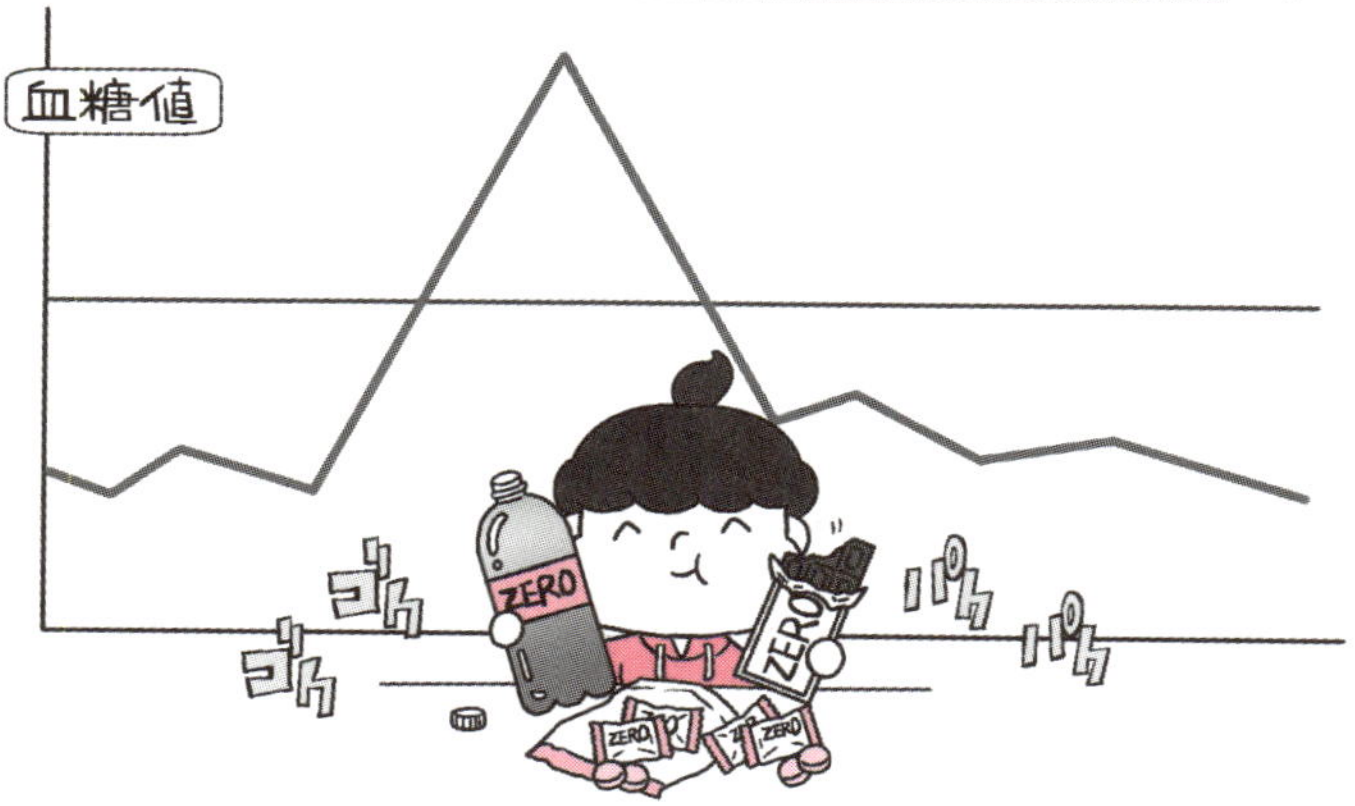
血糖値
ゴクゴク
パクパク
ZERO

人工甘味料は腸内細菌に悪さをして
血糖値異常を起こします!

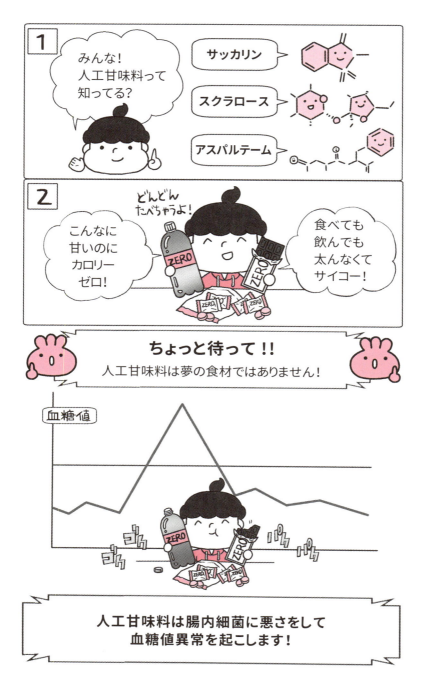

肥満対策のためにはカロリーを抑えたい、でも甘い物はほしい。このような欲求を満たすためにカロリーオフ、ゼロキロカロリー、糖質オフなどの商品がアピールされて、人気が高まっています。砂糖と同じくらい甘いけれども、カロリーがほとんどないという人工甘味料を入れることによって、夢のような商品があるような錯覚をさせられています。発売されてから40年以上たって、実際は想定と逆のことが起こっている、むしろ想定以上の悪影響が出ていることがわかってきています。

人工甘味料が腸内細菌に何らかの悪さをすることによって、血糖値のコントロールを悪化させることが報告されたのは2014年です。[①] マウスに人工甘味料であるスクラロース、アスパルテーム、サッカリンを投与したところ、11週後マウスはすべて血糖値コントロールが不良になりました。同じ量の糖を摂取したときより大きな血糖値上昇が起こったということです。この中でサッカリンが最も血糖コントロールを乱しました。サッカリンは歯磨き粉などに一般に使用されている人工甘味料です。腸内細菌を抗生物質ですべて殺傷してしまうと、この血糖値の異常は起こらなかった事から、血糖値異常は腸内細菌の異常から引き起こされていることが明らかになりました。腸内細菌が代謝した物質を調べると、デンプン、砂糖、果糖の代謝が活性化し、より多くのエネルギーが作られていました。同じ食事をとってもより多くのエネルギーを食物から得られるように腸内細菌がコントロールしていたということです。

同時にこの現象がヒトでも同様に見られるかどうかを検討するために、普段人工甘味料を摂取していない健康な人7人に1日の最大許容摂取量に相当するサッカリンを1週間摂取させ、血糖の値の推移を観察しました。7人中4人が5~6日目に、1~4日目の血糖反応と比較して食後の血糖値が極端に上昇するようになりました。わずか数日の人工甘味料摂取で糖尿病様の反応を示した人と示さなかった人の違いは遺伝的な何かが違うのか、それとも長期になるとすべてのヒトが異常を示すのか結論はでていません。しかしスクラロース、サッカリンを用いた別のヒトの研究でも、腸内細菌の変化と血糖値異常が生じています。[②]「甘いもの」を食べたい欲求を損なうことなく、肥満や糖尿病にならないようにカロリー摂取量を減らす目的で食生活に広く導入された人工甘味料の消費量の増加が、肥満と糖尿病の増加に貢献してしまっている可能性があることは知っておかなくてはいけません。

① Nature. 2014 25231862　② Cell. 2022 35987213

人工甘味料による腸内細菌の乱れは、がんを引き起こしているかもしれない

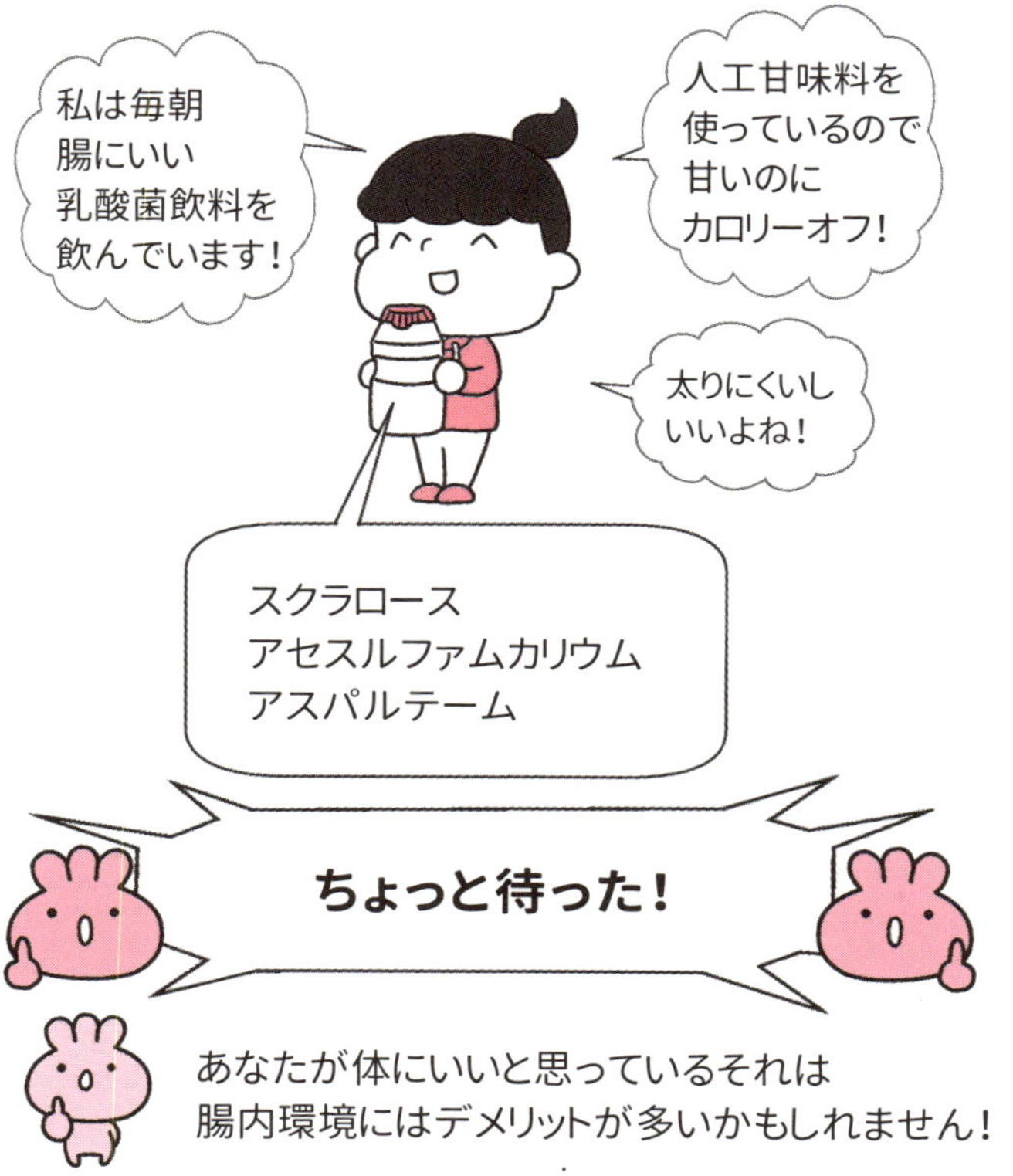
人工甘味料を使っているので甘いのにカロリーオフ！
私は毎朝腸にいい乳酸菌飲料を飲んでいます！
太りにくいしいいよね！
スクラロース
アセスルファムカリウム
アスパルテーム
ちょっと待った！
あなたが体にいいと思っているそれは
腸内環境にはデメリットが多いかもしれません！

現在使用されている人工甘味料で多いのは、スクラロース、アセスルファムカリウム、アスパルテームです。前述のようにスクラロースでは腸内細菌の変化が報告されていますが、同様にアセスルファムカリウム、アスパルテームでも腸内細菌の組成が悪化してしまいます。[1] 腸に良い乳酸菌飲料として多くの商品が発売されていますが、その中にこのような人工甘味料が使用されていたら、飲む価値が本当にあるのか大いに疑問です。

現在ではこれらの人工甘味料を使用するメリットとデメリットを比較したとき、明らかにデメリットの方が大きいのではないかと考えられています。[2] 実験結果に基づく人工甘味料の持つ発がん性は、長い間論争の的でした。そして、近年人工甘味料がもたらす腸内細菌叢の変化がいくつかのがんの発生に関与している可能性があることが指摘されるようになってきました。[3]

2022年に、フランスで行われた10万人以上を平均8年経過観察した疫学研究の結果が報告されています。アスパルテームとア

① Adv Nutr. 2019 30721958　② Nutrients. 2022 36364710　③ Cancer Epidemiol Biomarkers Prev. 2020 32727720

人工甘味料／アセスルファムカリウム
アスパルテーム

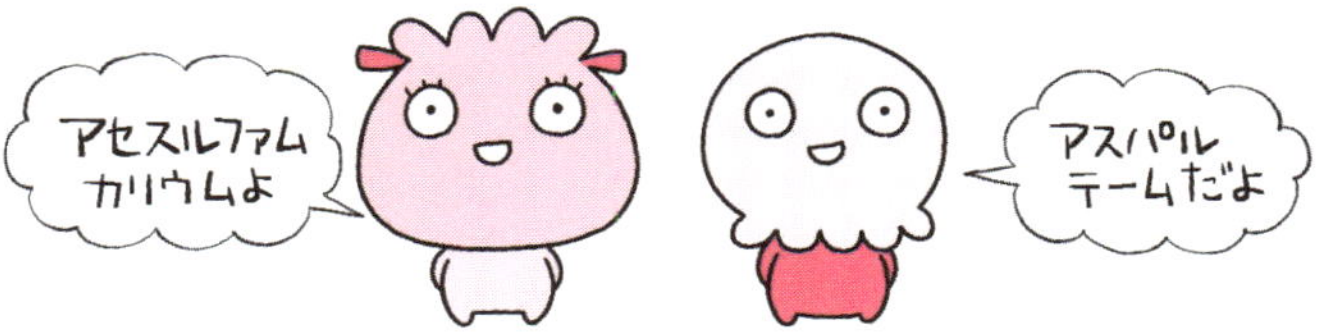
アセスルファムカリウムよ
アスパルテームだよ

・腸内細菌の組成が悪化
・がんの罹患に関係が…
特に、乳がん・大腸がん・子宮体がん・卵巣がん・膵臓がんに…

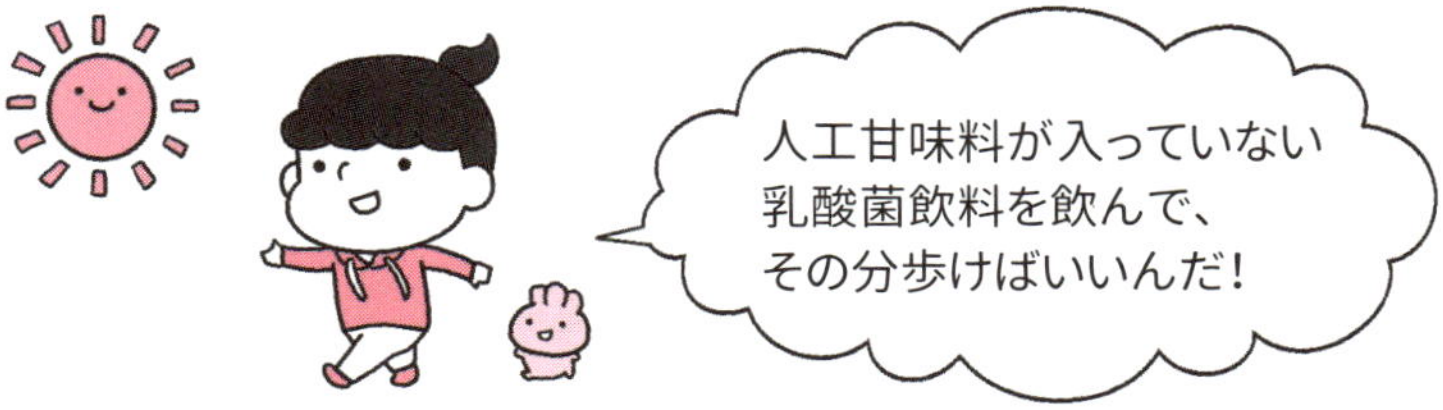
人工甘味料が入っていない
乳酸菌飲料を飲んで、
その分歩けばいいんだ！

セスルファムカリウムの摂取は、がんの罹患に有意に相関があること、そして特に乳がんおよび肥満関連がん（乳がん、大腸がん、子宮体がん、卵巣がん、膵臓がんなど）に関連が強いことが示されました。[4] もちろんこの報告は人工甘味料を飲んだらがんになることを証明したわけではありませんが、人工甘味料を好んで飲むような生活習慣をしている人はがんになる傾向が高いのは確かです。同時に人工甘味料の負の影響、腸内細菌を壊したり、糖尿病のリスクを上げることを知っていて、それをさけるような生活を心がけている人はがんのリスクがさがるということは間違いありません。2023年7月14日、人工甘味料アスパルテームが世界保健機関（WHO）傘下の国際がん研究機関（IARC）によって「発がんの可能性がある」物質に分類されましたが、容量を守っていれば心配はないという但し書きがついています。しかし、人工甘味料は生活にどうしても必要なものではありませんので、摂取ゼロにすればリスク上昇はもちろんゼロです。

④ PLoS Med. 2022 35324894

夜勤・徹夜で腸内環境が乱れる

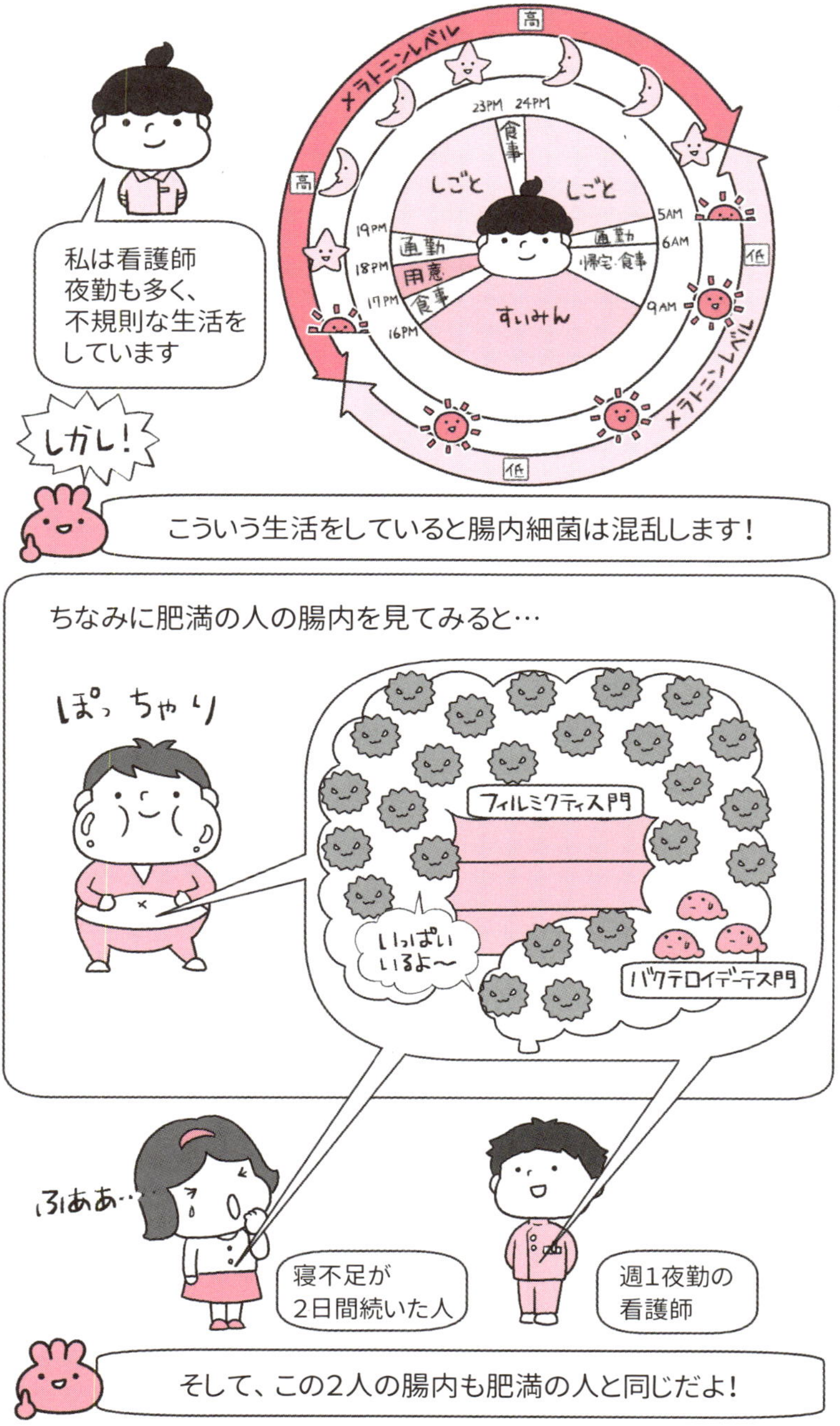

睡眠と概日リズム（サーカディアンリズム）は、ヒトの生理的な反応と行動のほとんどに影響を及ぼします。そのため睡眠不足や概日リズムとのズレは、エネルギーバランスが崩れて体重が増加したり、ホルモンバランスの崩れ、炎症反応が起こるなど機能不全の要因になります。[①] 生物学的に体内時刻が正しくないときにに行動することは体にとって極めて不自然な刺激を与えます。体が日中と感じている時（概日ホルモンであるメラトニンのレベルが低いとき）に睡眠をとったり、体が夜間と感じている時（メラトニンのレベルが高いとき）に食事をとったりすることは体に混乱を引き起こします。こういった行動は腸内細菌にも混乱を与えることになります。無菌マウスに時差ボケのあるヒト糞便を移植したところ、マウスは体重増加と血糖コントロール異常を示したことから、睡眠不足のヒトの腸内細菌がなんらかの肥満を誘導する働きがあることがわかります。[②]

2日間睡眠を少なくするときに腸内細菌に起こる変化は、通常の睡眠後と比較して、フィルミクティス門細菌の存在量が増加し、バクテロイデーテス門細菌の存在量が減少していることが観察されます。[③] これは肥満のヒトの糞便に認められる腸内細菌変化のパターンと同じであるため、夜勤者の肥満者の割合が多い原因の1つと考えられています。週に1回以上夜勤を行う看護師の研究でも、夜勤者の糞便の方がフィルミクティス門細菌の割合が多く、バクテロイデーテス門細菌の割合が少ない結果でした。腸内環境を保つために必要な短鎖脂肪酸や乳酸を産生するフィーカリバクテリウムやビフィズス菌の割合も夜勤者の方が存在量が少ないことが示されています。

夜間ではほとんどの職場で、日中に比較すると身体的負担や移動距離が短い作業が多く、その一方で、携帯しやすく、過剰な油脂や精製小麦粉を含む高密度で高エネルギーの食品を手に取りやすい環境にいます。さらに、夜勤後は疲れているため、運動不足となり疲れを感じやすくなるなど健康状態を損なう要素が多く存在します。夜勤の必要性が避けられないのであれば、それに対する特別な取り組みを行う必要があります。夜勤のある労働者を対象とした研究では、自動販売機で果物を安く提供する、専門的な栄養アドバイスを受ける機会を提供する、スポーツパスを配ったりスポーツ大会を開催したりして運動を奨励するといった簡単な試みを実施するだけで、1年後に体重減少とBMI低下を達成している報告もあります。[④] 夜勤者は、夜間に摂取する食事、および日常での身体活動をあげることに注意するのと同時に、雇用者も夜勤は従業者の健康問題に直結していることを理解してもらい環境改善策を打ち出してもらいたいです。

① Curr Opin Endocr Metab Res. 2021 34805616　② Cell. 2014 25417104　③ Mol Metab. 2016 27900260
④ J Appl Psychol. 2015 24865578

乳酸菌サプリメントをひたすら飲み続けると…

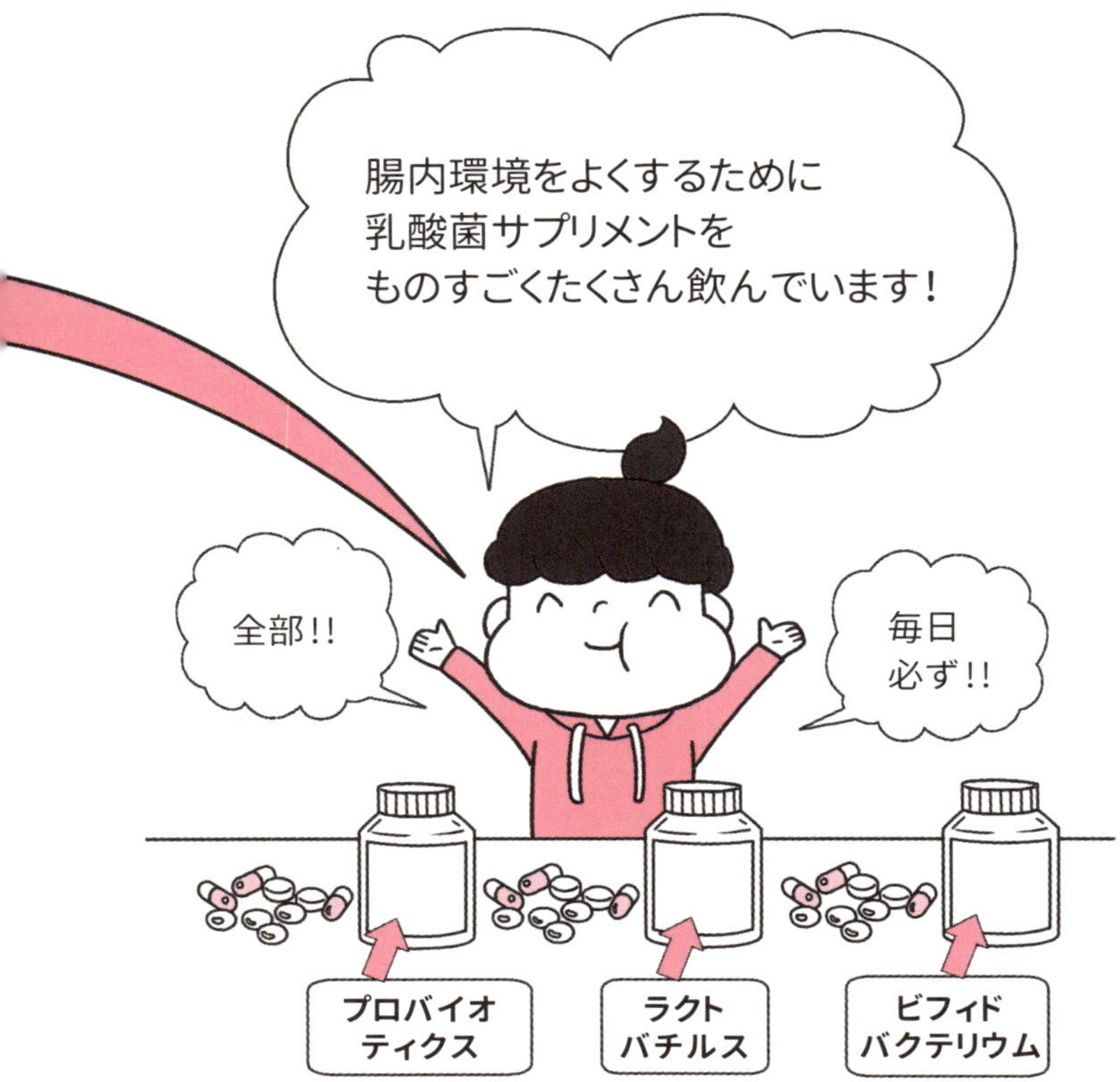
腸内環境をよくするために
乳酸菌サプリメントを
ものすごくたくさん飲んでいます！
全部!!
毎日
必ず!!
プロバイオティクス
ラクトバチルス
ビフィドバクテリウム

病気のヒトの便を無菌のマウスに移植すると、その病気が発症する。こういった現象は高血圧、糖尿病、肥満などではすでに確かめられています。では健康なヒトの便を移植すれば、病気が改善するのではないか？というアイデアが浮かんでくることは自然の流れです。実際に経験的にインドでは3000年以上前に牛糞が胃腸疾患の治療に使われたり、中国でも東晋の時代には下痢や食中毒の治療にヒトの便が使用された記録があります[①]。第二次世界大戦中、北アフリカのドイツ兵はラクダの排泄物で下痢の治療を行いました[②]。そして現代でもあらゆる抗生物質に対する治療に抵抗するクロストリジウム腸炎という腸炎に対して、ヒトの便による治療が著効することが示されています[③]。

良い菌を摂取すると腸内環境が改善するという考え方のもとに、食品やサプリメントでラクトバチルスおよびビフィドバクテリウムなどの乳酸産生菌を摂取することがブームとなっています。一般に乳酸産

① World J Gastroenterol. 2022 35949351　② Nat Med. 2019 31332389　③ Ann Gastroenterol. 2022 35479587

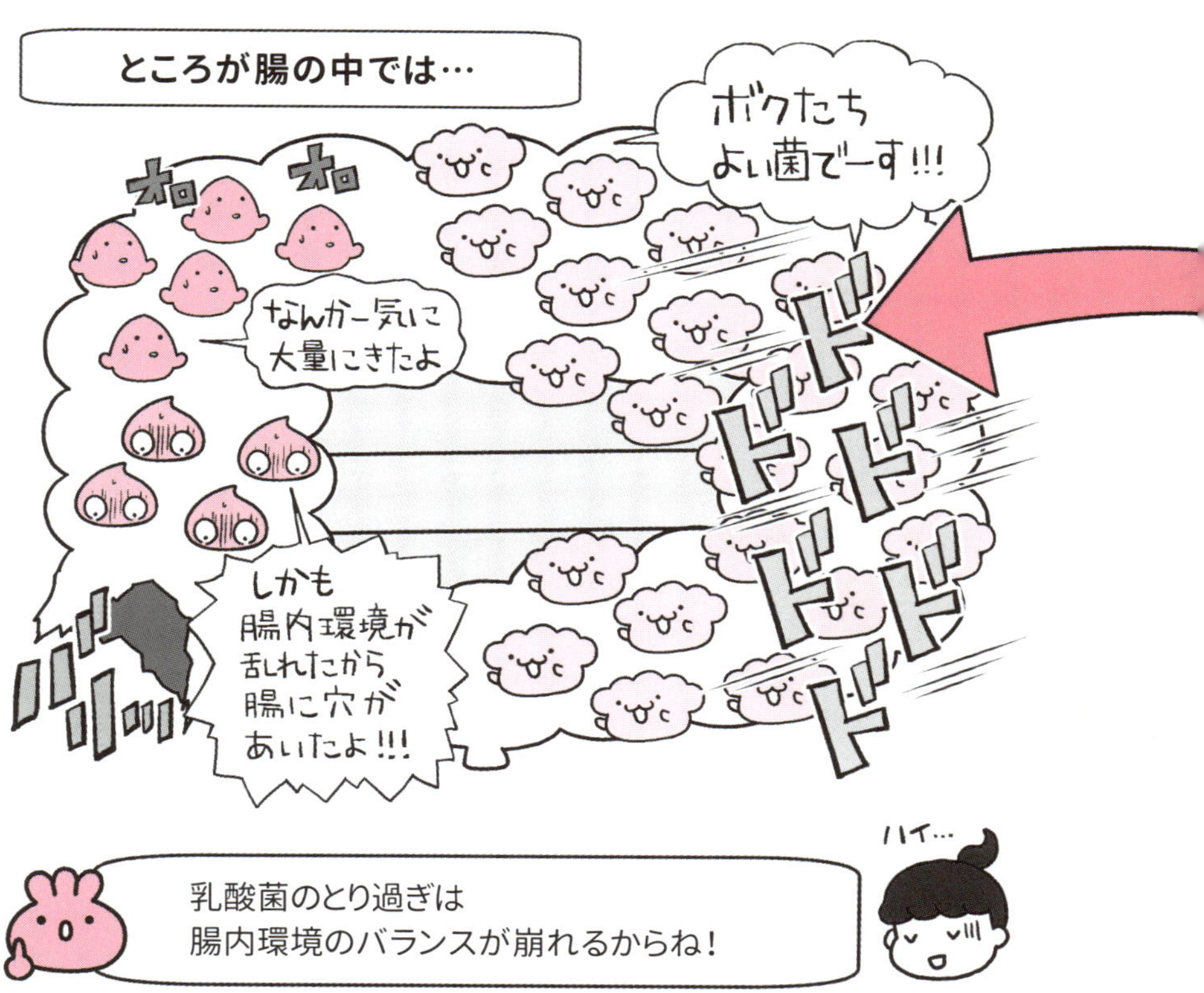

生菌はヒトに対して良い働きをするため、プロバイオティクスと呼ばれています。これは生命促進を意味するギリシャ語のプロバイオス（probios）に由来し、別の生物の成長促進効果を示す物質という意味です。プロバイオティクスは実際ヒトに対して様々な健康を発揮することが報告されています。[4]

しかし、乳酸菌は100％安全な菌ではありません。乳酸菌サプリメントが菌血症（血液の中で増殖してしまう重篤な感染症）や感染性心内膜炎などを引き起こし死亡する事案もあります。[5]善玉菌であっても、免疫力とのバランスが崩れれば感染症も引き起こすのです。菌血症はおそらく腸壁の障害によって菌が侵入することと関係します。[6]すなわちリーキーガットの状態では乳酸菌といえども感染症を引き起こすリスクがあります。本来口から入った菌は、胃酸でほとんどが殺菌されて腸に入ります。特定の菌を大量に摂取すると、全て殺菌できずに腸内に流入するリスクが高まります。

④ Cureus. 2022 36514580　⑤ Microorganisms. 2021 34946221　⑥ Biomed Pharmacother. 2019 30597307

健康に良かれと思って飲んでいる乳酸菌製剤が引き起こす潜在的なリスク

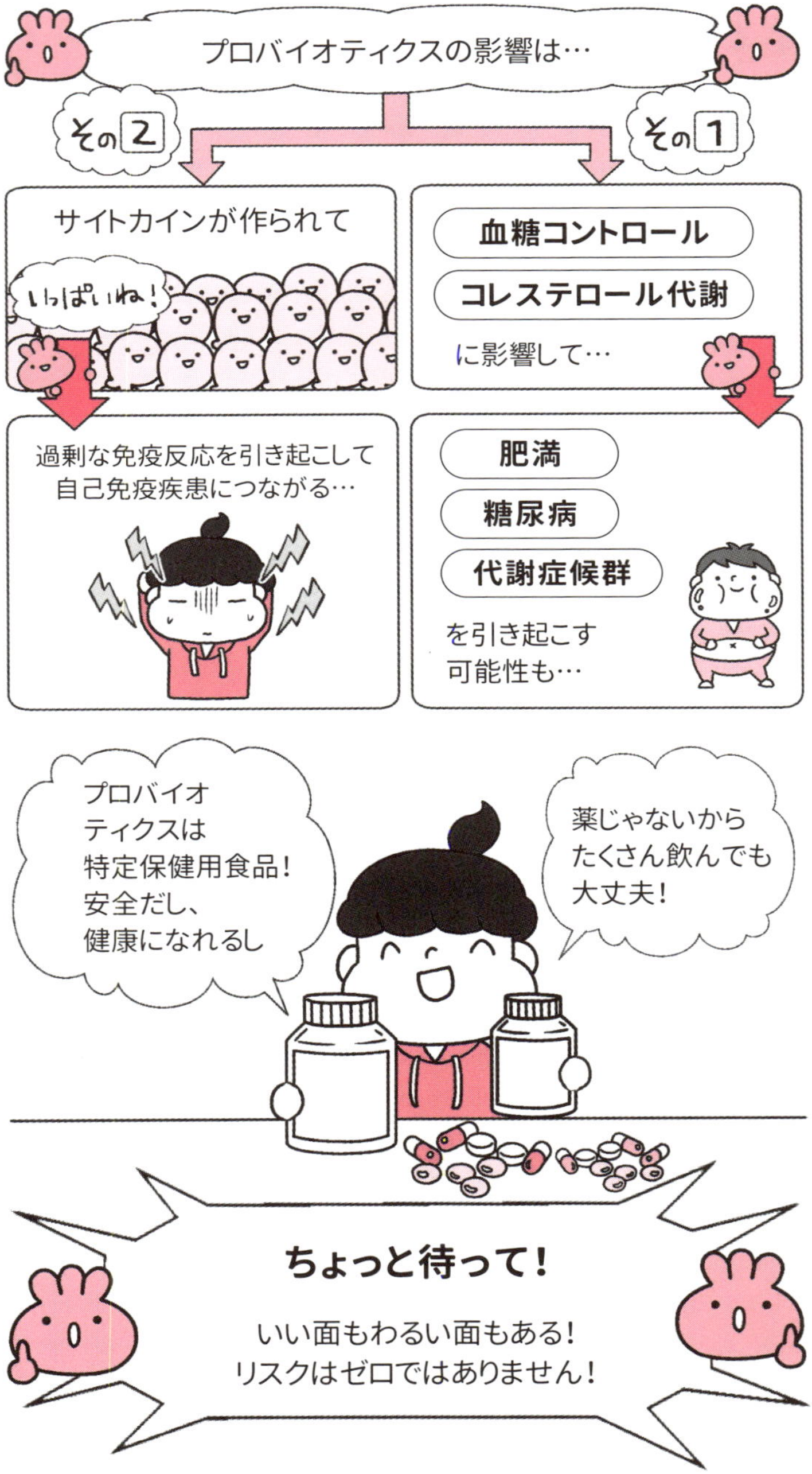
プロバイオティクスの影響は…
その1
血糖コントロール
コレステロール代謝
に影響して…
肥満
糖尿病
代謝症候群
を引き起こす
可能性も…
その2
サイトカインが作られて
いっぱいいね！
過剰な免疫反応を引き起こして
自己免疫疾患につながる…
プロバイオティクスは特定保健用食品！安全だし、健康になれるし
薬じゃないからたくさん飲んでも大丈夫！
ちょっと待って！
いい面もわるい面もある！
リスクはゼロではありません！

プロバイオティクスは一般的には、安全であり健康に対して良い効果を発揮する可能性が高いことは事実です。しかし前述のような重篤な合併症が起こることも知っておかなくてはいけません。特定の菌を長期的に摂取することは別のリスクの側面も持ち合わせています。近年、ラクトバチルスアシドフィリス、ラクトバチルスファーメンタム、ラクトバチルスガセリなどの様々な乳酸菌が、体重増加に影響を及ぼすことが報告されています。[①] プロバイオティクスが血糖コントロールやコレステロール代謝に影響を与えることは、逆に考えると代謝経路を混乱させ肥満、糖尿病、その他の代謝症候群を引き起こす可能性もあるということになります。小腸で発揮される細菌の持つ胆汁酸塩加水分解酵素の活性が高いと血中コレステロール値が低下します。しかし、この酵素が乱れると脂質代謝の障害、胆石や肥満につながっていきます。[②]

ヒトの免疫機能に対するプロバイオティクスの効果としては、ナチュラルキラー細胞の増強、Tリンパ球機能の増強などが報告されています。[③] 感染症予防のために乳酸菌製剤を摂取することが良いと高らかに宣伝はされていますが、プロバイオティクス補充によって誘発されるサイトカイン産生は、過剰な免疫反応を引き起こし、自己免疫疾患につながる可能性があることも理解する必要があります。

腸の中に特定の菌を入れ続けることが、菌同士の特定の遺伝子の移動を容易にしてしまいます。抗生物質耐性の遺伝子を一過性に入ってきた細菌と伝達し合う現象が観察されており、繰り返し同じ菌が入ってくることにより、抗生物質耐性の菌が増加する可能性があります。[④] プロバイオティクスは、特定保健用食品として使用されていますが、薬ほど厳密な規制基準を満たす必要はなく、厳格な管理や監視の対象にはなっていないこともリスクの一つです。マーケットでは、ほとんど万能薬であり、リスクはゼロであるかのように誰もが思い込むような形で販売されています。どのようなプロバイオティクスも、投与されたヒトの生理学的状態に応じて代謝に異なる影響を与えるため、健康へのプラスの効果だけを持つという考え方は危険であり、リスク対ベネフィットの両方の側面を考慮して自己判断することが求められているのです。

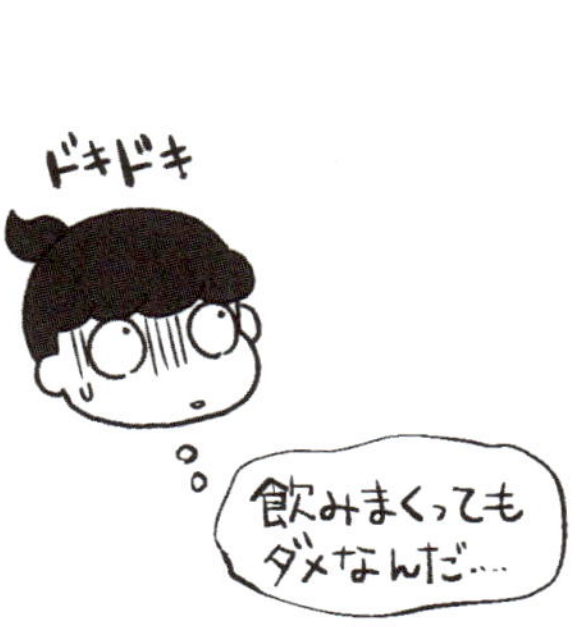

① Microb Pathog. 2012. 22634320　② Biotechnol Lett. 2012 22526425　③ Gut Microbes. 2011 21637028
④ Biomed Pharmacother. 2019 30597307

過度なストレスが腸内細菌を破壊する

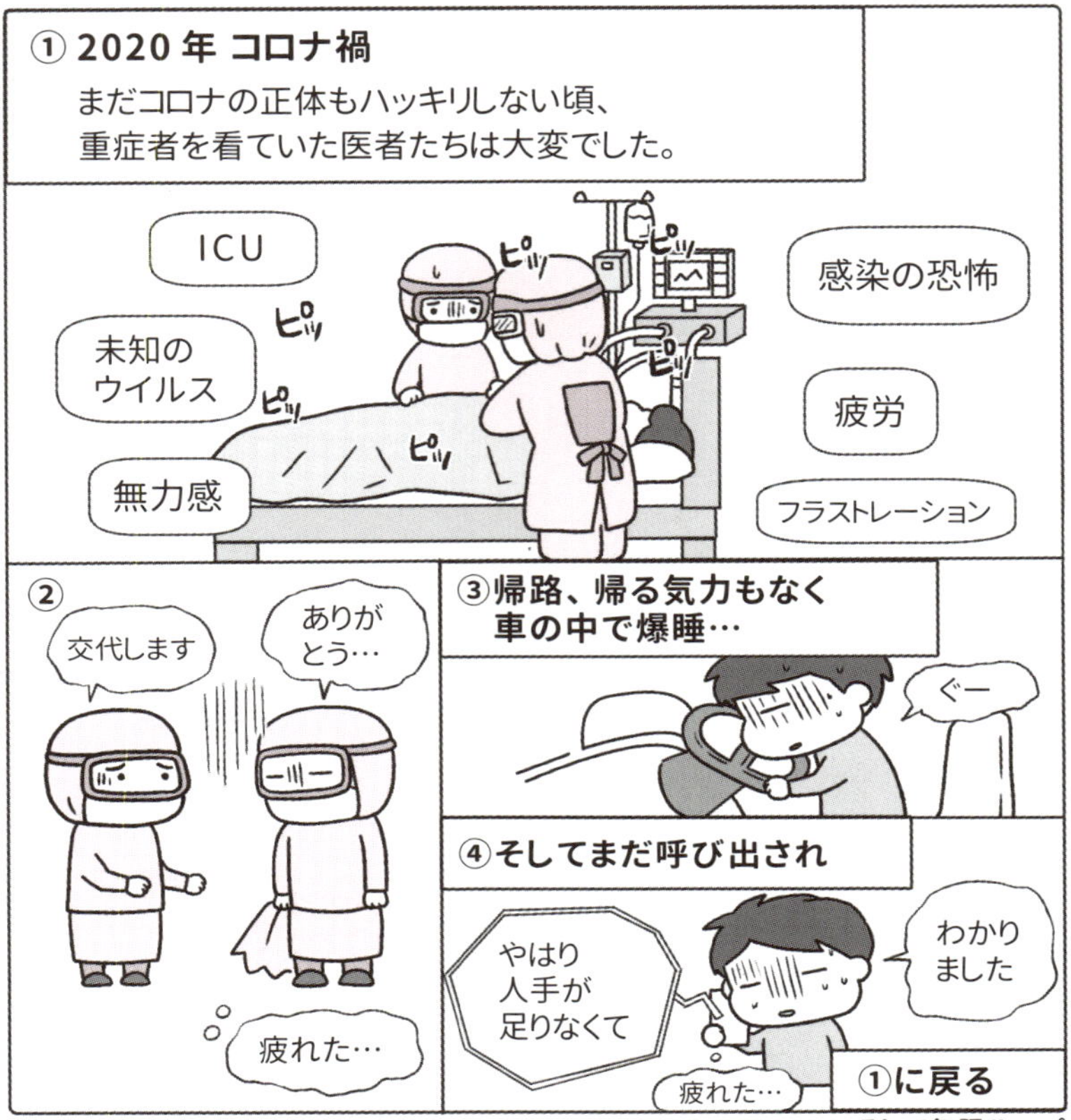

…そして無限ループ

こんな感じで過度の心理的ストレスにさらされると…

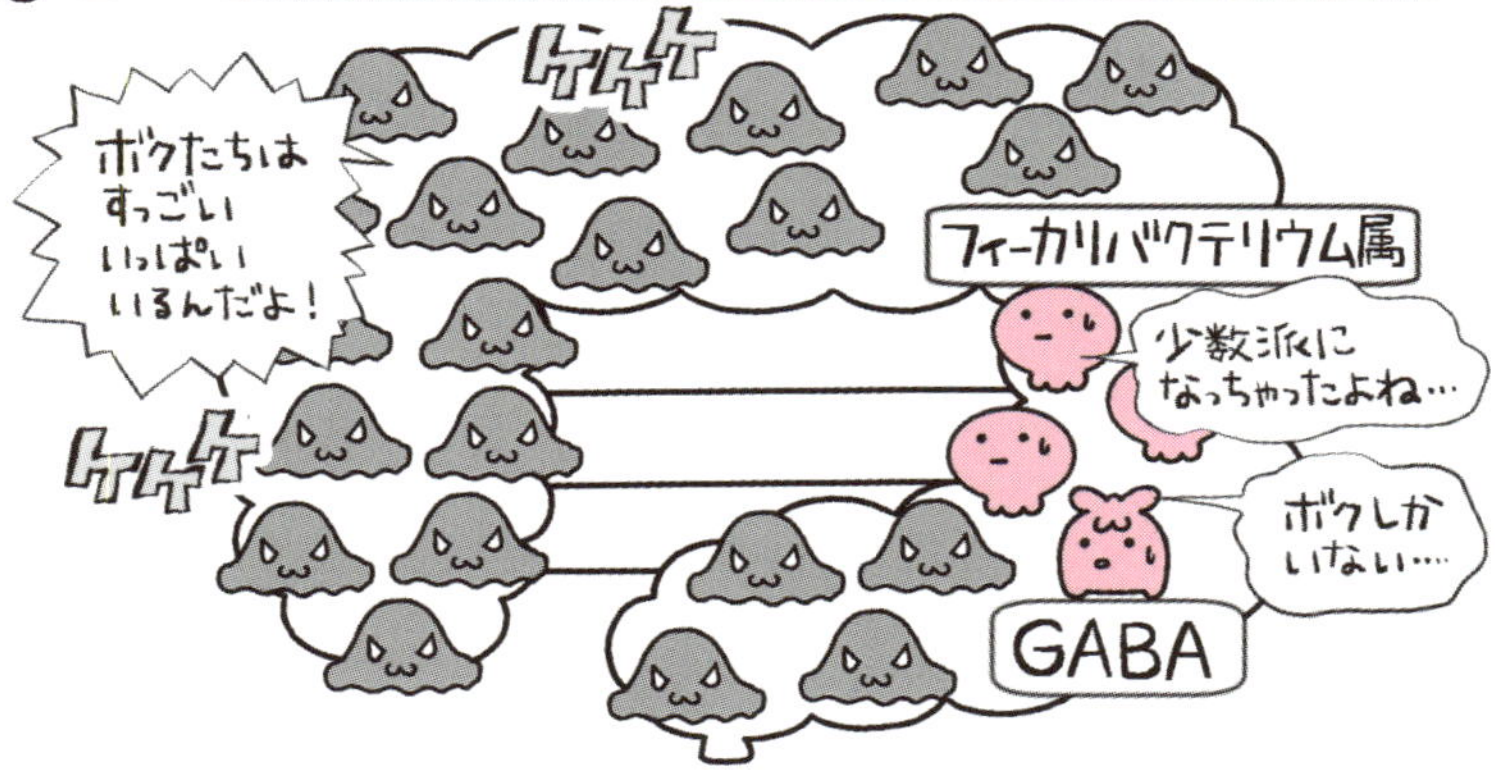

ちなみに軽い緊張状態だとコルチゾールが増えて…

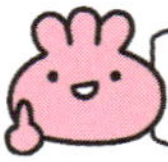

腸内細菌に影響してビフィズス菌を
減らしリーキーガットも起こすよ

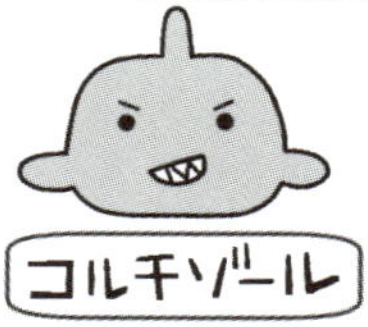

腸内細菌のバランスを崩し、リーキーガットを引き起こす原因は食事、抗生物質のように腸に直接入ってくるものだけではありません。ストレス状態もまた腸内細菌の組成を変化させます。動物実験では、様々な種類のストレスにさらされたマウスで、乳酸菌などの有益な菌が減少し、クロストリジウム属が増加するなどの腸内細菌の変化を引き起こすことが示されています。[①] ストレス状態に置かれると、ストレスホルモンであるコルチゾールが副腎から分泌されます。このコルチゾールが高くなるにつれて、ヒトの腸内のビフィズス菌が減少することが示されています。[②]

ここ数年の最大のストレスといえば新型コロナウイルス感染症です。最前線で苦しみを和らげ、命を救う医療従事者は異常なレベルの心理的ストレスを受けました。特に重症者を見ていた病院では、感染への絶え間ない恐怖、抑うつ、無力感、疲労、フラストレーションなどの感情がのしかかり、いつまでも終わらない圧倒的な仕事量と絶え間ない患者の死亡によって増大していきました。コロナ感染症の最前線で働いている医療従事者とコロナ感染症を診察していない医療従事者を比較したところ、明らかにコロナ対応医療従事者の腸内細菌の多様性が低いという結果でした。[③] 余りに強いストレスを受けたため、多様性の低下は6カ月経っても回復しない人も存在します。特に回復が悪かったのは、酪酸を産生するフィーカリバクテリウム属やメンタルの安定に重要なGABA（γ-アミノ酪酸）を産生するバクテロイデス属でした。

人前でスピーチをするなど軽度の緊張状態は、ストレスホルモンであるコルチゾールの副腎からの分泌が増加します。コルチゾールは腸内細菌に影響を及ぼし、ビフィズス菌を減少させたり、リーキーガットを引き起こすことが示されています。[④] 慢性的にストレスにさらされている人は、慢性的なリーキーガットの状態になっているかもしれません。毎日の何気ないストレス、特別な大きなストレスを受ける度に心と腸内細菌が傷つかないようなマネージメントを心がけることが腸内環境を健全に保つ大事な鍵であることを忘れてはいけません。

① Brain Behav Immun. 2011 21040780　② Front Psychiatry. 2018 30713509　③ J Affect Disord. 2022 35157946
④ Gut. 2014 24153250

便秘でいること

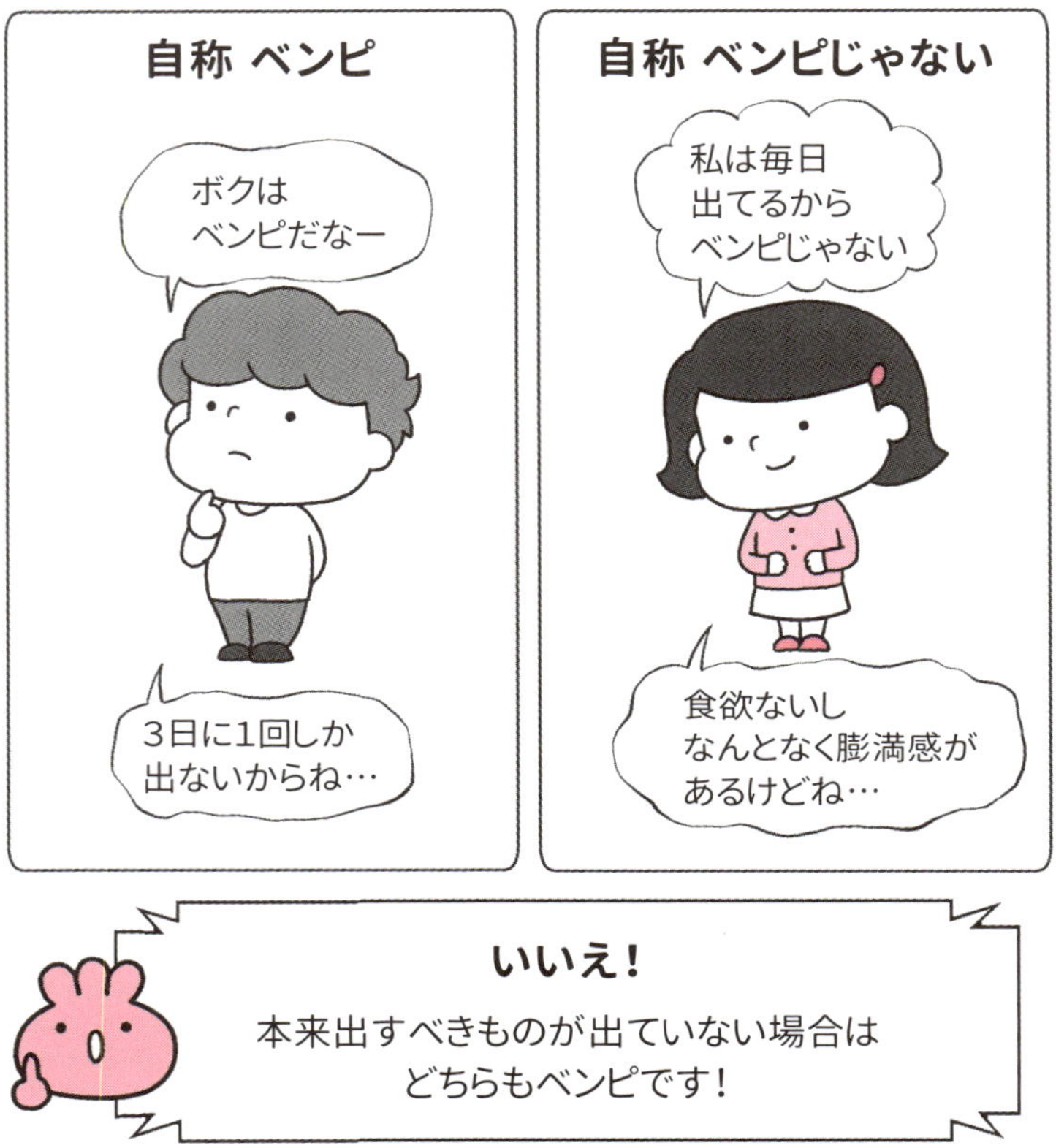
自称 ベンピ
ボクは
ベンピだなー
3日に1回しか
出ないからね…
自称 ベンピじゃない
私は毎日
出てるから
ベンピじゃない
食欲ないし
なんとなく膨満感が
あるけどね…
いいえ！
本来出すべきものが出ていない場合は
どちらもベンピです！

便秘とは何でしょうか？　便が出てないことでしょ？と思うかもしれませんが、そうではありません。本来体外に排出すべき糞便を十分量かつ快適に排出できない状態とだけ定義されており、週に何回以下の排便や何日以上排便がないなどをもって便秘といえるわけではありません。毎日排便が出ていても、腸の中に便が大量に溜まっていて、古いものから順番に出てくる状態では本来出すべきものが出ていないので、便秘です。便秘を自覚している日本人成人の割合は52％と報告されています。①本人の自覚がないけれども、腸の中に大量の便が溜まっている人もいれれば、日本人の6割以上が便秘である可能性があります。

便は本来体外に排出すべきものですから、腸内に残っていると当然何らかの障害が腸に起こり得ます。そして慢性便秘の人は腸内細菌の異常を伴っていることが証明されつつあります。②便秘患者の便では、クロストリジウム・ディフィシルとビフィドバクテリウムが増加し、ラクトバチルスと

① J Neurogastroenterol Motil. 2021 34642281　② Am J Gastroenterol. 2010 19953090

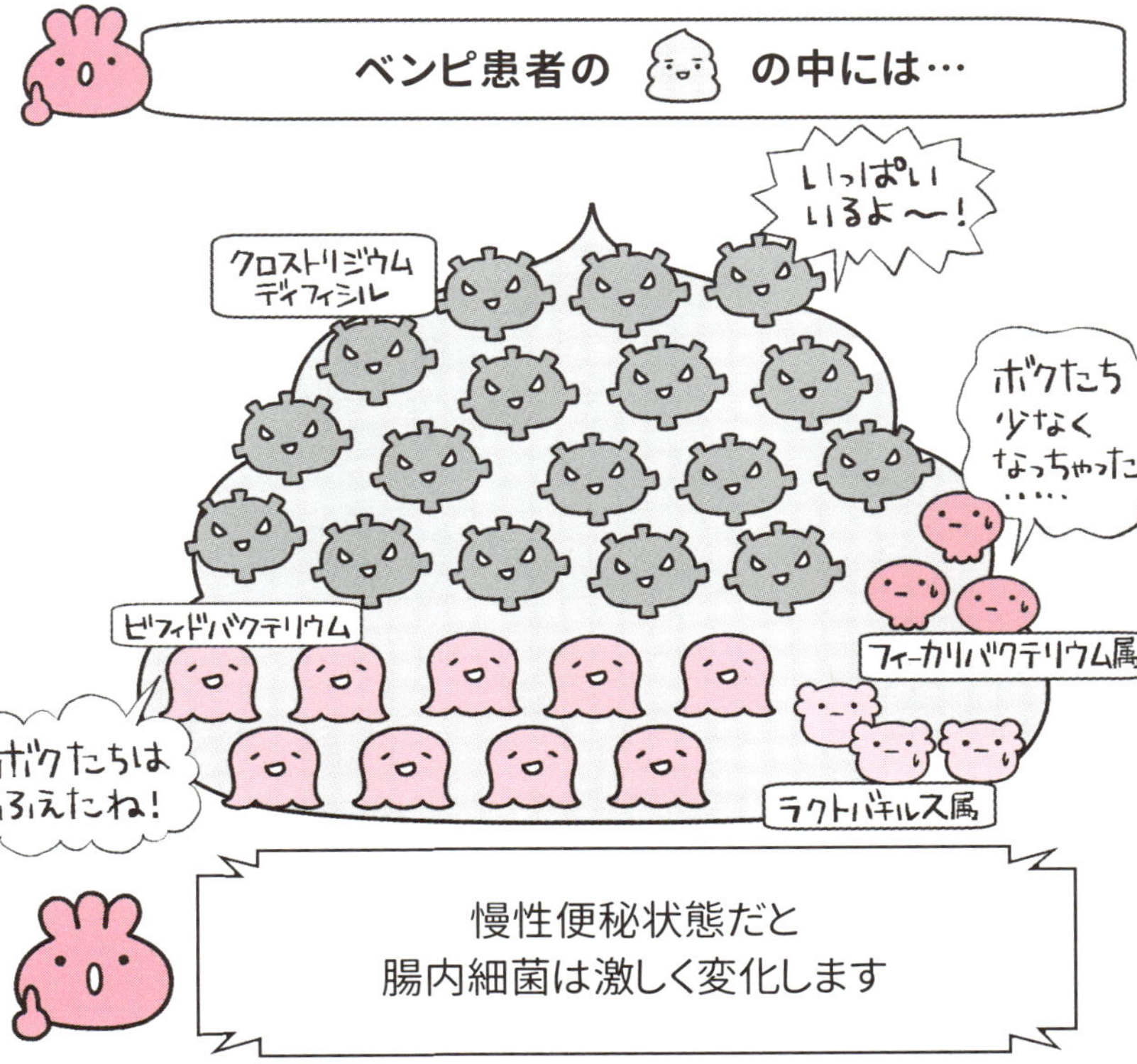

フィーカリバクテリウムは減少していたと報告されているように、慢性便秘状態は腸内細菌の著しい変化を引き起こします。クロストリジウムや大腸菌などの腸内細菌が合成するセロトニンは、腸の運動を亢進させる物質です。腸内細菌の変化はセロトニン濃度を変化させて、腸の運動性に影響を与えます。③

　便秘であることと腸内細菌の異常はニワトリと卵の関係のようにどちらか一方が原因であるとはいえず、互いに状態を悪化させます。便秘の状態では腸内環境は悪化する一方ですので、下剤を使ってでも排便を毎日出す必要があります。もちろん漫然と下剤を使用し続けるのではなくて、同時に生活習慣を変えて便秘を改善すべく行動していかなくてはいけません。

③ Sci Rep. 2017 28871143

いつもがんばってくれてる
腸内細菌に
元気になってもらいたい！

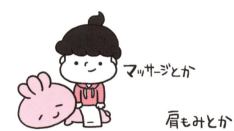

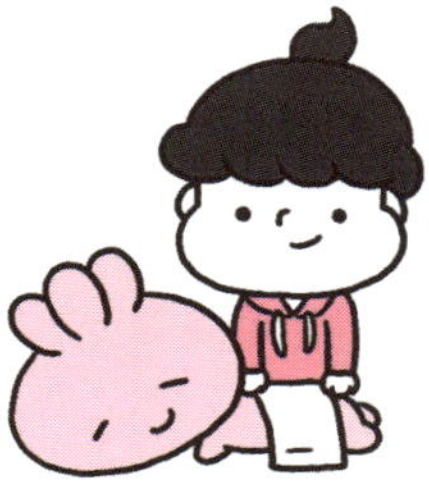

マッサージとか

肩もみとか

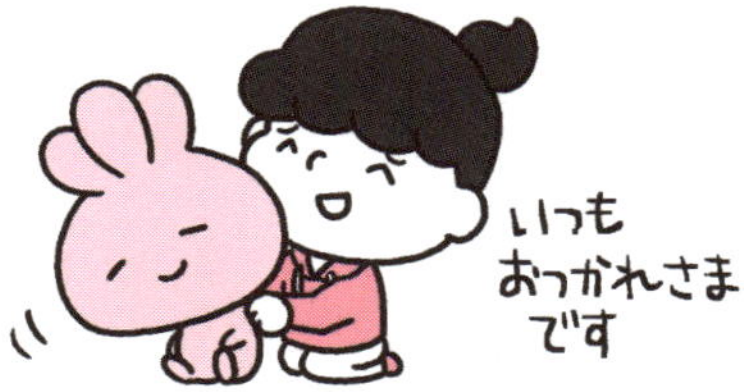
いつも
おつかれさま
です

接待ゴルフとか

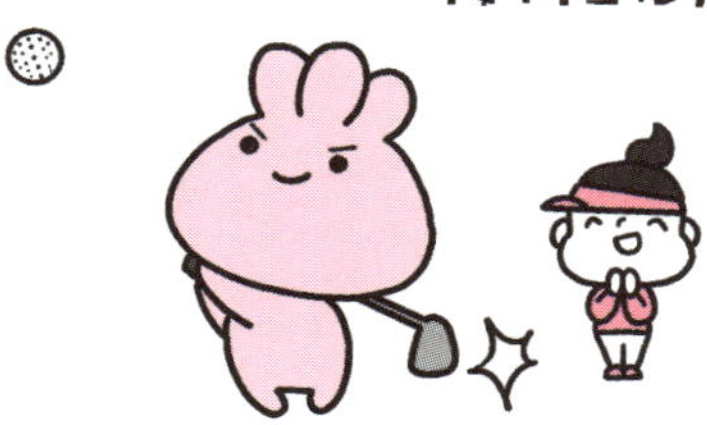

知識編

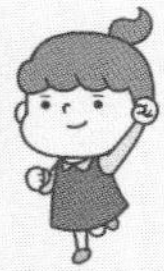

3章

腸内細菌に対する良いこと

僕たちは腸内細菌にコントロールされて食べている

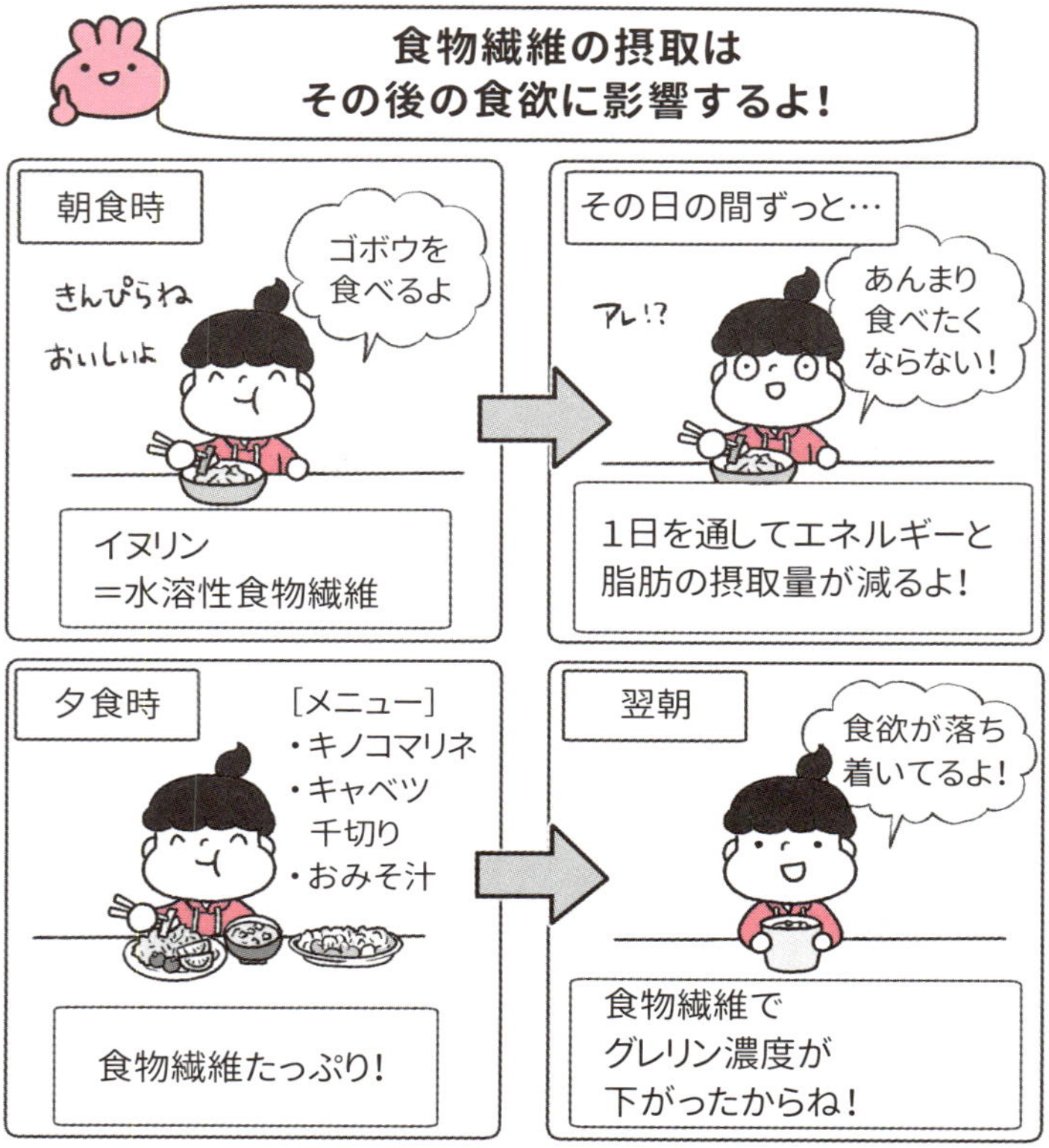

僕たちが何をどれくらい食べたいと思うか？　自分たちのその時々の気分で決めていると思っていませんか？　腸内細菌は僕たちの気分にも大きく影響を与えるとお話ししましたが、何をどれくらい食べたいかという気持ちにも影響を与えます。[①]

朝食時にとる脂肪をゴボウなどに含まれる水溶性食物繊維のイヌリンに置き換えると、1日を通してエネルギーと脂肪の摂取量が減少します。[②]これは食物繊維の摂取がその後の食欲に影響を与えるということです。グレリンは胃から分泌されるホルモンで、脳の摂食調節部位に作用して食欲が刺激され空腹感が生まれます。夜に食物繊維豊富な食事を摂取すると、グレリン濃度が翌朝低下し、食欲を抑えることが示されています。[③]

食物繊維を摂取すると、小腸では消化されないため、7〜10時間程度でそのまま大腸に到達します。大腸で食物繊維は短鎖脂肪酸に分解されます。短鎖脂肪酸のうち酢酸、プロピオン酸は脂肪組織に働き

① Trends Endocrinol Metab. 2023 36870872　② Br J Nutr. 2004 15035686　③ PLoS One. 2013 23577078

食物繊維が食欲を抑えるメカニズム！

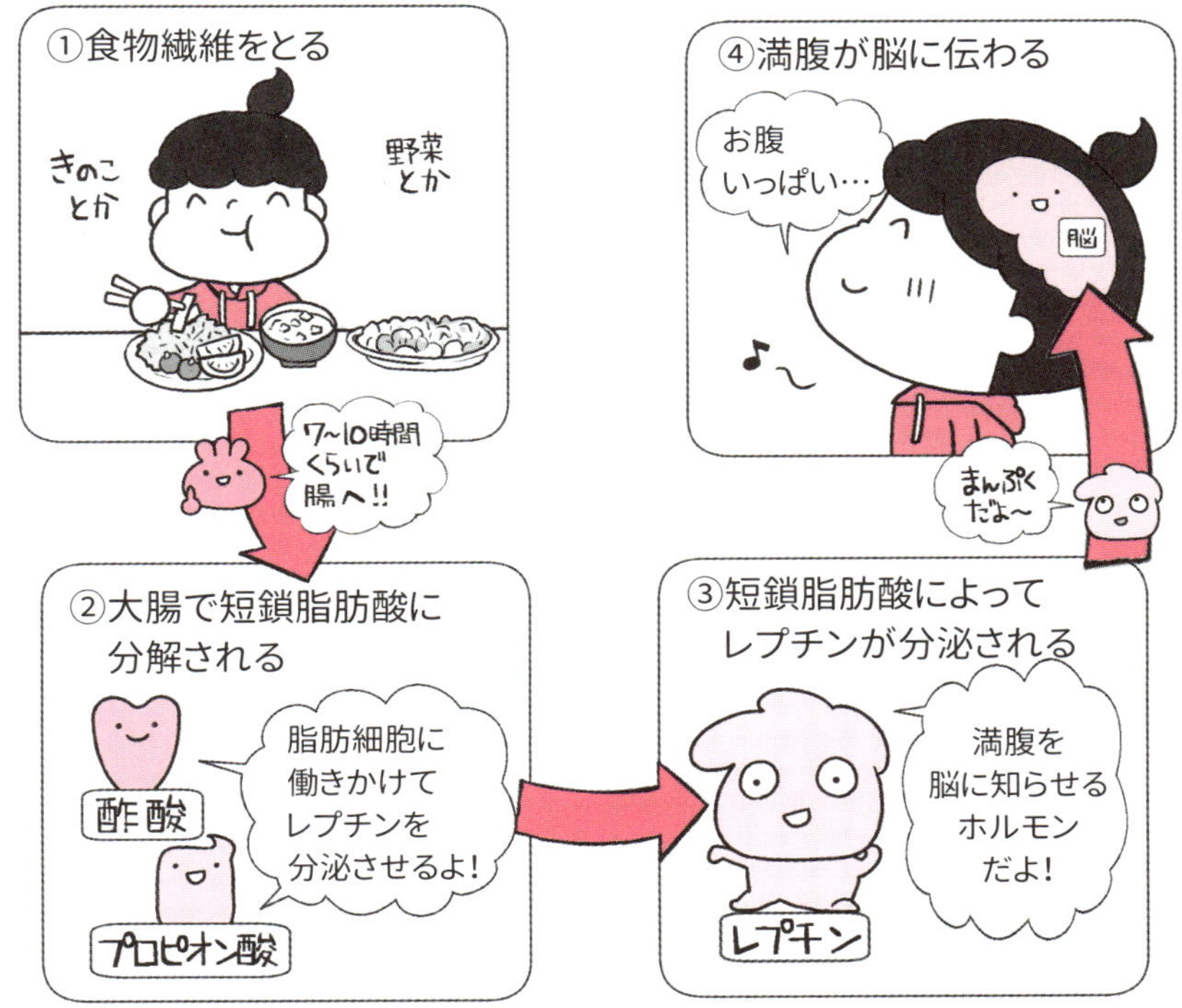

かけて、ペプチドYYや、満腹を脳に知らせるホルモンであるレプチンの分泌を刺激します[4]。すなわち、食事をとってから数時間後に腸内細菌が食欲に関する刺激を調整して、次の食事の摂取量もしくはその日1日の食欲をコントロールしています。僕たちは自分でいつ、何を食べようと思うか決めているつもりでいますが、実はその前の食事内容によって腸内細菌に食べる意欲をコントロールされているのです。もちろん、適度な食事で満足できるように短鎖脂肪酸の刺激は必要ですから、1日を通じて腸内細菌に食物繊維を与えてください。腸内細菌が作らなくても、短鎖脂肪酸である酢酸（食用酢）を飲むことで食欲を抑える効果は得られます[5]。

④ Proc Nutr Soc. 2011 21266094　⑤ Nutrients. 2019 31426593

4日間の食事で腸内細菌が変わる

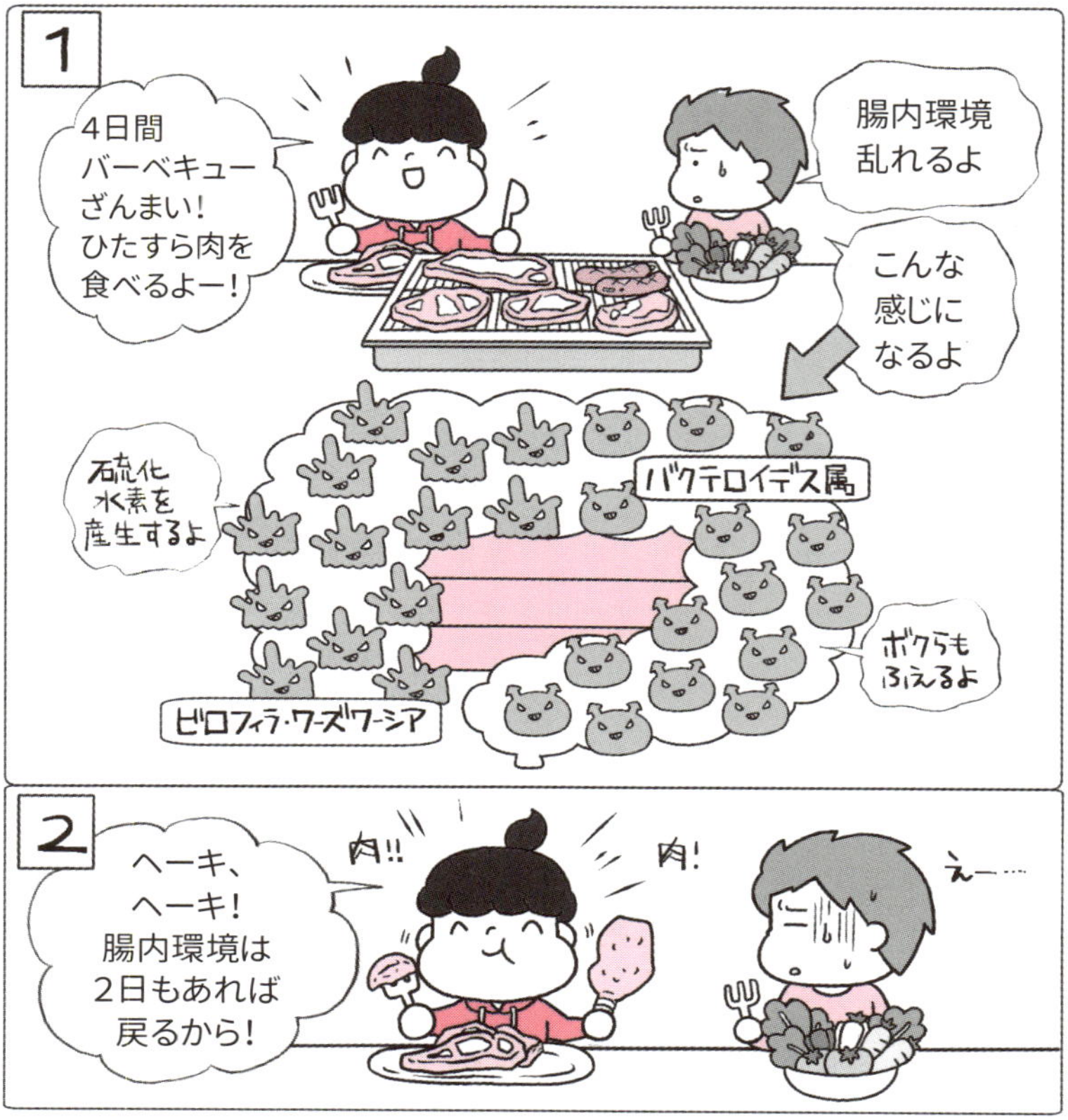
1
腸内環境
乱れるよ
4日間
バーベキュー
ざんまい！
ひたすら肉を
食べるよー！
こんな
感じに
なるよ
バクテロイデス属
硫化
水素を
産生するよ
ボクらも
ふえるよ
ビロフィラ・ワーズワーシア
2
えー…
肉！
肉!!
ヘーキ、
ヘーキ！
腸内環境は
2日もあれば
戻るから！

1回の食事をジャンクフードや加工食品に変えるだけでも、腸内細菌の割合は急速な一過性の変化を見せます。[①] しかし、中心となる腸内細菌の型は、安定しているので、その後の食事に気をつければ、腸内環境の乱れはすぐに回復します。ではどれくらい乱れが続くと腸内環境は変化してしまうのでしょうか？

少なくとも連続4日間、肉類、卵、チーズを含む動物性タンパク質、動物性脂質中心の食事をすると、腸内細菌の多様性が低下します。[②] その4日間の食事で、バクテロイデス属の細菌の増加以外に、硫化水素の産生菌であるビロフィラ・ワーズワーシアという細菌の増加を認めました。硫化水素の産生は、腸の上皮細胞を障害するため、過敏性腸疾患や大腸がんとの関連が指摘されており、本来病原性細菌と考えられています。[③] 連続して4日間動物性タンパク質、動物性脂質が多い食事をとるだけで、腸内は炎症性の変化が起こり始めます。遺伝子の働きに影響を与える酵素メ

① Science. 2011 21885731　② Nature. 2014 24336217　③ Proc Natl Acad Sci U S A. 2019 30718429

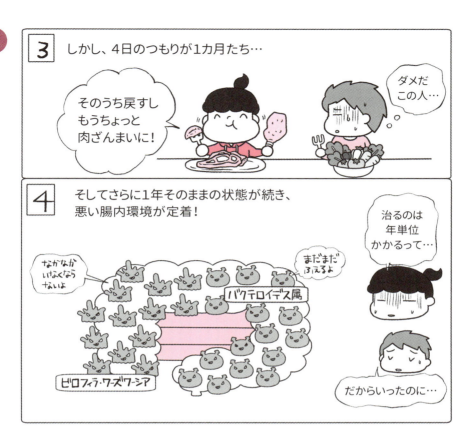

チルトランスフェラーゼや、抗生物質を分解してしまう酵素βラクタマーゼの活性も同様に増加し、遺伝子の過剰な反応、抗生物質の耐性を誘導する可能性を高めます。

4日間で変化した腸内細菌ですが、食事を戻すと2日程度で元の状態に回帰できます。しかしその食事が1カ月、1年と続くと、乱れた腸内細菌のバランスが普通の状態になってしまうかもしれません。食事が腸内細菌叢に及ぼす影響については大まかに理解されているだけで、特定の食事成分の効果やその効果持続時間に関しては未だわかっていないのが現状です。野菜、果物、豆類、全粒穀物中心の食事を2週間頑張って続けていても、元の食事に戻すと4週間でベースの腸内細菌に回帰してしまいます[4]。2年ぐらい健康的な食事を継続すると、もともとの腸内細菌の異常が改善している事実からも、腸内環境改善には年単位の時間がかかるものだと認識して取り組む必要があります[5]。

④ Sci Rep. 2017 28924143　⑤ Mol Nutr Food Res. 2017 28940737

腸内細菌の大好物は？

腸内細菌は食物繊維が大好き！

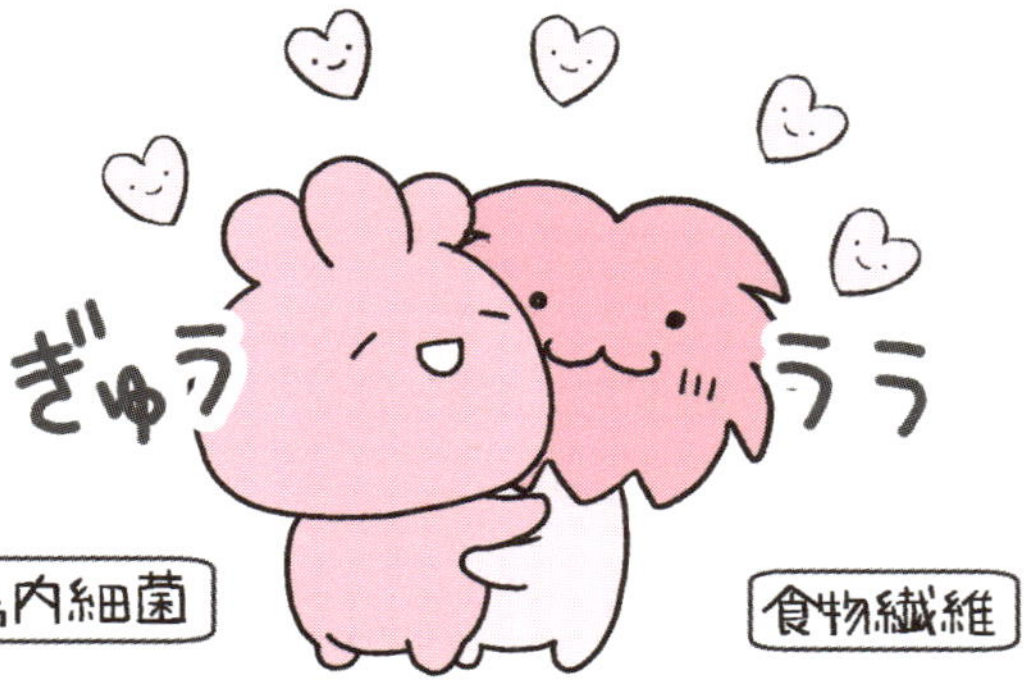
ぎゅううう
腸内細菌
食物繊維

食物繊維は3つに分類されるよ

非デンプン多糖質

- セルロース
- ヘミセルロース
- ペクチン
- イヌリン
- ガム

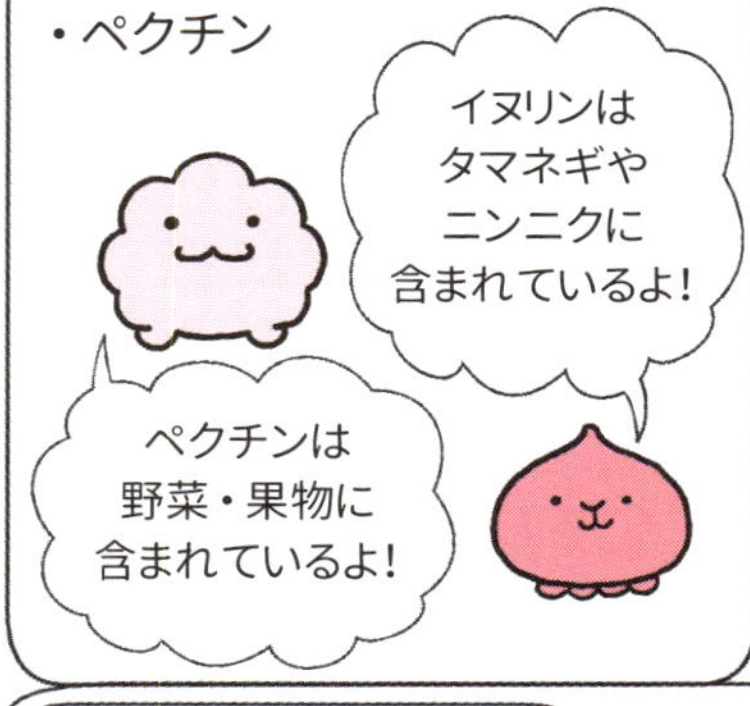
イヌリンは
タマネギや
ニンニクに
含まれているよ！
ペクチンは
野菜・果物に
含まれているよ！

難消化性デンプン

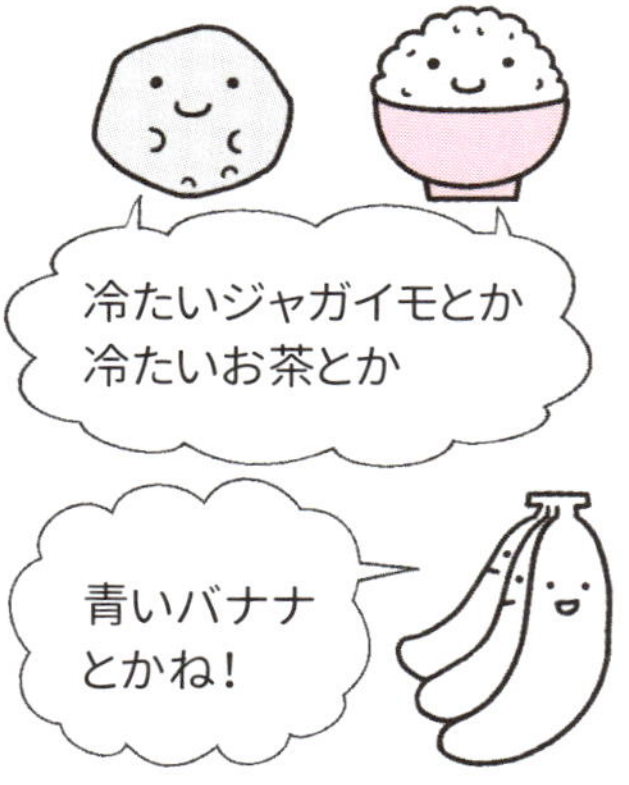
冷たいジャガイモとか
冷たいお茶とか
青いバナナ
とかね！

難消化性オリゴ糖

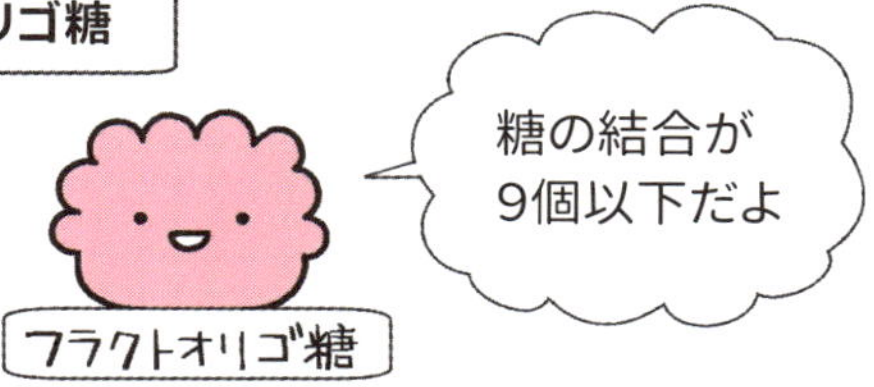
糖の結合が
9個以下だよ
フラクトオリゴ糖

腸内細菌の大好物は食物繊維です。食物繊維とは人の消化酵素で消化されない食物中の成分のことで、小腸内で分解されないためそのまま大腸内に送られます。バクテロイデス属、ビフィズス菌、フィーカリバクテリウム属などは食物繊維の発酵により、エネルギー源である酪酸、プロピオン酸、酢酸などの短鎖脂肪酸を合成します。生み出された酢酸はさらに他の細菌の栄養源になるため、食物繊維が腸内細菌に与える影響は甚大です。

よく聞く食物繊維の分類は水に溶けやすい水溶性食物繊維と溶けない不溶性食物繊維です。[1] しかし食物繊維の形態で分類した方が理解しやすいです。

① 非デンプン多糖類
（10個以上の糖が結合）

② 難消化性デンプン
（レジスタントスターチ）

③ 難消化性オリゴ糖
（3～9個の糖が結合）

非デンプン多糖類にはセルロース、ヘミセルロース、ペクチン、イヌリン、ガムなどが含まれます。セルロース、ヘミセルロースは不溶性食物繊維で、植物の細胞壁の主成分です。ペクチンは野菜果物に含まれる代表的な水溶性の食物繊維です。山芋、ニンニク、タマネギなどに含まれるイヌリンは10個以上の果糖が複雑に結合した多糖類です。糖の結合が9個以下の場合はフラクトオリゴ糖と呼び、難治性オリゴ糖の一種です。難消化性デンプンは青いバナナ、調理され冷却されたジャガイモやお米に含まれます。ガムは水と結合してゲルを作る多糖類です。豆類に含まれるグアーガムや海藻類に含まれるカラギーナン、アカシアに含まれるアラビアガムなどがあります。

食物繊維は安定したビフィズス菌を増殖させる効果を発揮します。特にイヌリンが豊富な食品の摂取は、ビフィズス菌レベルを3倍上昇させることが示されています。[2] ジャガイモ由来の難消化性デンプンも、ビフィズス菌を増やす効果があります。[3]

同じくフィーカリバクテリウム属の細菌、乳酸菌の代表のラクトバチルスもイヌリンによって増殖します。[4][5] 水溶性食物繊維のガムやペクチンも同様に腸内細菌の発酵の材料となり、短鎖脂肪酸を生み出します。

食物繊維の発酵は、コレステロールの低下や血糖コントロールの改善など、多くの健康上の利点と関連していますが、その働きは短鎖脂肪酸によって影響を受けます。より多くのより多種類の食物繊維を摂取することで、多様な短鎖脂肪酸産生菌を腸内に育てることができます。[6]

① J Food Sci Technol. 2012 23729846 ② Am J Clin Nutr. 2019 31108510 ③ mBio. 2019 30696735
④ Br J Nutr. 2018 29307330 ⑤ Br J Nutr. 2010 20591206 ⑥ Nutrients. 2021 34068353

腸内細菌はポリフェノールも大好き

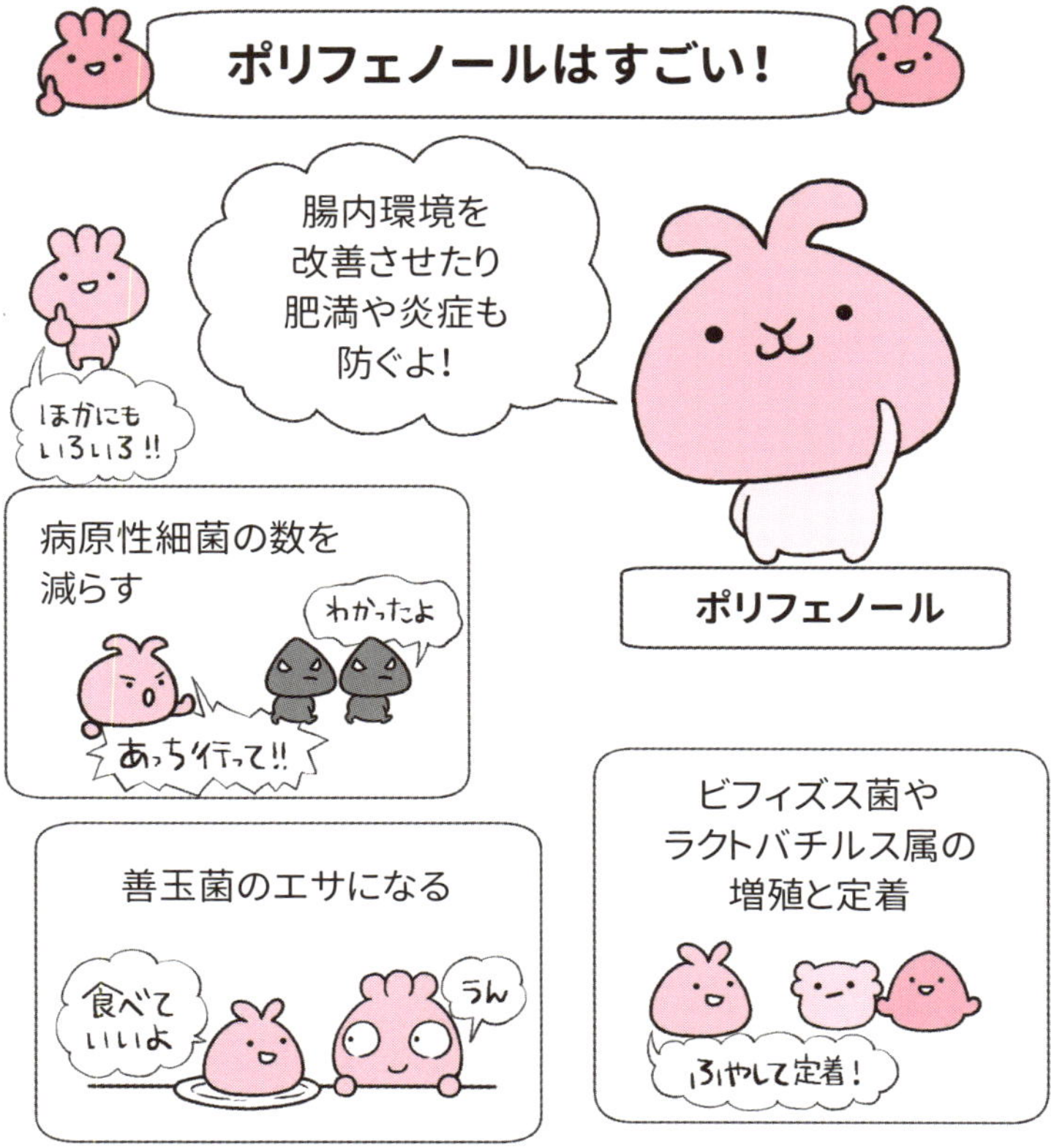

ポリフェノールは穀類、果物、野菜、ワイン、コーヒー、紅茶、その他多くに含まれる植物栄養素であり、抗酸化作用と抗炎症作用を持ちます。[1] ポリフェノールは小腸で吸収される量は少なく、大部分は大腸の微生物に到達し、腸内細菌の代謝を受けます。[2]

腸内細菌がポリフェノールを代謝することによって活性型の物質に変化します。大豆に含まれるフラボノイドであるイソフラボンは腸内細菌の代謝を受けて活性の高いエクオールに代謝されます。[3] ポリフェノールの代謝によって有益な活性物質が作られる他、ポリフェノール自身が腸内細菌の組成に影響を与えます。

ブドウはポリフェノールの豊富な供給源です。ブドウに含まれる最も一般的なポリフェノールは、ケルセチン、アントシアニン、カテキン、プロアントシアニジンなどです。赤ワインを20日間摂取させたところ、ビフィズス菌が増加しました。ビフィズス菌の増殖は、アルコールを抜いた赤ワインでも観察され、赤ワインの持つアントシアニ

① Nutrients. 2022 35011012　② Nutrients. 2016 26861391　③ Pharmaceuticals (Basel). 2022 36422548

たとえば

赤ワインポリフェノール

・ケルセチン
・アントシアニン
・カテキン
・プロアントシアニジン

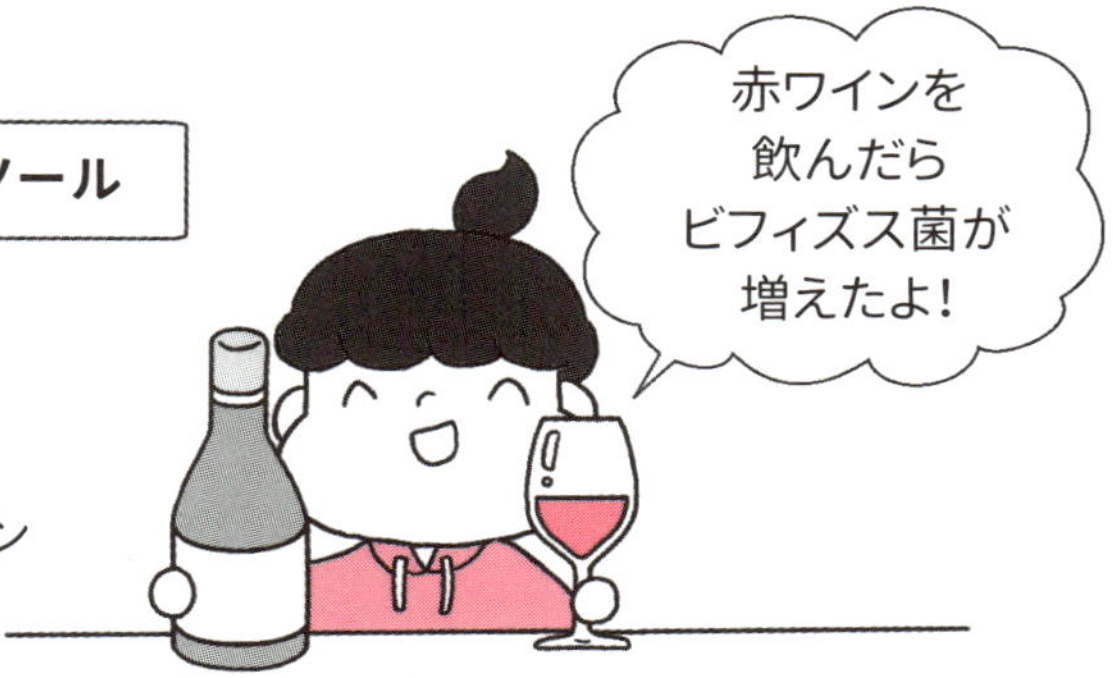
赤ワインを
飲んだら
ビフィズス菌が
増えたよ！

たとえば

緑茶ポリフェノール

・エピガロカテキン
ガレート
・エピガロテキン
・テアフラビン

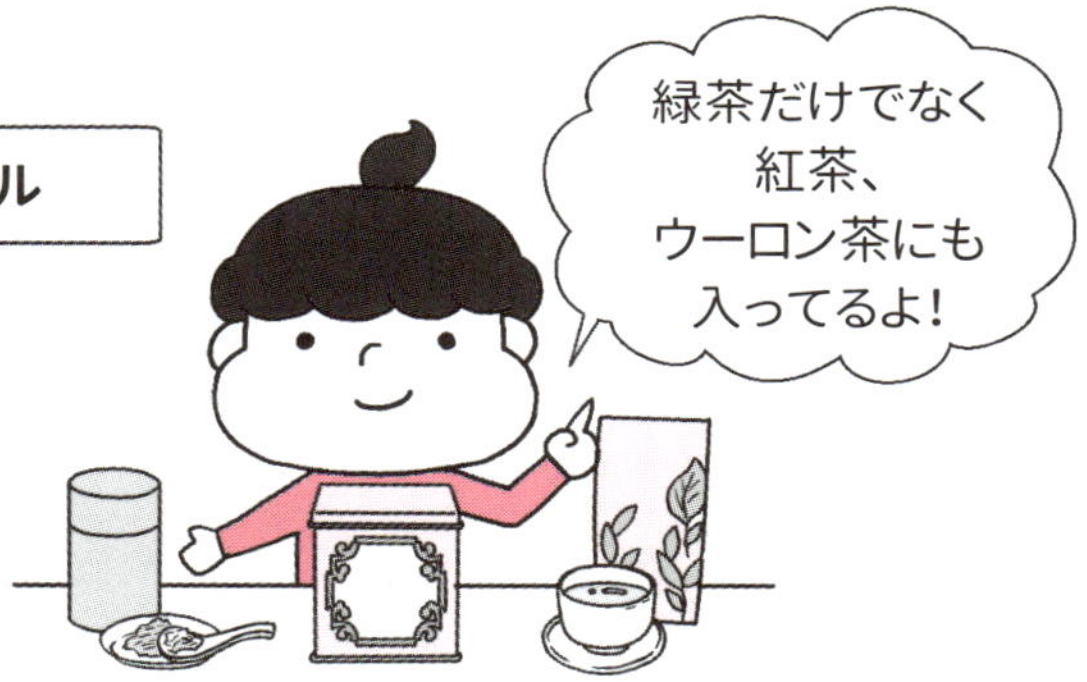
緑茶だけでなく
紅茶、
ウーロン茶にも
入ってるよ！

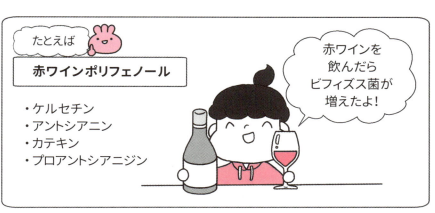

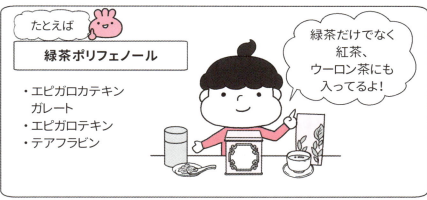

ン由来の代謝産物の増加がビフィズス菌増加を刺激していました。[4]

日本人にとって最も忘れてはならないポリフェノールは緑茶ポリフェノールです。緑茶、紅茶、ウーロン茶のどのお茶にも、エピガロカテキンガレート、エピガロテキン、テアフラビンなどが含まれています。緑茶ポリフェノールもブドウポリフェノールと同じく、ビフィズス菌、ラクトバチルス属を増やし、短鎖脂肪酸の産生量を増加させる一方で、バクテロイデス属、プレボテラ属およびクロストリジウム菌群の増殖を抑制します。[5]

ポリフェノールは、善玉菌の餌としての機能（プレバイオティクス）があり、ビフィズス菌やラクトバチルス属などの増殖と定着を促進し、大腸菌、クロストリジウム・パーフリンゲンス、ヘリコバクター・ピロリなどの病原性細菌の数を減少させる効果があります。[6]善玉菌と病害菌の割合を変化させることによって腸内環境を改善し、短鎖脂肪酸の合成量を変化させ、抗炎症と肥満の減少などの効果を発揮します。

④ Food Funct. 2014 24958563　⑤ Molecules. 2020 33153091　⑥ Nutrients. 2022 35011012

週30品目以上食べると腸内細菌の種類が増える

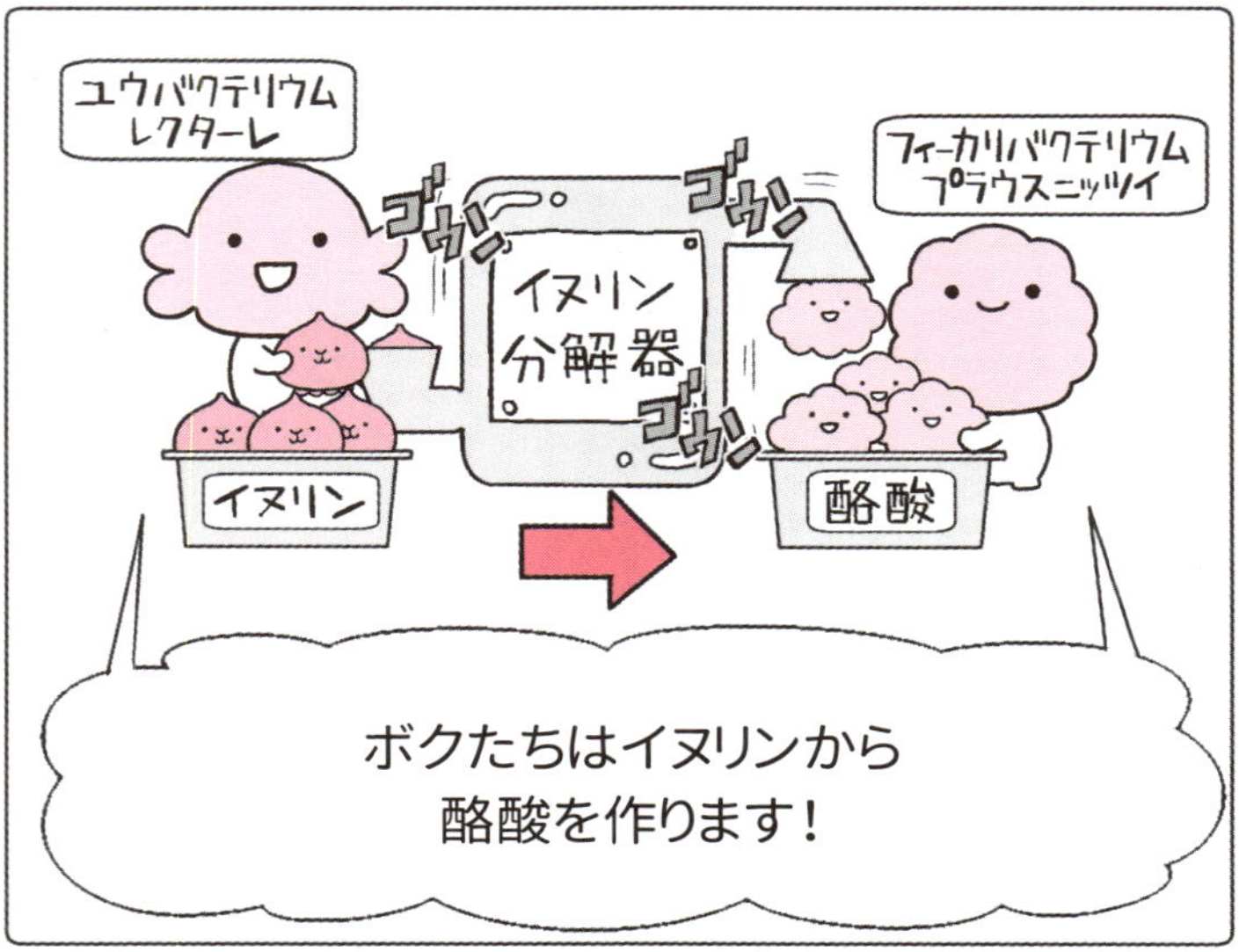
ユウバクテリウム
レクターレ
ゴウン
ゴウン
イヌリン
分解器
ゴウン
フィーカリバクテリウム
プラウスニッツイ
イヌリン
酪酸
ボクたちはイヌリンから
酪酸を作ります！

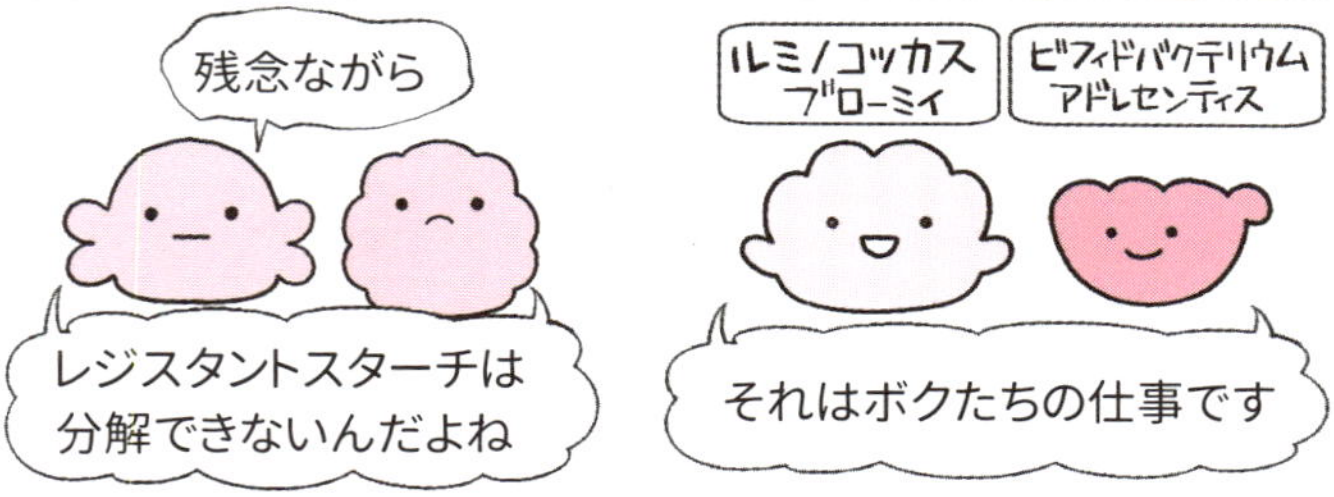
残念ながら
レジスタントスターチは
分解できないんだよね
ルミノコッカス
ブローミイ
ビフィドバクテリウム
アドレセンティス
それはボクたちの仕事です

腸内細菌はそれぞれ大好物が異なります。例えば多糖類の食物繊維を分解できる酵素を持っている細菌は限られますし、それぞれの分解する能力は異なります。[1] 多くのレジスタントスターチを分解する能力を持つ菌は、短鎖脂肪酸である酪酸を合成することができません。[2] ルミノコッカスブローミイやビフィドバクテリウムアドレセンティスなどの細菌が、レジスタントスターチを分解して、糖類、二糖類、オリゴ糖類に分解し、さらに酢酸や乳酸を作ります。そして分解してできた代謝物をさらに、ユウバクテリウムレクターレなどの別の細菌が分解するなど、複数の過程を経て酪酸が合成されます。[3] ヒトの腸内に最も多く存在する酪酸産生菌はユウバクテリウムレクターレとフィーカリバクテリウム・プラウスニッツイで、両者ともイヌリンを分解し、そこから酪酸を産生することができます。ユウバクテリウムレクターレはレジスタントスターチを分解することはできないため、レジスタントスターチから酪

① Gut Microbes. 2012 22572875　② Environ Microbiol. 2017 27928878　③ mBio. 2019 J 30696735

何を食べるかによって腸内細菌は変わるよ!

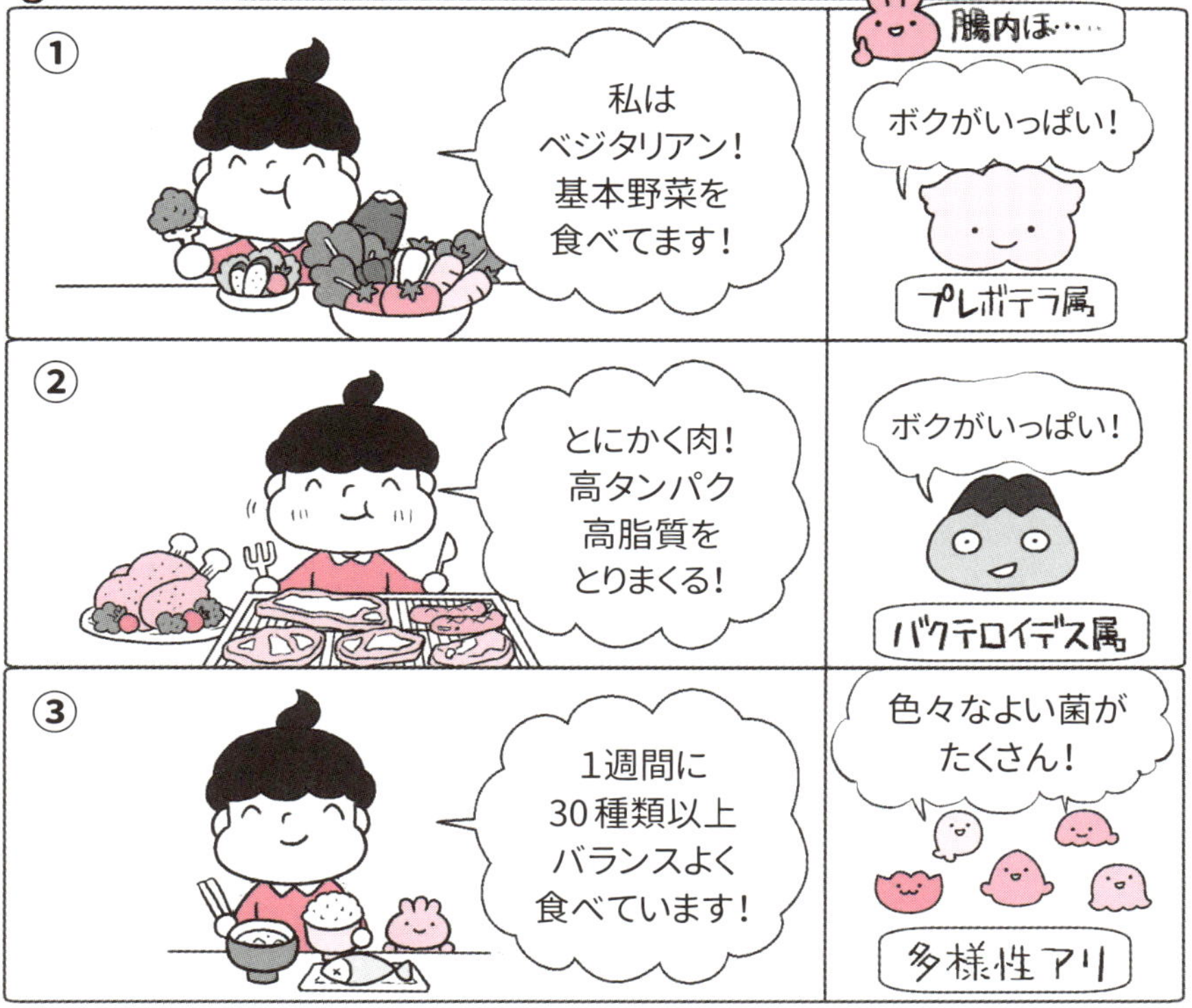
腸内は……
①
私は
ベジタリアン!
基本野菜を
食べてます!
ボクがいっぱい!
プレボテラ属
②
とにかく肉!
高タンパク
高脂質を
とりまくる!
ボクがいっぱい!
バクテロイデス属
③
1週間に
30種類以上
バランスよく
食べています!
色々なよい菌が
たくさん!
多様性アリ

酸を作る能力は持っていません。

食べる食物繊維によって、腸内細菌のいくつかのメンバーの相対量が増加することが示されているように、どのような腸内細菌が増加するかは食べる食品によって決まります。食事全体のパターンで検討しても、食物繊維が豊富な植物ベースの食事はプレボテラ属の腸内細菌を増加させますが、タンパク質と脂肪の高摂取はバクテロイデス属の腸内細菌が増加します。偏った食事をすると偏った腸内細菌となり多様性が低くなります。アメリカン・ガット・プロジェクトというアメリカ、イギリス、そしてオーストラリアなど1万人以上の参加者の便の研究データで示されることは、1週間に30種類以上の野菜果物を食べる人は腸内細菌の多様性が高く、抗生物質耐性菌などのいわゆる悪玉菌が少ないということです[4]。穀物、タンパク質、脂質についても多種類のものを選択してください。

④ mSystems. 2018 29795809

口腔内細菌を調整するオイルプルと舌磨き

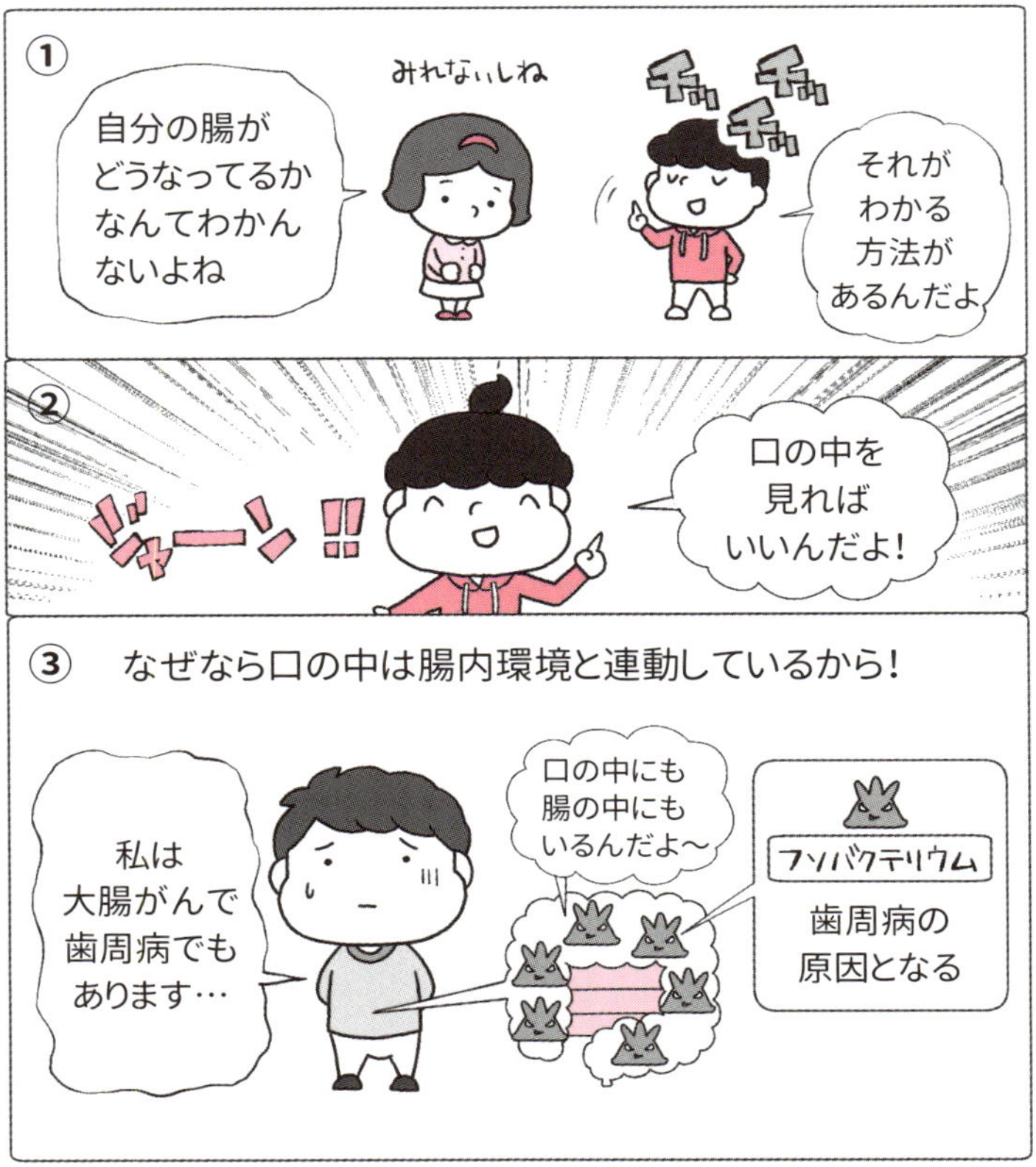
①
自分の腸がどうなってるかなんてわかんないよね
みれないしね
チッチッチッ
それがわかる方法があるんだよ
②
ジャーン!!
口の中を見ればいいんだよ!
③
なぜなら口の中は腸内環境と連動しているから!
私は大腸がんで歯周病でもあります…
口の中にも腸の中にもいるんだよ〜
フソバクテリウム
歯周病の原因となる

腸内の細菌はオモテからみることはできませんが、ここが悪ければ間違いなく腸内環境が悪いとわかるところがあります。それは口の中の環境です。口の中は700種類以上の細菌、古細菌、真菌、ウイルスが存在し、毎日1兆個の微生物を飲み込んでいます。その多くは胃の中の胃酸で殺菌されますが、細菌の数が多過ぎる場合や、胃酸分泌が低下して殺菌しきれない場合は、そのまま腸の中に微生物が流れ込むことになります。腸の中では胆汁による殺菌や、常在菌による防御が行われますが腸内環境が乱れていると、口腔内細菌が腸内環境さらに悪化させます。歯周病の原因であるフソバクテリウムが大腸がん患者の腸内で検出されています[①]。心臓病や糖尿病、自己免疫疾患など腸内細菌の乱れと関連があることがわかっている慢性疾患の患者では同じく、歯周病など口腔内細菌も乱れが認められることが指摘されています[②]。

歯科で歯周病治療やデンタルケアを行

① Nat Commun. 2015 26515465　② Biomedicines. 2022 36009350

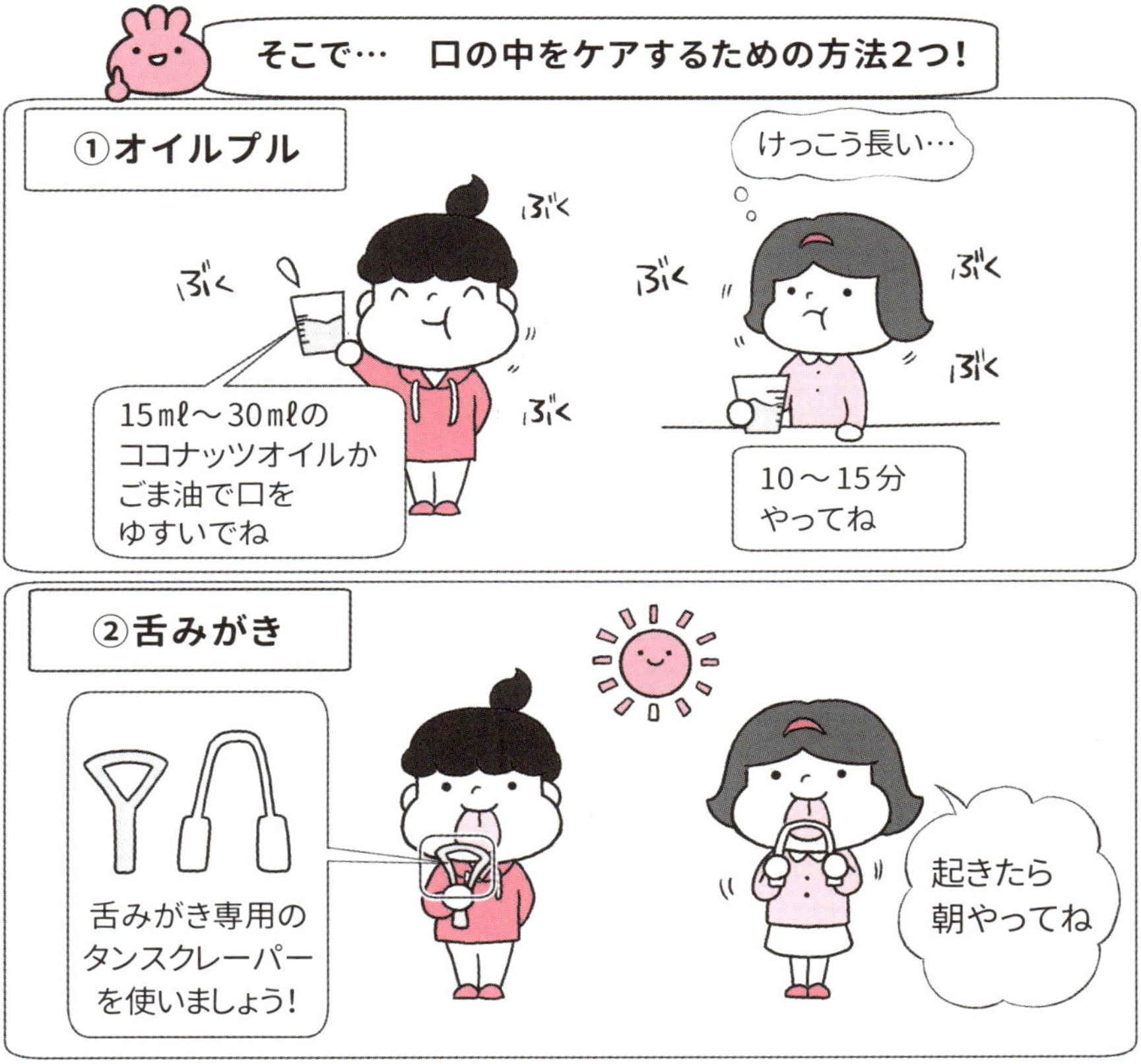

うことは腸内環境を健全に保つために重要ですが、自宅でできるケアとしてオイルプルと舌磨きを実践してください。オイルプルはオイルによる口腔内のうがいです。インドの伝統医学アーユルベーダにて口の中を健全に保つために推奨された方法です。[3] 15mℓ～30mℓ程度のココナッツオイルやごま油で10～15分口の中をゆすぎます。頭痛、偏頭痛、慢性疾患（糖尿病、喘息）など30種類以上の全身疾患に対する治療効果が確かめられています。[4] 朝起きたときに舌の上についた舌苔を除去することは、口臭、味覚障害を取り除く効果や歯のプラーク形成を予防する効果があります。[5] 歯ブラシで行うよりも専用のタンスクレーパーを利用する方が効率的に舌苔を除去することができます。

③ Healthcare (Basel). 2022 36292438　④ Int J Health Sci (Qassim). Sep-Oct 2017 29085271
⑤ Int J Environ Res Public Health. 2022 35010368

腸を自動洗浄するシステムMMC

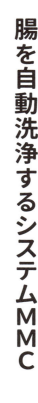

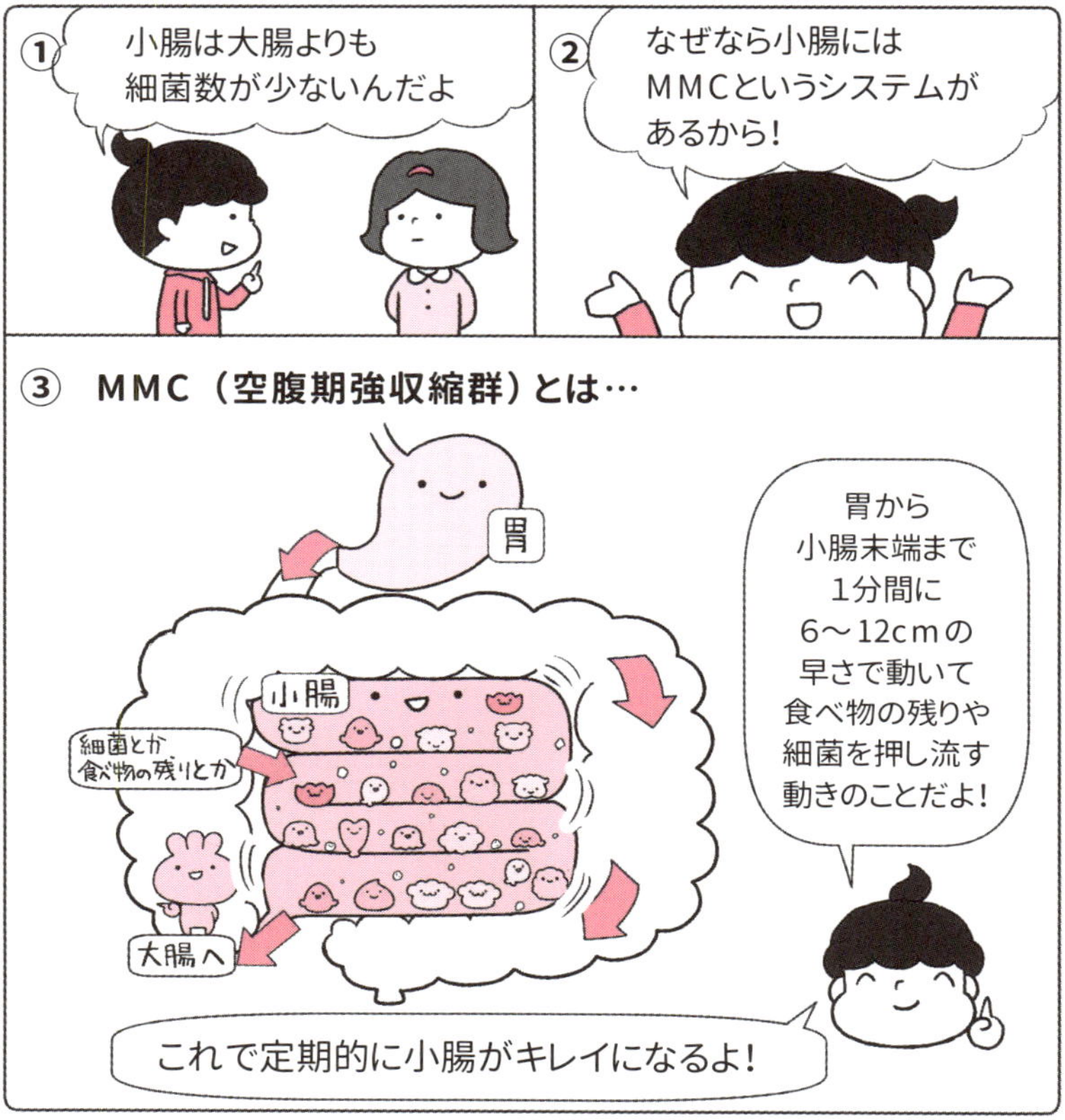
①
小腸は大腸よりも細菌数が少ないんだよ
②
なぜなら小腸にはMMCというシステムがあるから！
③ MMC（空腹期強収縮群）とは…
胃
小腸
細菌とか食べ物の残りとか
大腸へ
胃から小腸末端まで1分間に6〜12cmの早さで動いて食べ物の残りや細菌を押し流す動きのことだよ！
これで定期的に小腸がキレイになるよ！

食事が腸の中を通過しているときは、十分に消化吸収する時間が必要なため、4〜6時間かけてゆっくりと通過していきます。[1] 逆に食事成分が通過していないときには、胃から小腸末端まで6〜12㎝／分の速さで腸の内容物を掃除する動きが生じます。これはMMC（migrating motor complex：空腹期強収縮群）と呼ばれる腸管の運動で、胃や小腸内の食物残渣や細菌を洗浄し押し流す動きです。胃腸の中に食物が存在し続けると、それを餌に細菌は増殖します。このMMCの動きが適切に行われないと、本来細菌数が少ない小腸の中で大量に細菌が増殖してしまいます。小腸内で細菌が増殖すると、腹部膨満感や腹痛の他、便秘、下痢、過剰なガスなどあらゆる消化器症状を引き起こします。大腸に比べて小腸内の細菌数が桁違いに少ないのは、胆汁などで殺菌されている効果の他に、このMMCの働きで定期的に腸内が清掃されているからです。よってMMCの動きは腸内の細菌数を適正にコン

① J Neurogastroenterol Motil. 2014 24840380

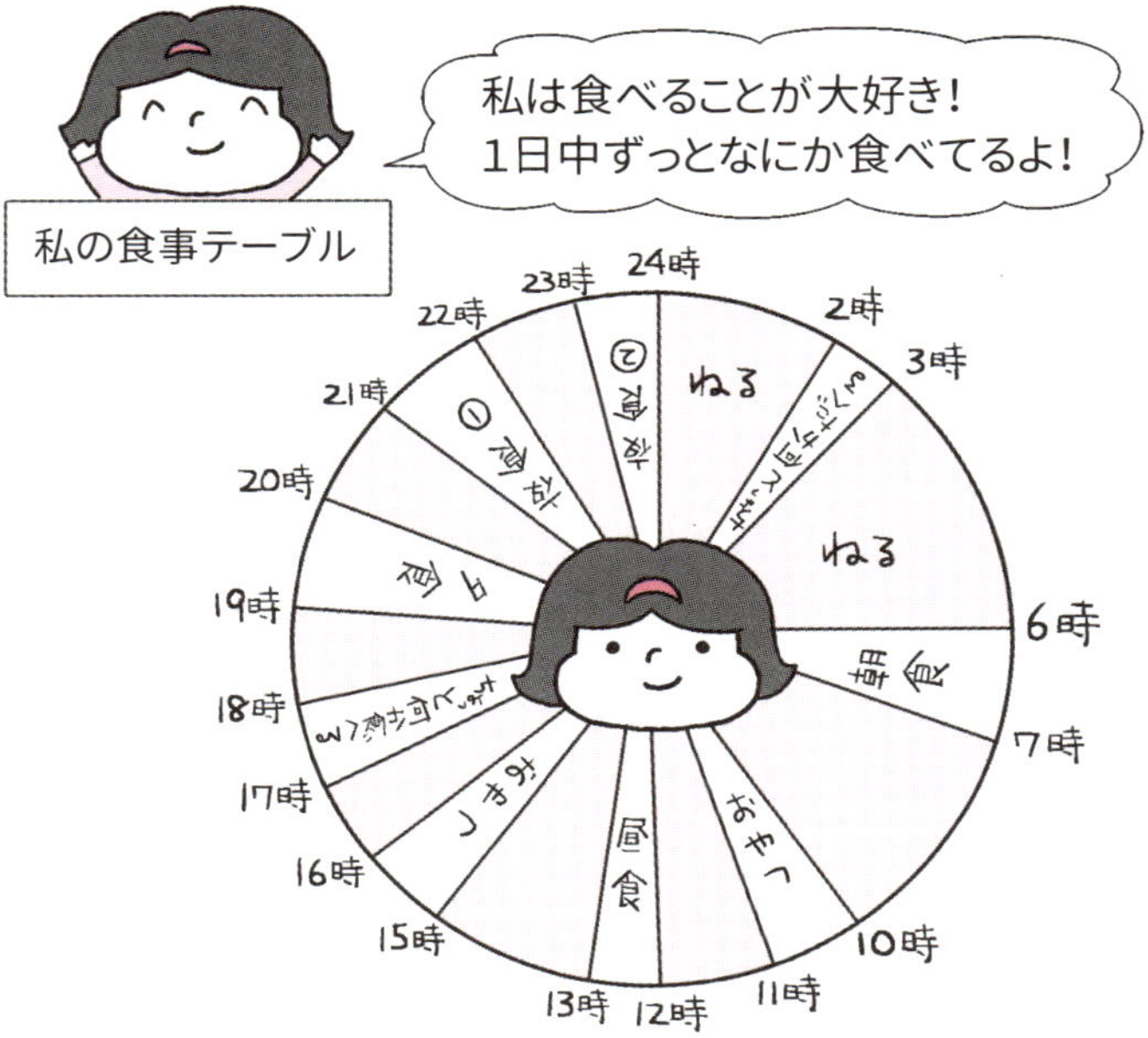
私は食べることが大好き!
1日中ずっとなにか食べてるよ!
私の食事テーブル
24時
2時
3時
6時
7時
10時
11時
12時
13時
15時
16時
17時
18時
19時
20時
21時
22時
23時
ねる
ねる
朝食
おやつ
昼食
おやつ
ちょっと何か食べる
夕食
夜食①
夜食②

MMCは空腹時に起こるよ!
なので、ずっと食べてる人には
MMCはありません!

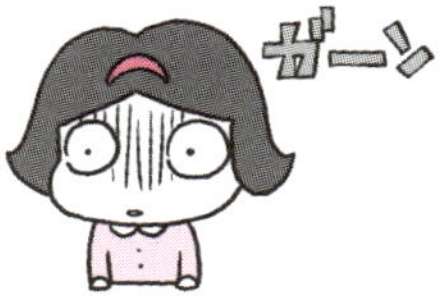
ガーン

トロールする上で極めて重要なメカニズムです。

MMCの動きは、胃の中に食物が入っていない空腹時であれば、約90分おきに生じます。しかしその動きは食事を食べるとピタリと止まります。そのため腸の中をきれいにするMMCの運動を適度に起こさせるには、空腹の時間をある程度確保することが必須です。起きている間にちょこちょこと食べ続けると、その間はMMCが起こらないことになります。胃の中に食べ物を入れない時間を意識的に作ってやることによって、MMCを誘発する時間を作ることができます。1日のうちで睡眠時間を含めて食事をとらない時間と、とらない時間を意識的に分ける生活スタイルである間欠的ファスティングを実施することは、腸内を洗浄する時間を確保する意味もあるのです。

腸内環境をリセットするための3R!

①リセット

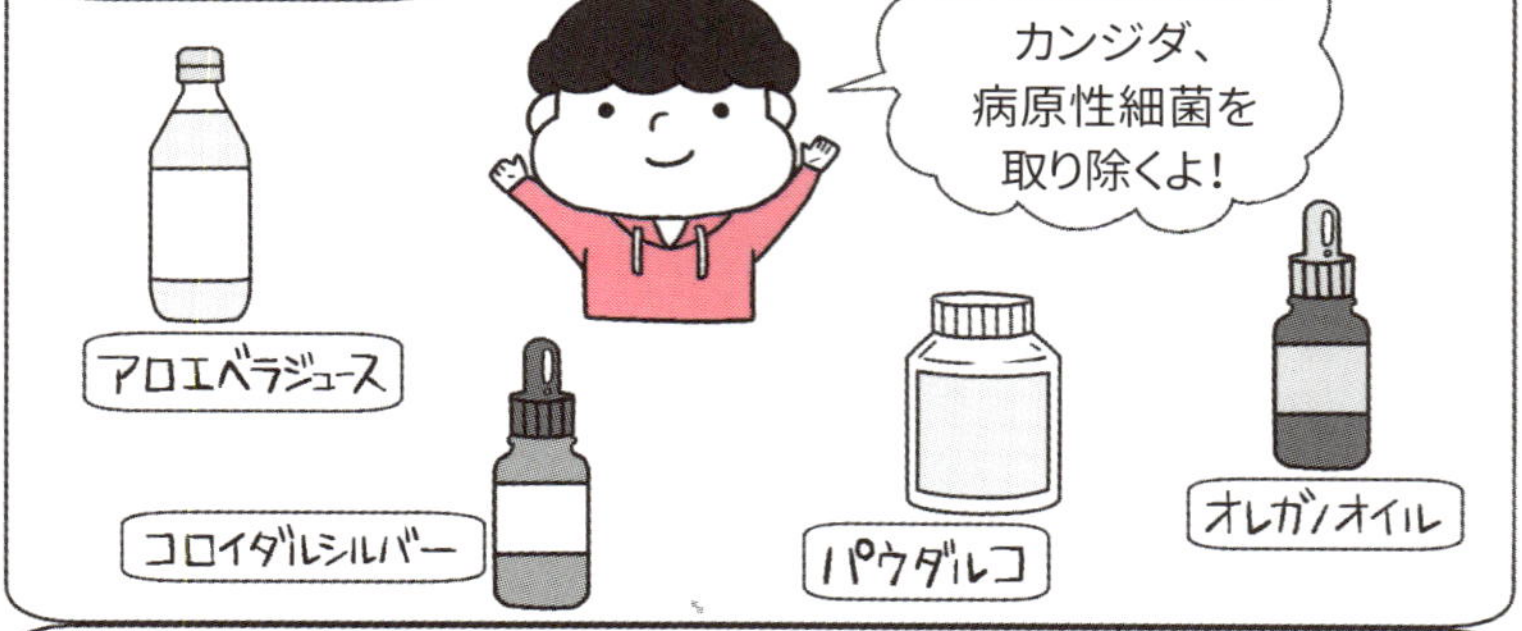
これらを摂取して
カンジダ、
病原性細菌を
取り除くよ!
アロエベラジュース
コロイダルシルバー
パウダルコ
オレガノオイル

②リビルド(再建)

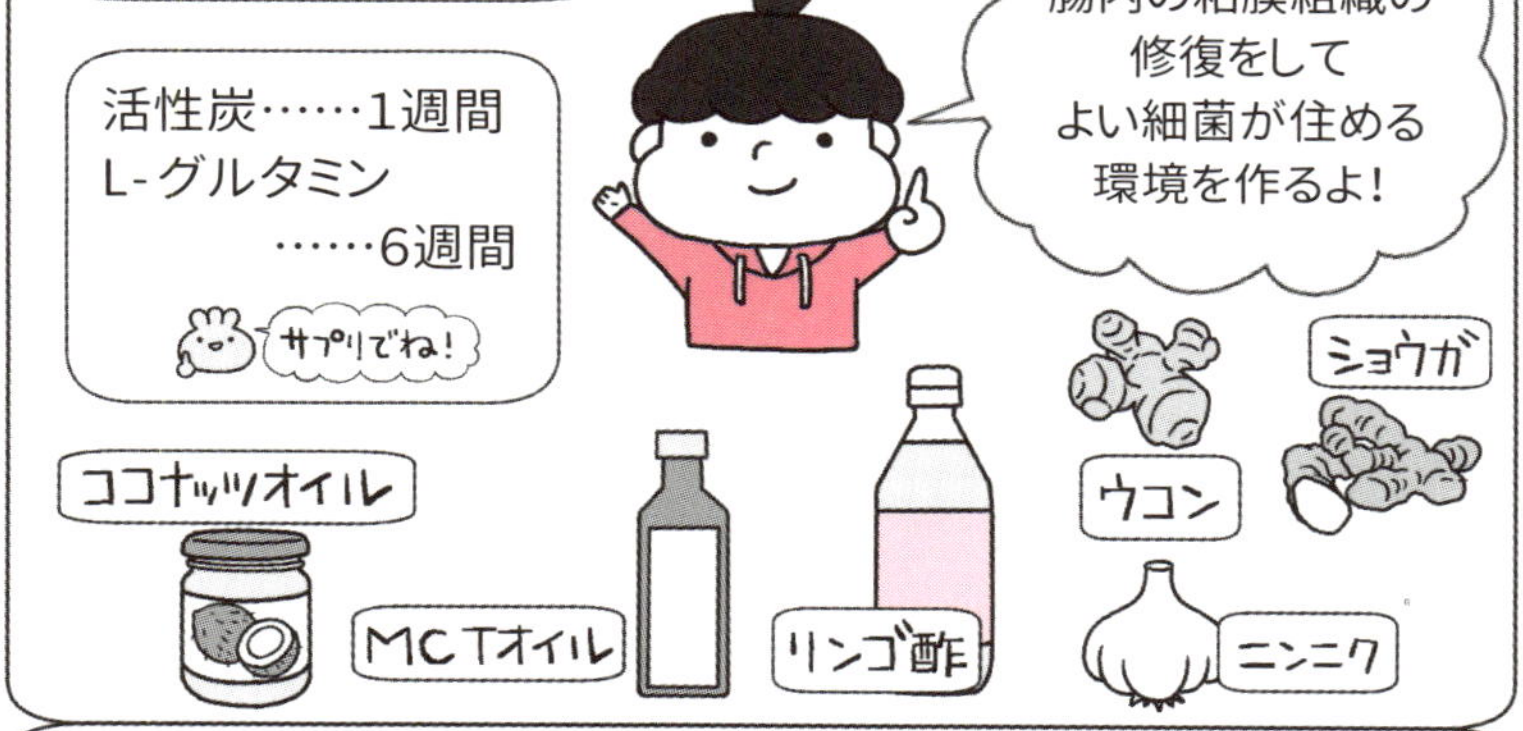
活性炭……1週間
L-グルタミン
……6週間
サプリでね!
腸内の粘膜組織の
修復をして
よい細菌が住める
環境を作るよ!
ココナッツオイル
MCTオイル
リンゴ酢
ウコン
ショウガ
ニンニク

③リイノキュレート(再接種)

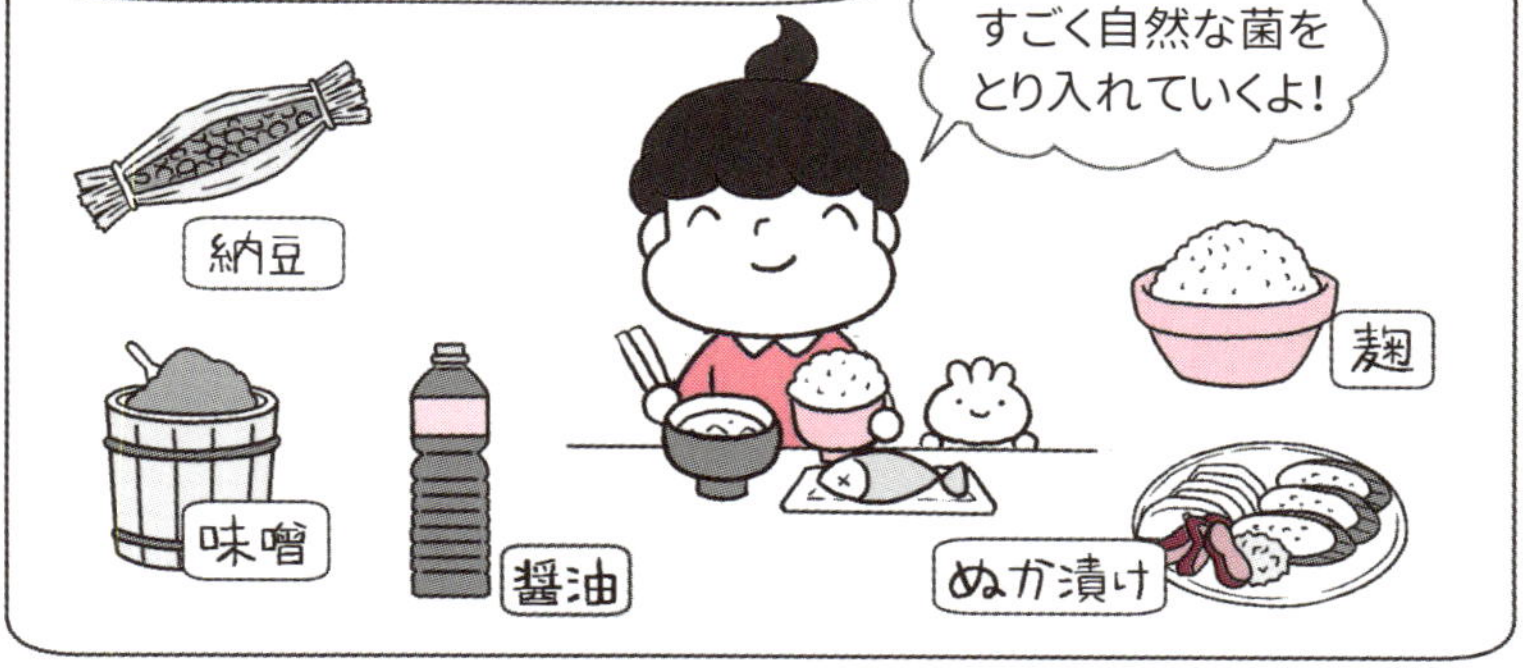
日本人にとって
すごく自然な菌を
とり入れていくよ!
納豆
麹
味噌
醤油
ぬか漬け

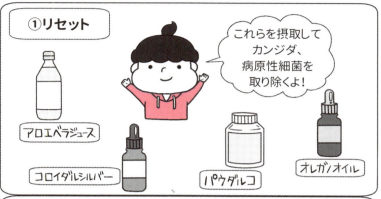

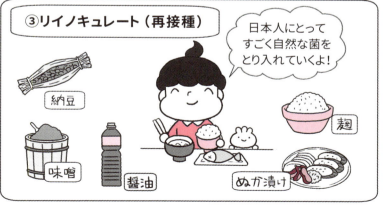

腸内環境を改善するには前述のごとく時間をかけて食事を変えていく以外に方法はありません。その変化した状態に体と腸内細菌がなじんでいくのに時間がかかるためです。しかし良い状態になるまでの時間を短縮することはできます。その方法が腸内環境改善のための3Rです。

3Rは英語のReset（リセット）、Rebuild（再建）、Reinoculate（再接種）の頭文字をとったものです。

●Reset（リセット）

腸内環境を一旦リセットすることを目的とします。伝統的に胃腸の調子を改善するために使われてきたハーブ、食品などを使用して、カンジダ、病原性細菌を取り除きます。使用するのは抗菌効果の高いオレガノオイル、伝統的に便秘やその他の胃腸の不調を治療するために使用されてきたアロエベラジュース、古来より病気予防のために使われてきた銀を使用したコロイダルシルバー、インカ帝国の感染症の治療薬パウダルコなどです。

●Rebuild（再建）

再建とは腸内の粘膜組織の修復を計り、体にとって良い細菌が住みやすい環境を作っていきます。このフェーズでは毒素吸着作用のある活性炭、腸粘膜の隙間を埋める効果、すなわちリーキーガット改善効果のあるアミノ酸であるL-グルタミンを使用します。活性炭は1週間、L-グルタミンはサプリメントで6週間使用します。食品による再建も意識します。抗菌効果のあるココナッツオイル、MCTオイルや抗炎症、腸内環境改善効果のあるハーブスパイスであるウコン、ショウガ、ニンニク、抗菌および腸内細菌の餌となるリンゴ酢を意識的に摂取します。

●Reinoculate（再接種）

日本人にとって極めて自然な菌を注入することを意識します。使用するのは日本の伝統的な発酵食品である納豆、味噌、醤油、麹、ぬか漬けなどです。ヨーグルト、ケフィアなどの発酵食品は日本人が古来より摂取してきたものではないので、日本人に適正な腸内細菌のバランスを崩してしまう危険があると僕は考えています。サプリメントにて大量に乳酸菌、ビフィズス菌を摂取すると、産生される乳酸によって腸の中のphが下がって酪酸産生が低下する可能性があるため、あくまでも食品から再接種を行うことが重要であると僕は考えています。

腸内細菌は運動も好き

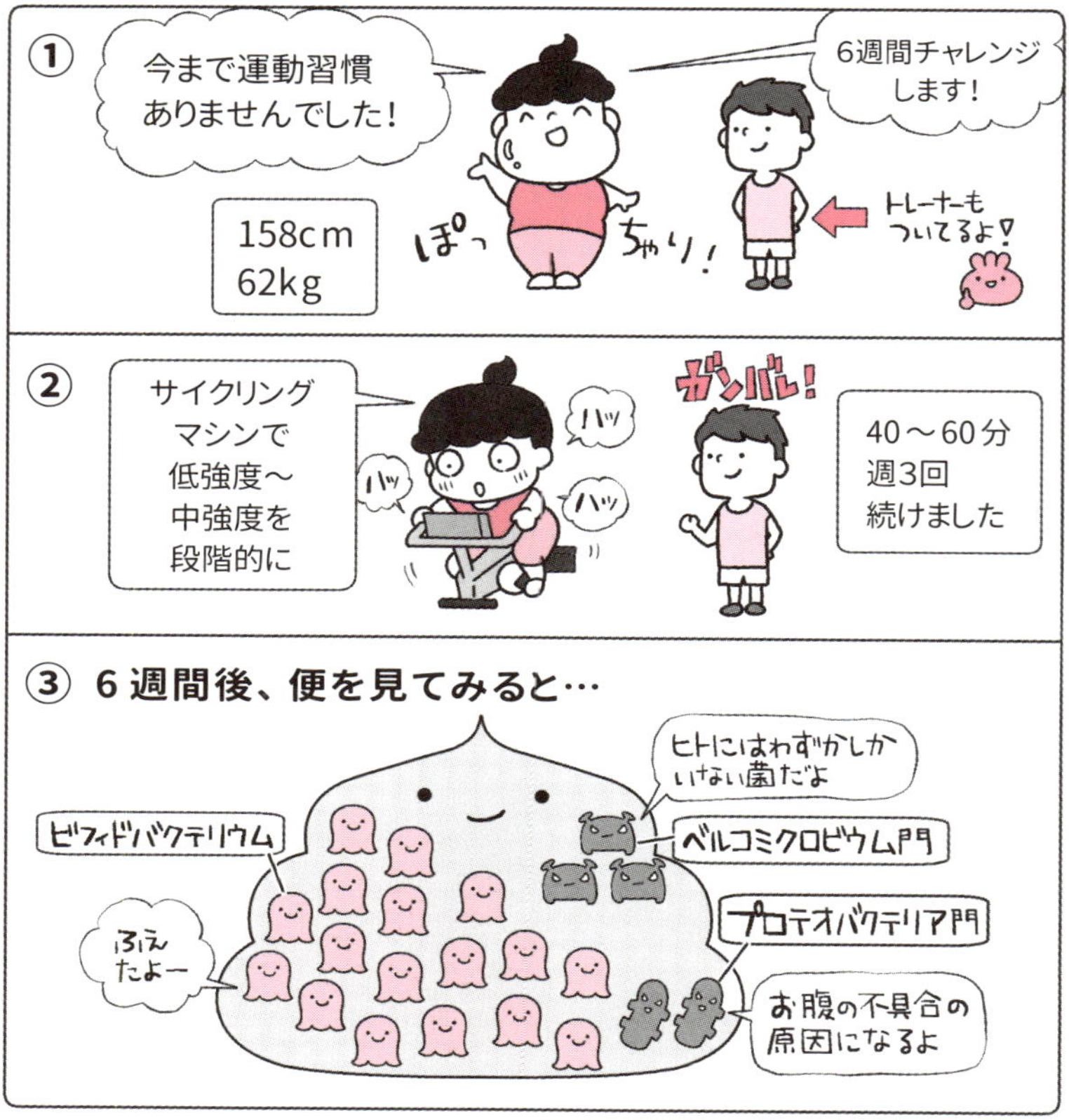

食事、睡眠、ストレスなどの生活因子が腸内細菌に影響を与えることは前述しましたが、同じように体を動かす程度もまた腸内細菌に影響を与えます。動物実験では、運動をしっかりしたラットは動かないラットに比べて、腸内細菌の組成が変化し酪酸の産生量が増加することが示されています。運動をほとんど行っていない太り気味の女性に6週間しっかりとトレーナーがついてトレーニングを行いました。トレーニングはサイクリングマシンを使用した低強度から中強度のトレーニングを段階的に増やしていき、40~60分の運動を週3回継続しました[1]。便の解析で、プロテオバクテリア門の細菌が減少し、ヒトではわずかしか存在しないベルコミクロビウム門の細菌が増加しました。同時にビフィズス菌に関連するビフィドバクテリウム科の細菌も増加していました。トレーニング期間中は食事記録をつけて観察し、食事内容は変わっていなかったため腸内細菌の変化は純粋に運動による変化であるといえます。

① Front Microbiol. 2018 30337914

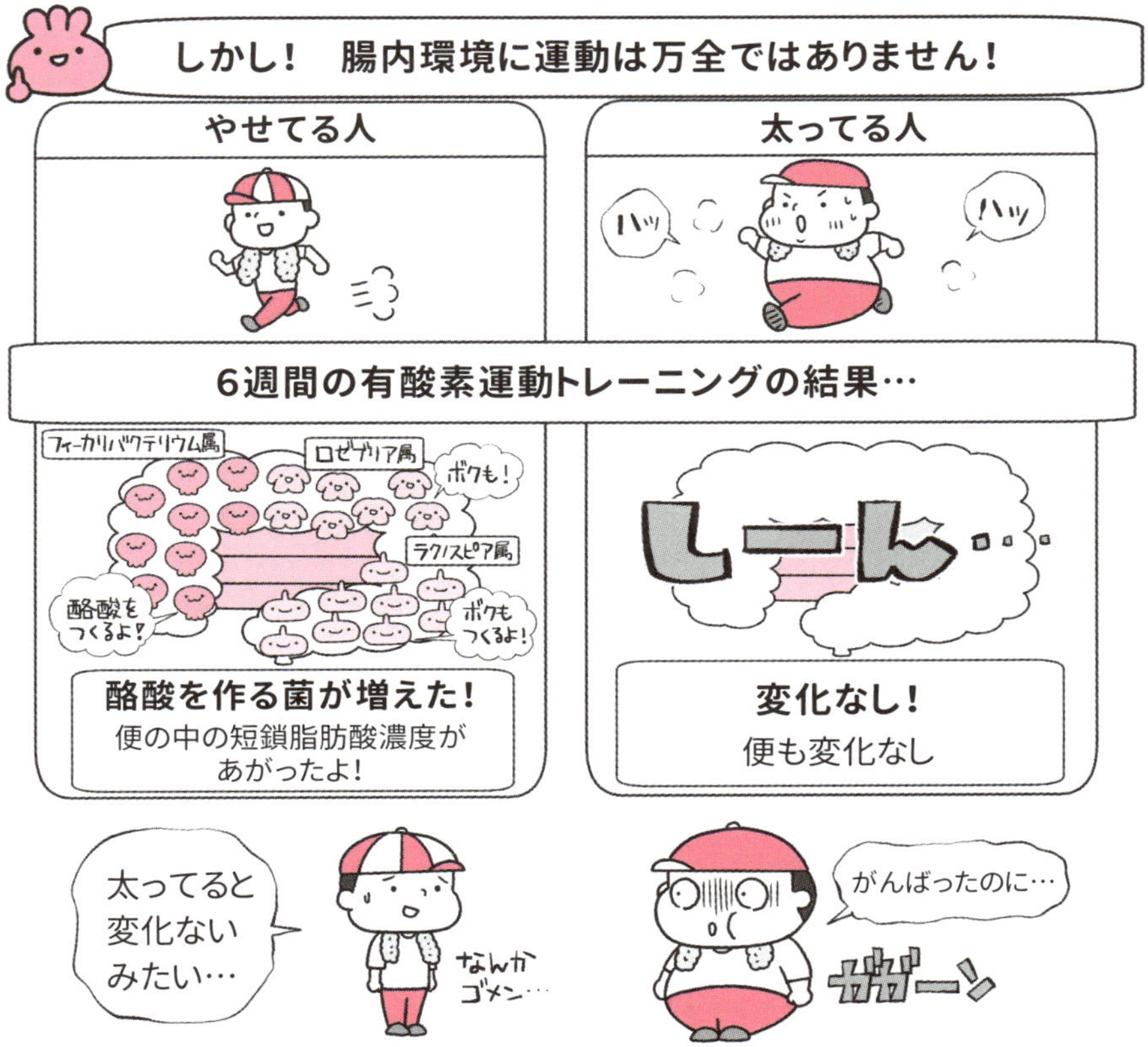
しかし！　腸内環境に運動は万全ではありません！
やせてる人
太ってる人
ハッ
ハッ
6週間の有酸素運動トレーニングの結果…
フィーカリバクテリウム属
ロゼブリア属
ボクも！
ラクノスピア属
酪酸をつくるよ！
ボクもつくるよ！
酪酸を作る菌が増えた！
便の中の短鎖脂肪酸濃度があがったよ！
しーん…
変化なし！
便も変化なし
太ってると変化ないみたい…
なんかゴメン…
がんばったのに…
ガガーン

運動による反応性は、その人が太っているか痩せているかによって異なることも示されています。6週間の有酸素運動トレーニングの結果、痩せ型（平均ＢＭＩ22kg／㎡）のヒトはフィーカリバクテリウム属やロゼブリア属やラクノスピラ属など酪酸を産生する菌が増加し、便中の短鎖脂肪酸濃度も上昇しましたが、肥満のヒト（平均ＢＭＩ35kg／㎡）では変化は認められませんでした。運動による腸内細菌の変化は、まず肥満を解消しないと効果が十分に発揮されないようです。

運動を嫌々やってもなかなか腸内環境は改善しないことがラットの実験で示されているように、運動をストレスと感じながらやっても好転はしません。[2] まずは無理なく楽しんでやれる内容、強度の軽い運動を選択することも重要です。

② J Appl Physiol (1985). 2015 25678701

運動をすると腸内環境がよくなるメカニズム

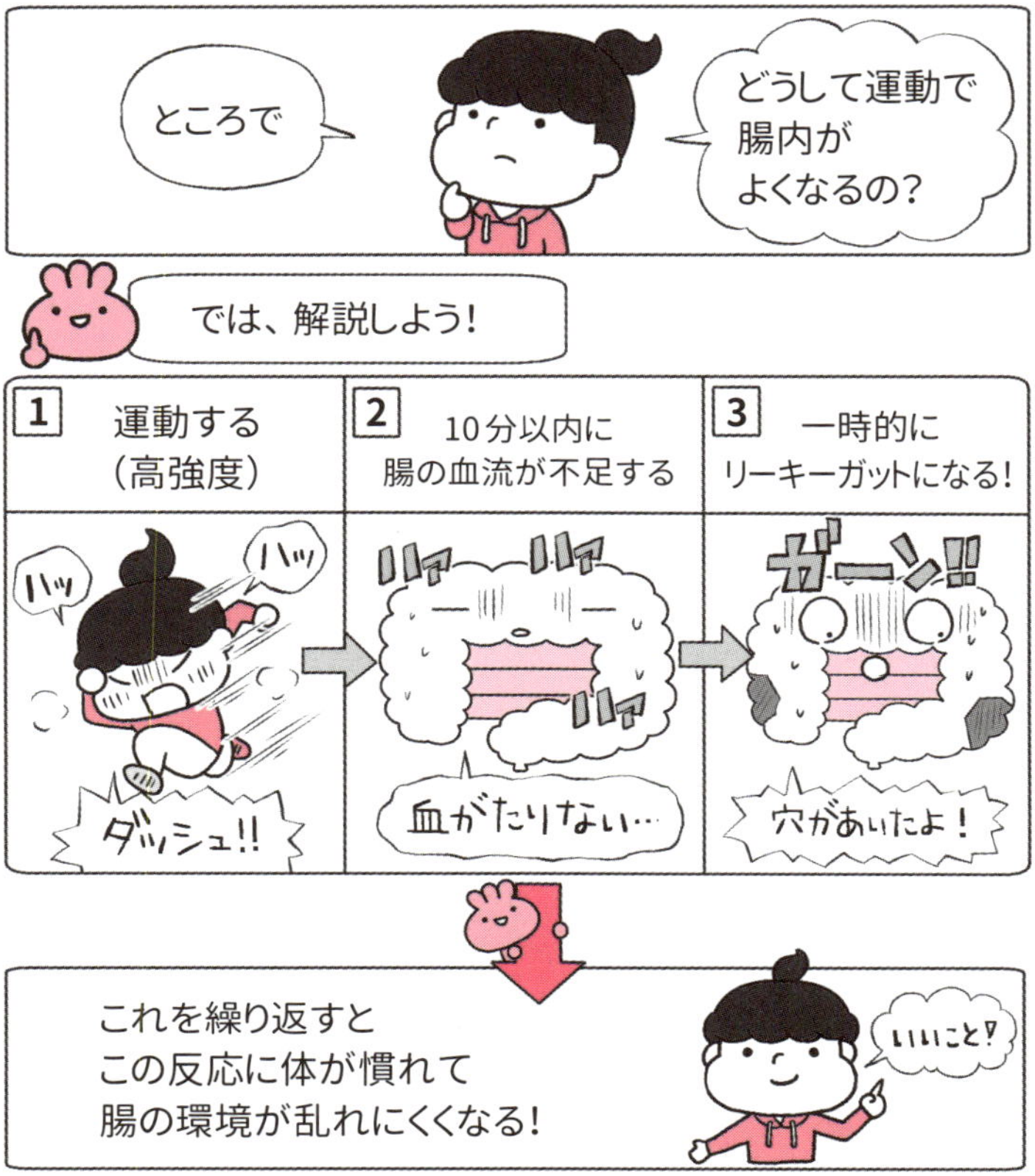
ところで
どうして運動で腸内がよくなるの？
では、解説しよう！
1 運動する（高強度）
2 10分以内に腸の血流が不足する
3 一時的にリーキーガットになる！
ハッ
ハッ
ダッシュ!!
ハァ
ハァ
ハァ
血がたりない…
ガーン!!
穴があいたよ！
これを繰り返すと
この反応に体が慣れて
腸の環境が乱れにくくなる！
いいこと！

運動をするとどうして腸内環境が改善するのか？　腸内細菌の組成が変わるのかについてはまだ研究段階ですが、いくつかの腸内環境を改善するメカニズムが存在します。

1つ目は運動に伴う体温上昇、一過性の腸血流低下にともなう良いストレス反応が起こることです。運動は深部体温を上昇させ、腸の血流を50%以上減少させます。高強度運動すれば10分以内に著しく腸の血流が不足します。[1] 腸の血流が下がると一過性のリーキーガットに近い状態になりますが、それを繰り返すにつれ、すなわち運動を繰り返すことで、その反応に対する体の慣れが生じて腸の環境が乱れにくくなります。トレーニングを積んだ運動選手は、安静時の腸由来の毒素LPS濃度が低く[2]、熱ストレスに対する熱ショックタンパク質の反応が大きくなっています。[3] 熱ショックタンパク質は、細胞が熱などのストレスにさらされた際に出てくる細胞を保護するタンパク質です。腸内の熱ショックタンパ

① PLoS One. 2011 21811592　② Lipids Health Dis. 2010 20684772　③ J Appl Physiol (1985). 2000 10926657

その他にも…

腸管運動や腸管神経が活性化する!

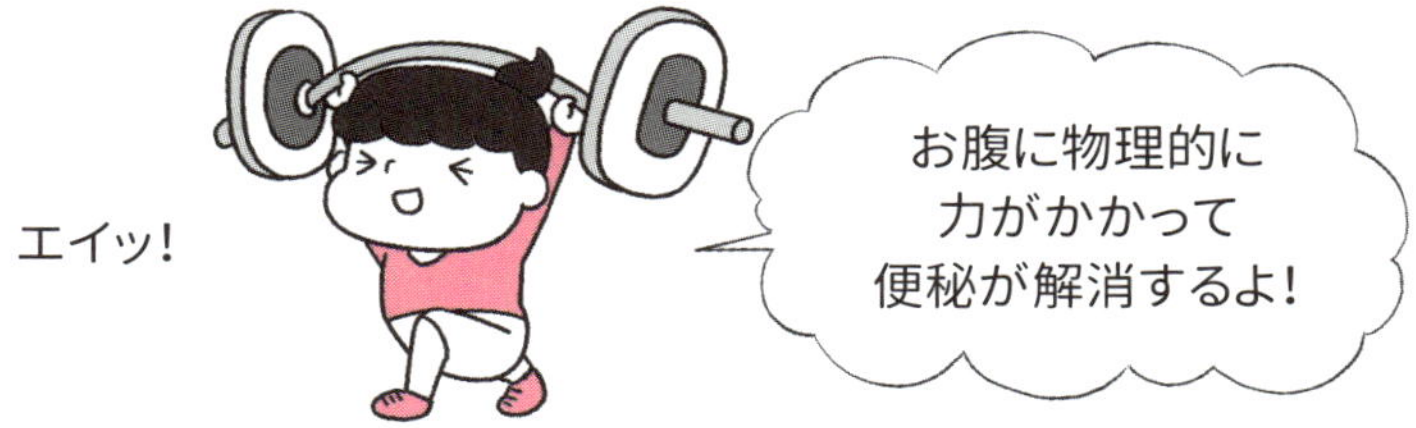
エイッ!
お腹に物理的に
力がかかって
便秘が解消するよ!

もういっちょ!

胆汁酸の分泌が亢進されて腸内細菌に影響を与える!

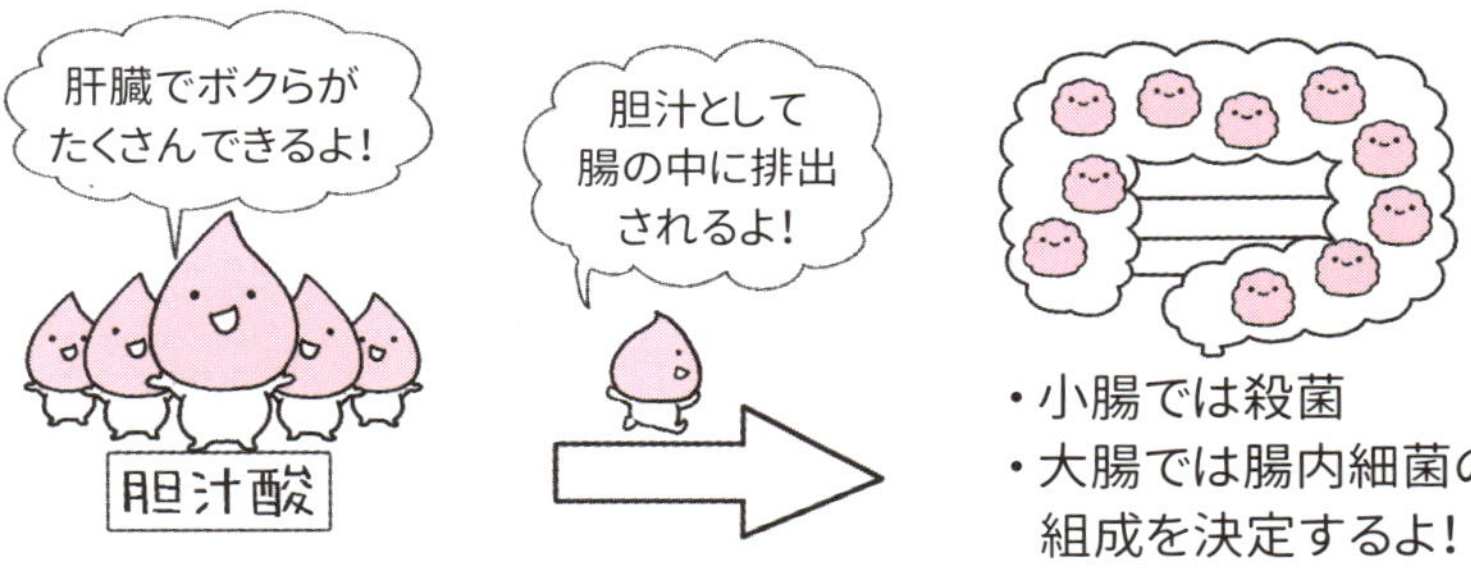
肝臓でボクらが
たくさんできるよ!
胆汁酸
胆汁として
腸の中に排出
されるよ!
・小腸では殺菌
・大腸では腸内細菌の
組成を決定するよ!

ク質の増加は、リーキーガットを防ぎ腸内環境を安定化させます。[4]

2つ目は腸管運動や腸管神経の活性化です。運動は大腸の通過時間を短縮し、消化管（GI）を通過するガスの移動を促進することが示されています。[5,6]腹部に物理的な力が加わるため、腸の内容物の混合や移動を促進します。運動することによって便秘が解消するだけで、腸内環境に大きな変化が出ます。

3つ目は運動が胆汁酸分泌を亢進することにより、腸内細菌に影響を与える可能性です。胆汁酸は肝臓でコレステロールから合成され、胆汁として腸の中に排出されます。胆汁酸には抗菌効果があり、小腸内の殺菌作用、大腸内の腸内細菌の組成を決定する重要な因子です。[7]高脂肪食は腸内の多様性を低下させますが、胆汁酸は脂肪の分解を促進するため、腸内細菌が処理する脂肪の量にも影響を与えることになります。

④ Am J Physiol Gastrointest Liver Physiol. 2006 16407590　⑤ J Neurogastroenterol Motil. 2012 22323989
⑥ Am J Med. 2004 15063815　⑦ Microorganisms. 2022 36144395

腸内細菌と筋肉を会話させる

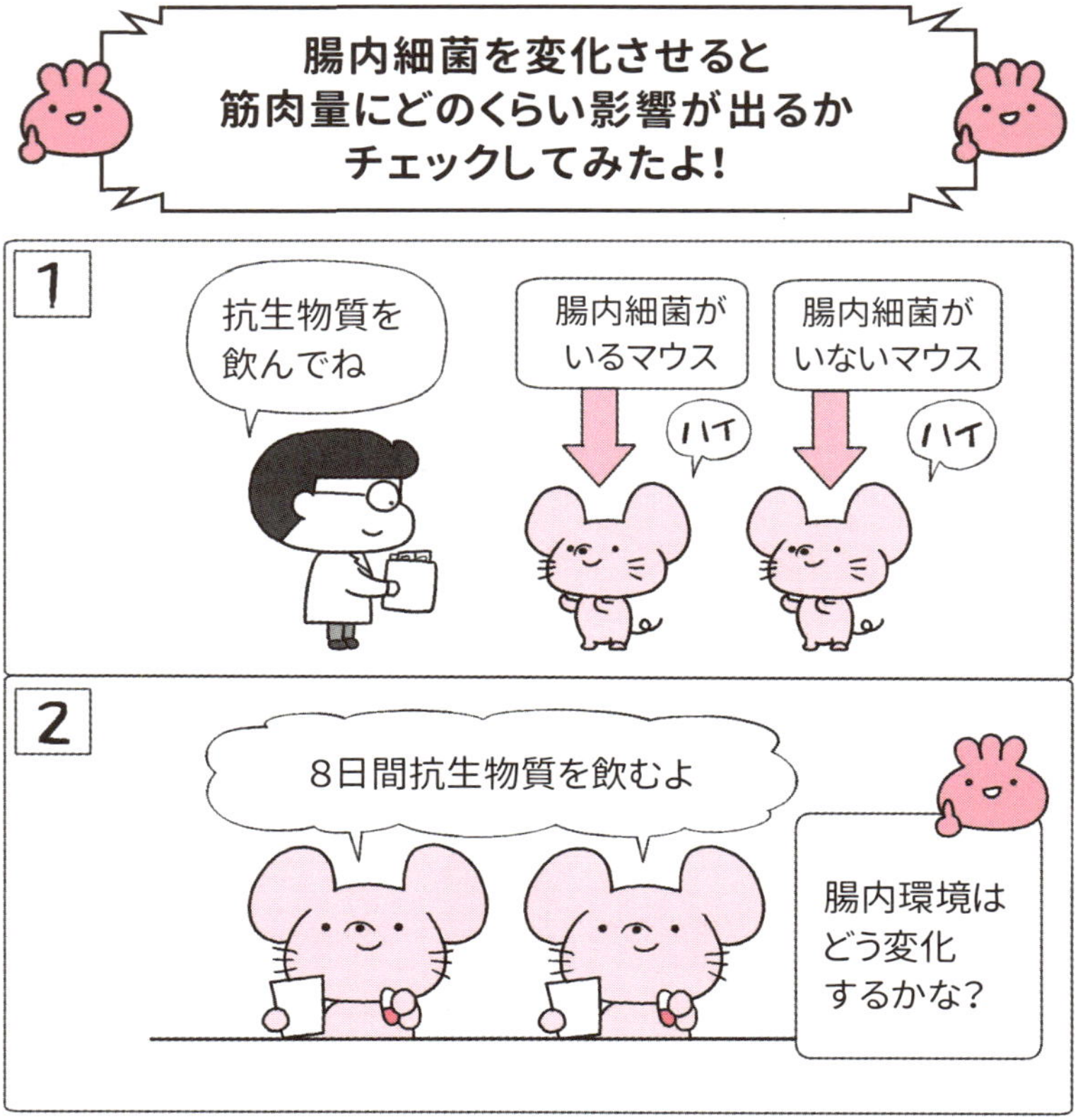

腸内細菌と筋肉に関係があると聞いて、本当かな？と思うかもしれません。年齢を重ねるにつれて筋肉は萎縮していきます。筋肉の萎縮は30歳を超えてから起こり始め、10年あたり3〜8％の筋肉が自然に失われていきます。このスピードは60歳を超えると加速度的に早まります。[1] 筋肉は血糖コントロールを行う重要な器官であるため、その萎縮は糖代謝、脂質代謝の悪化につながっていきます。筋肉の萎縮（サルコペニア）は全身の虚弱（フレイル）につながるため、いかに筋肉の萎縮を防ぐことができるかは公衆衛生上の大きな課題の一つになっています。

腸内細菌を変化させることが筋肉量に影響を与えるかをみたマウスの研究があります。[2] 8日間、抗生物質投与により腸内細菌を変化させることで体の組成が変わるかを見ました。使用する抗生物質は1剤のみ、もしくは複数の抗生物質の組み合わせが使われましたが、いずれの場合も測定で使用した足の筋肉の萎縮を認めました。

① Curr Opin Clin Nutr Metab Care. 2004 15192443　② PLoS One. 2022 35298489

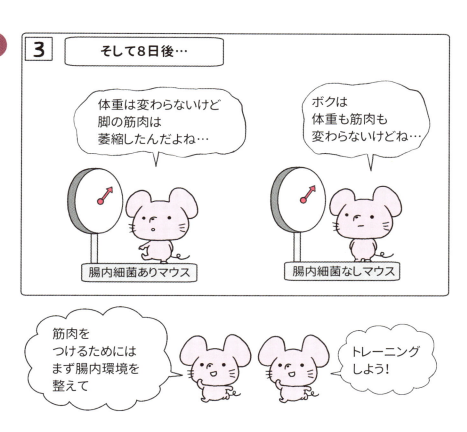

もともと腸内細菌がいない無菌マウスに抗生物質を投与しても筋肉量の変化は認められなかったことから、抗生物質が腸内細菌に影響を与えた結果、筋肉が萎縮したということになります。体重に変化がなくても、筋肉量は低下していました。家畜は出生直後から治療量以下の抗生物質で治療されると体重が増加することが知られています。そのような飼育をうけた家畜は体重は増えますが、筋肉の質は著しく悪いと考えられます。

腸内細菌叢は筋肉の成長と機能改善に必要な代謝産物を分泌して、筋肉と会話をし続けています。筋肉量を増やすには筋力トレーニングをすることが最も重要なことは間違いありませんが、腸内環境が乱れたままでは筋力は萎縮していくばかりです。

筋トレをして良い腸内細菌を育てる

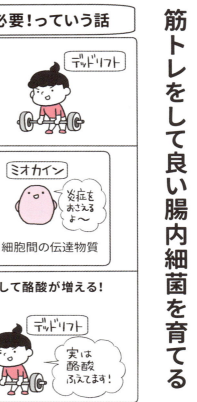

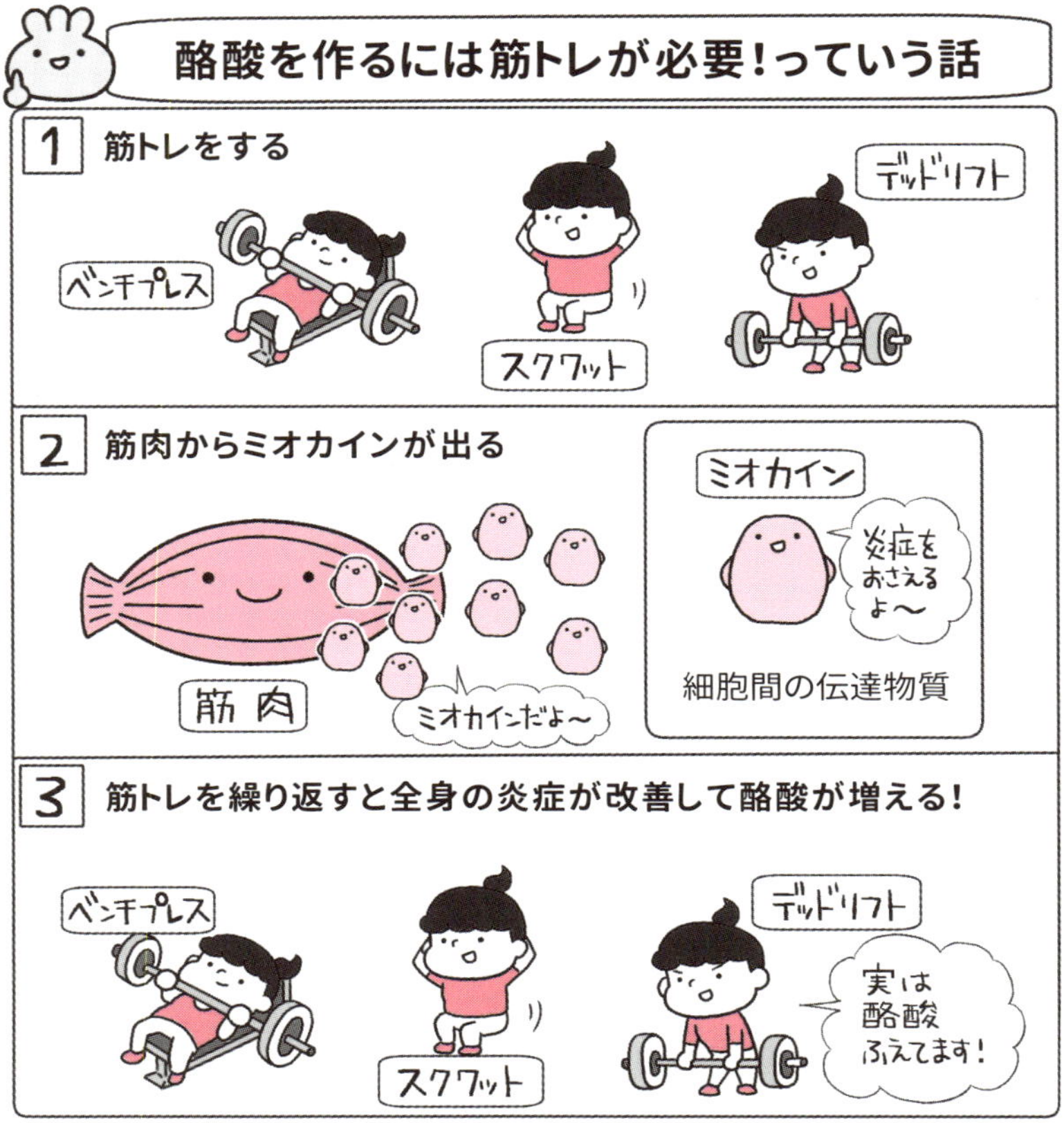
酪酸を作るには筋トレが必要！っていう話
1 筋トレをする
ベンチプレス
スクワット
デッドリフト
2 筋肉からミオカインが出る
筋肉
ミオカインだよ～
ミオカイン
炎症をおさえるよ～
細胞間の伝達物質
3 筋トレを繰り返すと全身の炎症が改善して酪酸が増える！
ベンチプレス
スクワット
デッドリフト
実は酪酸ふえてます！

健康的な腸内環境が作られれば、筋肉量が回復することを示唆する動物実験の研究があります[1]。無菌のマウスは通常マウスに比べて筋肉量が少なく、また筋肉組織のミトコンドリア機能が低下しています。しかしこの無菌マウスに短鎖脂肪酸を投与すると、筋肉が増加したのです。同様の結果が子豚の研究でも認められています[2]。このとき何が変化したのかを確認したところ、酪酸産生菌の割合が変化して筋肉を増大させていることがわかりました。

腸内細菌は、短鎖脂肪酸を使って筋肉に指令を与えています。特に酪酸は、筋肉細胞のミトコンドリアの機能を活性化して筋細胞の発育に影響を与えることがわかっています[3]。腸の中でいかに短鎖脂肪酸産生菌を増加させるかが、筋肉量を増加させる鍵になります。65歳以上のヒトを対象とした研究で示されていることは、筋肉量が正常な人とサルコペニアの人では、酪酸産生菌の割合が異なるということです[4]。

筋肉の萎縮を防ぐ一番の方法はもちろ

① Sci Transl Med. 2019 31341063　② Sci Rep. 2021 34045661　③ Pathog Dis. 2016 26500226
④ J Med Microbiol. 2018 29134939

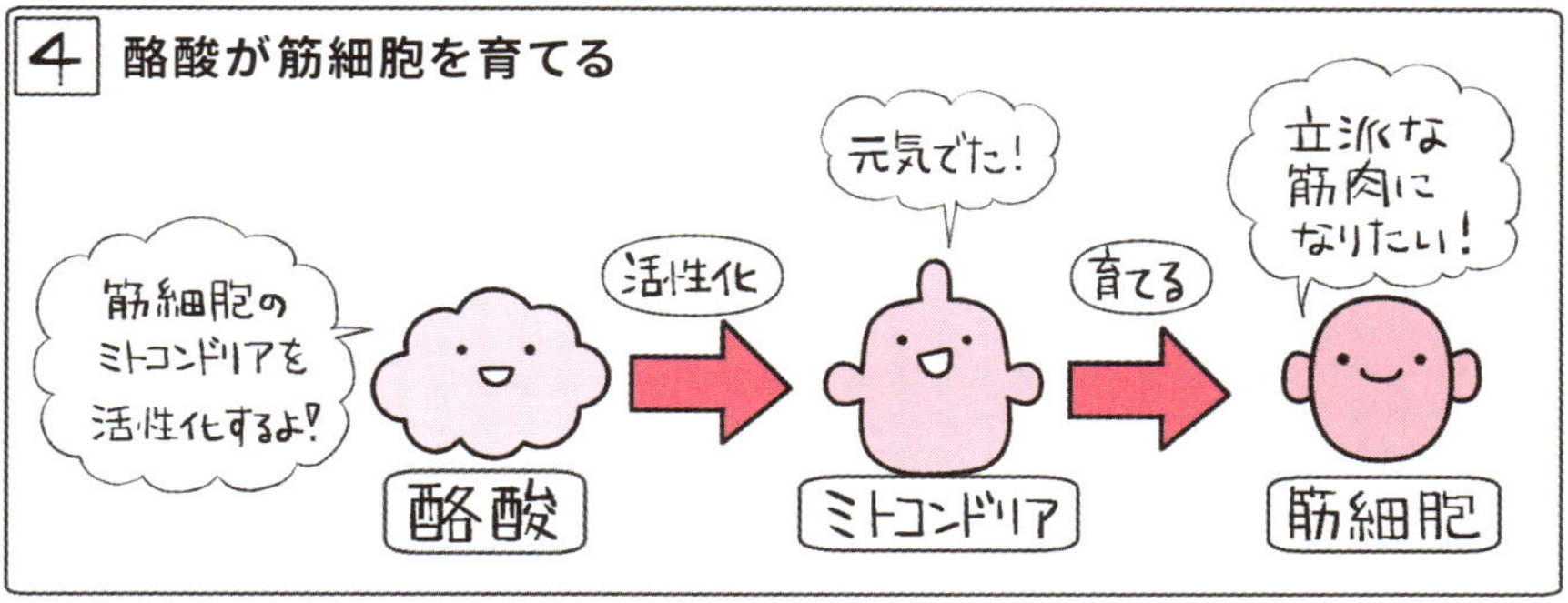

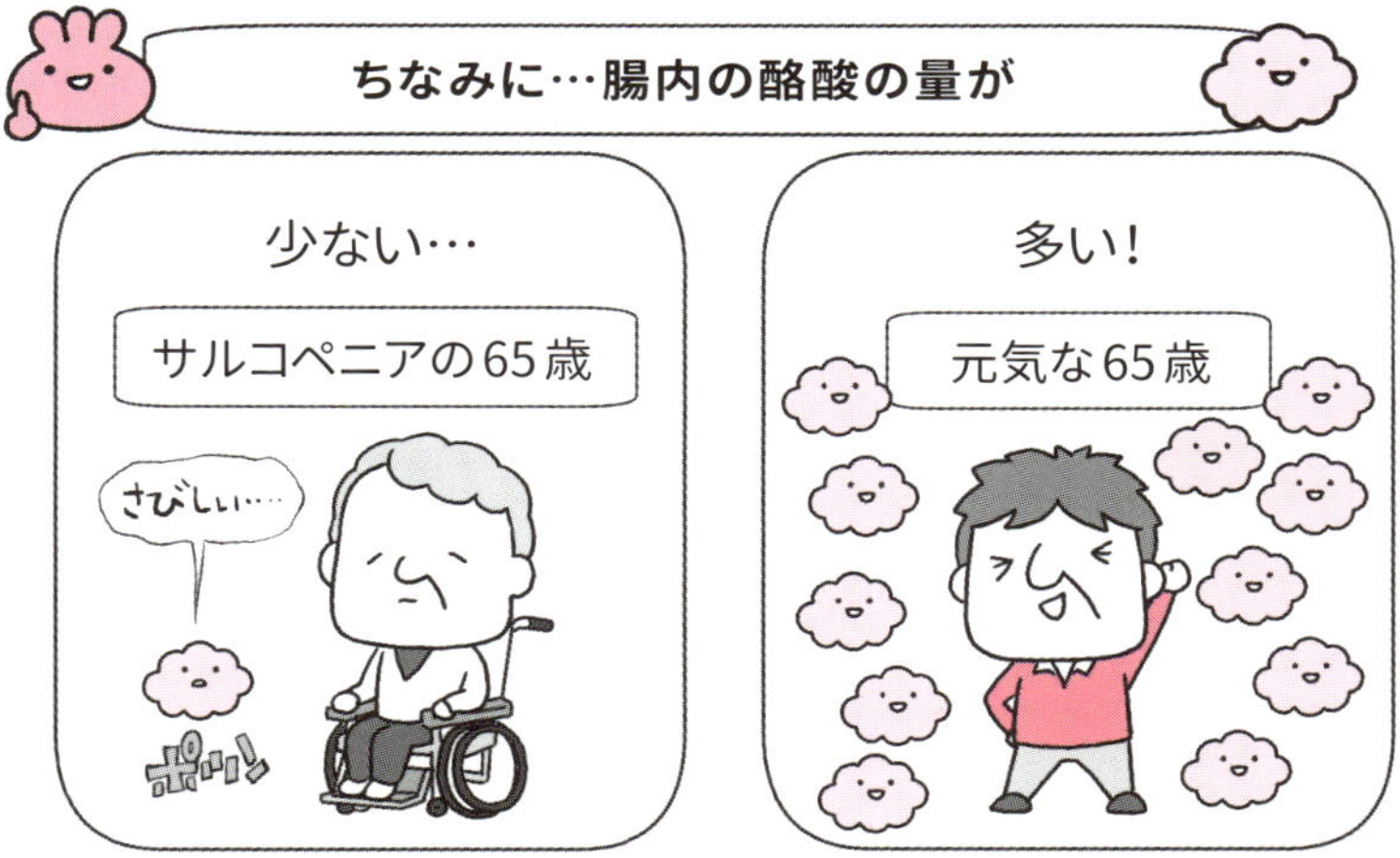

ん筋力トレーニングをすることです。筋力トレーニングをすることによってどのように腸内細菌が変わるのかを見た研究では、肥満気味の若い男女成人に6週間のベンチプレス、スクワット、デッドリフトの筋力トレーニングを週3回実施したところ、酪酸産生菌であるロゼブリア属の細菌が増加しました。筋肉の萎縮を防ぐために、腸内細菌に多くの酪酸などの短鎖脂肪酸を産生してもらわなくてはいけませんが、酪酸産生菌を増加させるために適度な筋力トレーニングをしなくてはいけません。筋力トレーニングはリーキーガットを改善する効果もあります。良い腸内環境、良い腸内細菌と筋力トレーニングは相互に相乗効果を発揮してくれるのです。

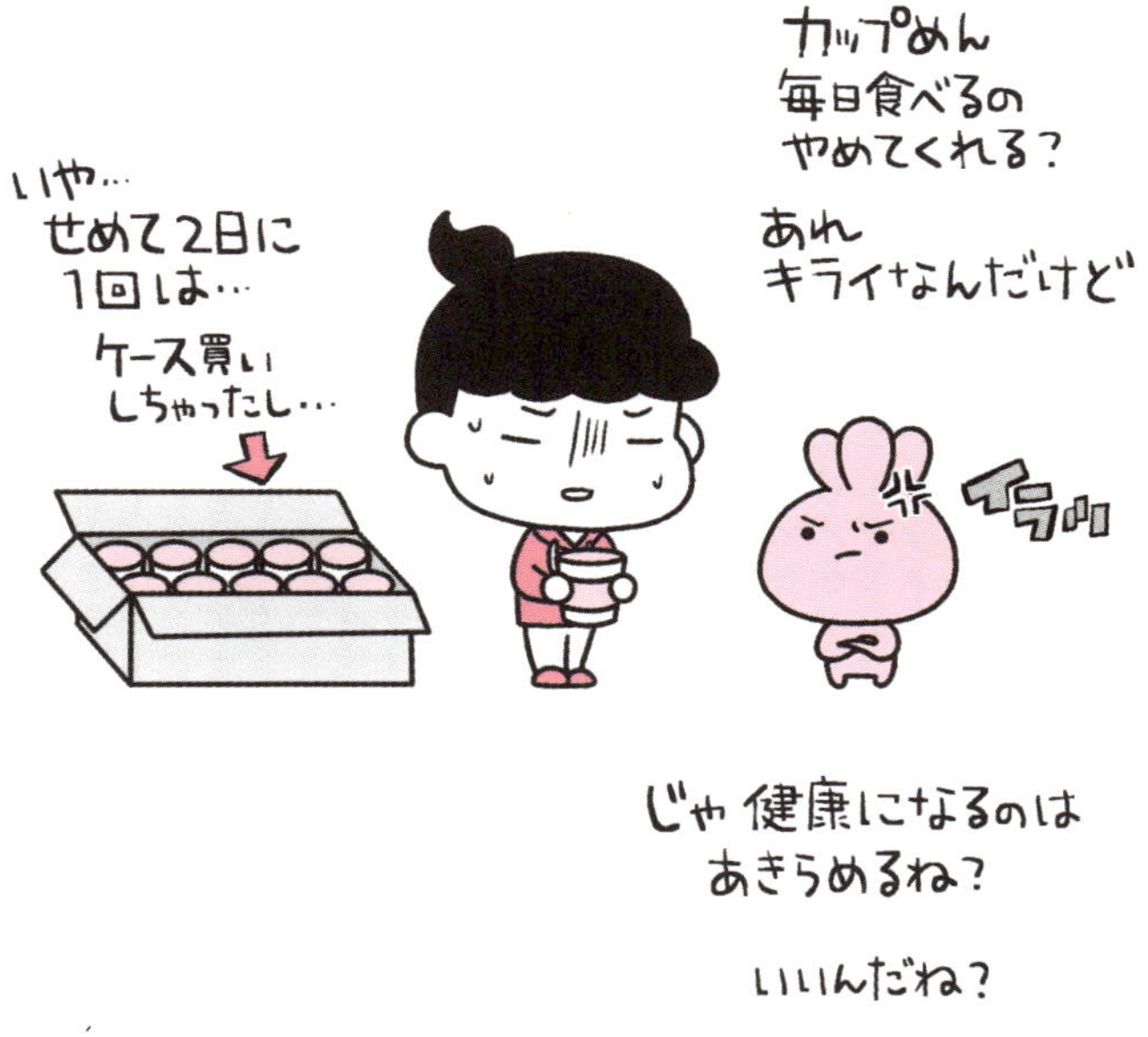
カップめん
毎日食べるの
やめてくれる？
あれ
キライなんだけど
いや…
せめて2日に
1回は…
ケース買い
しちゃったし…
イラッ
じゃ 健康になるのは
あきらめるね？
いいんだね？

実践編

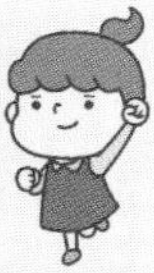

4章

腸内環境に良い食事、食生活

レモン水を飲む

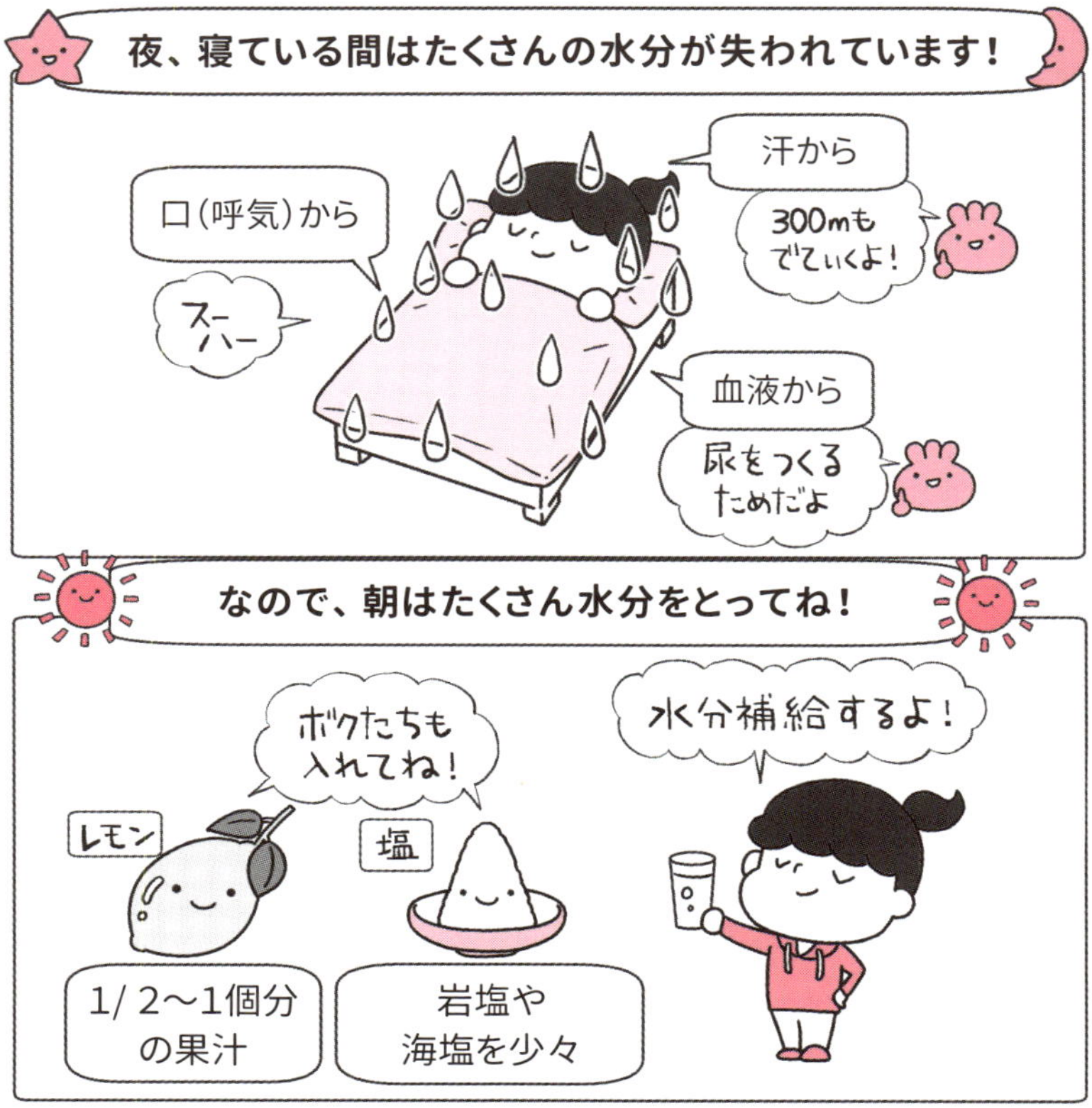

夜、寝ている間はたくさんの水分が失われています！
汗から
300mもでていくよ！
口（呼気）から
スーハー
血液から
尿をつくるためだよ
なので、朝はたくさん水分をとってね！
ボクたちも入れてね！
水分補給するよ！
レモン
塩
1/2〜1個分の果汁
岩塩や海塩を少々

人は朝起きた瞬間間違いなく脱水状態になっています。寝ている間に汗で３００mℓ以上水分が失われて、呼気からも水分が失われています。尿を作るためにも血液中の水分が使われます。そのために朝一番に３００〜５００mℓ程度の水を飲む習慣をつけて欲しいのですが、そのときにその水の中にレモンを入れて欲しいのです。レモンというとビタミンCかなと思うかもしれませんが、ビタミンCだけをみたらオレンジの方が含有量は多いです。レモンには糖の代謝を改善し、体をアルカリ性にしてくれるクエン酸も豊富に含まれています。

レモンなどの柑橘類に含まれるヘスペリジンとナリンギンなどのポリフェノールは、短鎖脂肪酸産生菌であるロゼブリア属の増加を示し、特に酢酸産生を増加させる効果があります。酢酸は、食欲を抑制する神経を刺激するため、適切な食事量になるように自然にコントロールしてくれます。[1]他にもレモンジュースは食事後の血糖値の上昇を抑えたり、[2]抗菌、抗ウイルス効

① Nutrients. 2021 34836169

こんなにスゴイ！ レモンの効果

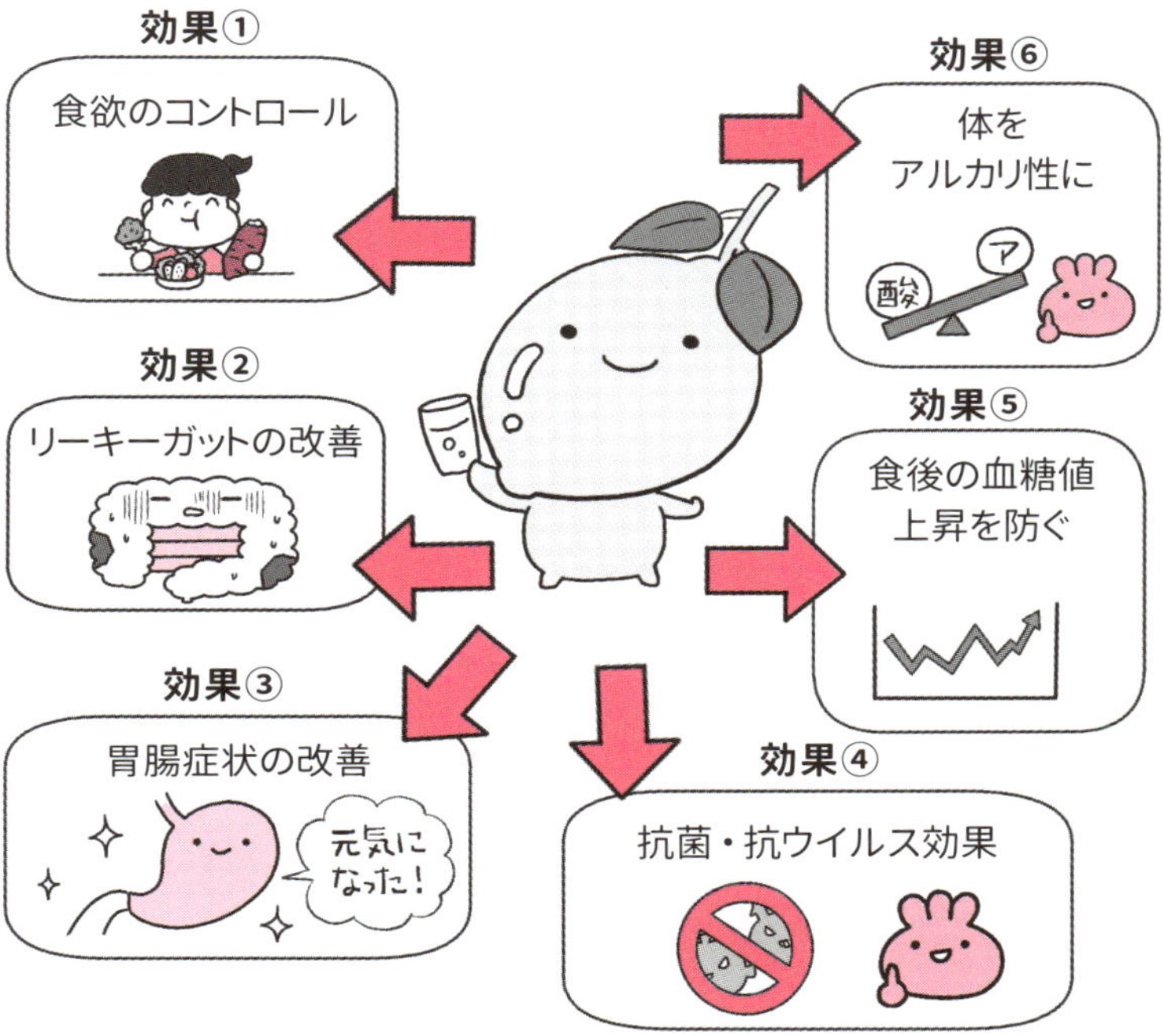
効果①
食欲のコントロール
効果②
リーキーガットの改善
効果③
胃腸症状の改善
元気になった！
効果④
抗菌・抗ウイルス効果
効果⑤
食後の血糖値上昇を防ぐ
効果⑥
体をアルカリ性に
酸
ア

果などもあります。[3] 胃腸症状の改善や、リーキーガットの改善なども報告されています。[4]

　レモンを搾って飲むというと、「精製したレモン果汁でもいいですか?」という質問をよく受けます。新鮮な絞りたてのレモン果汁でなければ、ビタミンC、酵素、ポリフェノールなどの様々な植物栄養素を十分に摂取することができません。極力生のレモン1／2～1個を搾って摂取してください。そのレモン水にリンゴ酢や、汗で失われている電解質の補給に少量の塩（岩塩や海塩）を加えることもおすすめです。冷たい水を飲むことが苦手な人は白湯でもかまいません。

② Eur J Nutr. 2021 32201919　③ Plants (Basel). 2020 31963590　④ Compr Rev Food Sci Food Saf. 2021 33443802

糖を制限する

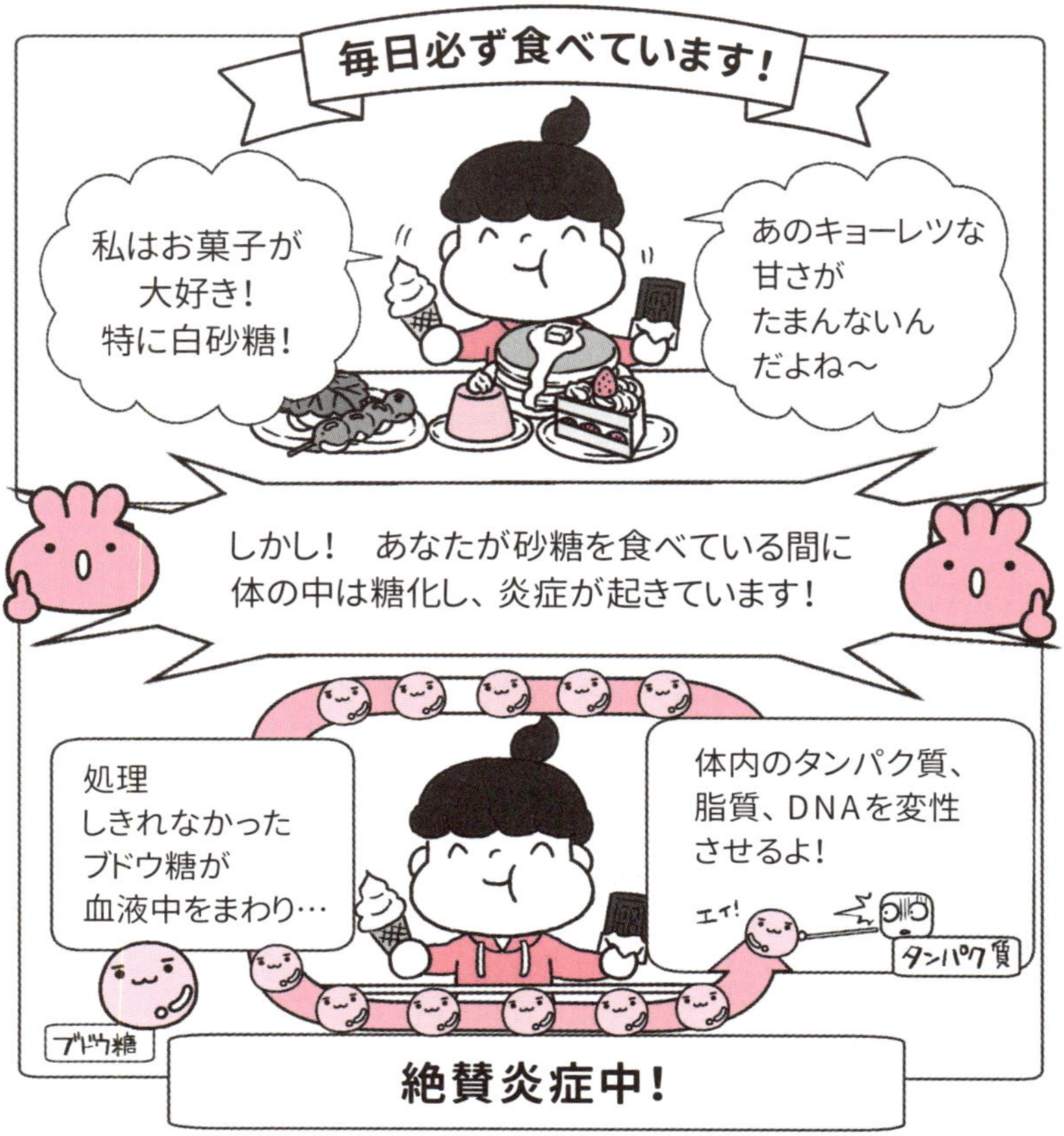
毎日必ず食べています！
私はお菓子が
大好き！
特に白砂糖！
あのキョーレツな
甘さが
たまんないん
だよね〜
しかし！　あなたが砂糖を食べている間に
体の中は糖化し、炎症が起きています！
処理
しきれなかった
ブドウ糖が
血液中をまわり…
体内のタンパク質、
脂質、DNAを変性
させるよ！
エイ！
タンパク質
ブドウ糖
絶賛炎症中！

腸内環境が悪化しているなという自覚がある人に最初に取り組んでもらいたいのは、精製された糖、砂糖や砂糖入りの加工食品の摂取を控えることです。現代人の多くは、自分の体が処理できる以上の糖質を摂取しているために、体が糖化しています。糖化とは、処理しきれなくなったブドウ糖が血液中を回っている間に、体内のタンパク質、脂質、DNAなどを変性させてしまうことで、体内に慢性の炎症を引き起こし慢性疾患発症の引き金となります。

体内の糖処理をする臓器は肝臓と筋肉ですが、様々な毒素処理で追われる肝臓と年々萎縮する筋肉の代謝能力の限界から、糖質処理ができていません。そのため現時点で処理できる糖質量に、最初は制限する必要があります。もちろん主食のお米を食べなければいけませんので、制限すべき糖質はスナックや清涼飲料水などになります。食事から入ってくる過剰な糖は炎症反応を誘導する腸内細菌を増大させます。[①]

糖を制限するといっても、極端な糖質制

① Cell. 2022 36041436

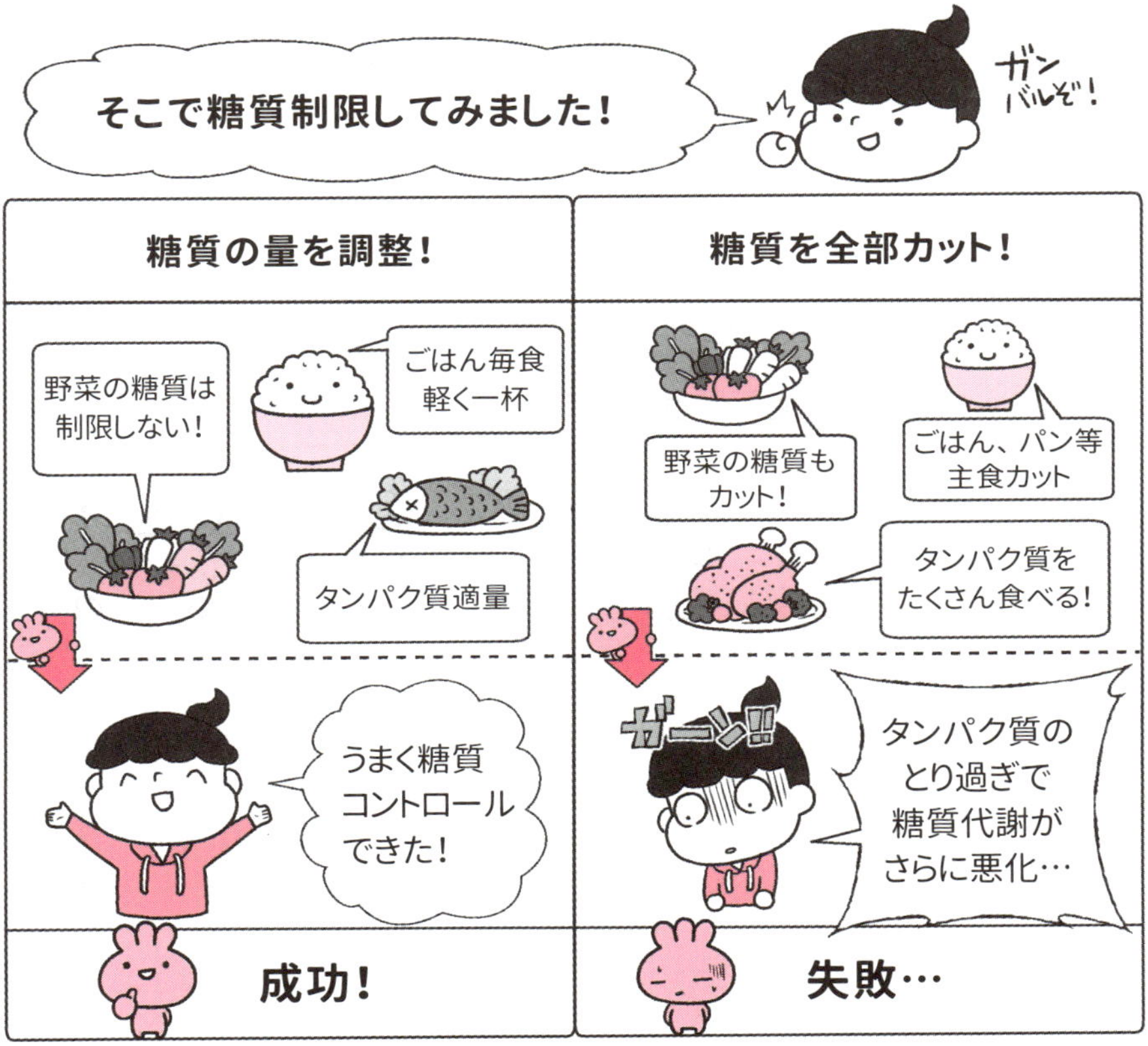

限、おやつはもちろんご飯やジャガイモ、ニンジン、カボチャなども全く食べないという食事はしてはいけません。こういった極端な食事をとる場合、その空腹感を満足させるためにタンパク質の過剰摂取をしがちです。タンパク質過剰摂取はインスリンというホルモンを刺激しますので、糖質代謝をさらに悪化させます。この状況で糖質制限の解除（多くは過剰に糖質をとり過ぎる）を行うと、食事制限前よりも代謝が悪化し極端な体重増加を招くことになります。大まかな目安としては、各食事ごとにお茶碗1杯のご飯をとること。多過ぎなければ糖質の多い野菜は制限をせずに糖質量をコントロールしてください。もちろんずっとこのような食事をするわけではありません。筋力トレーニングをして糖質代謝できる筋肉量を増やしていく必要があります。

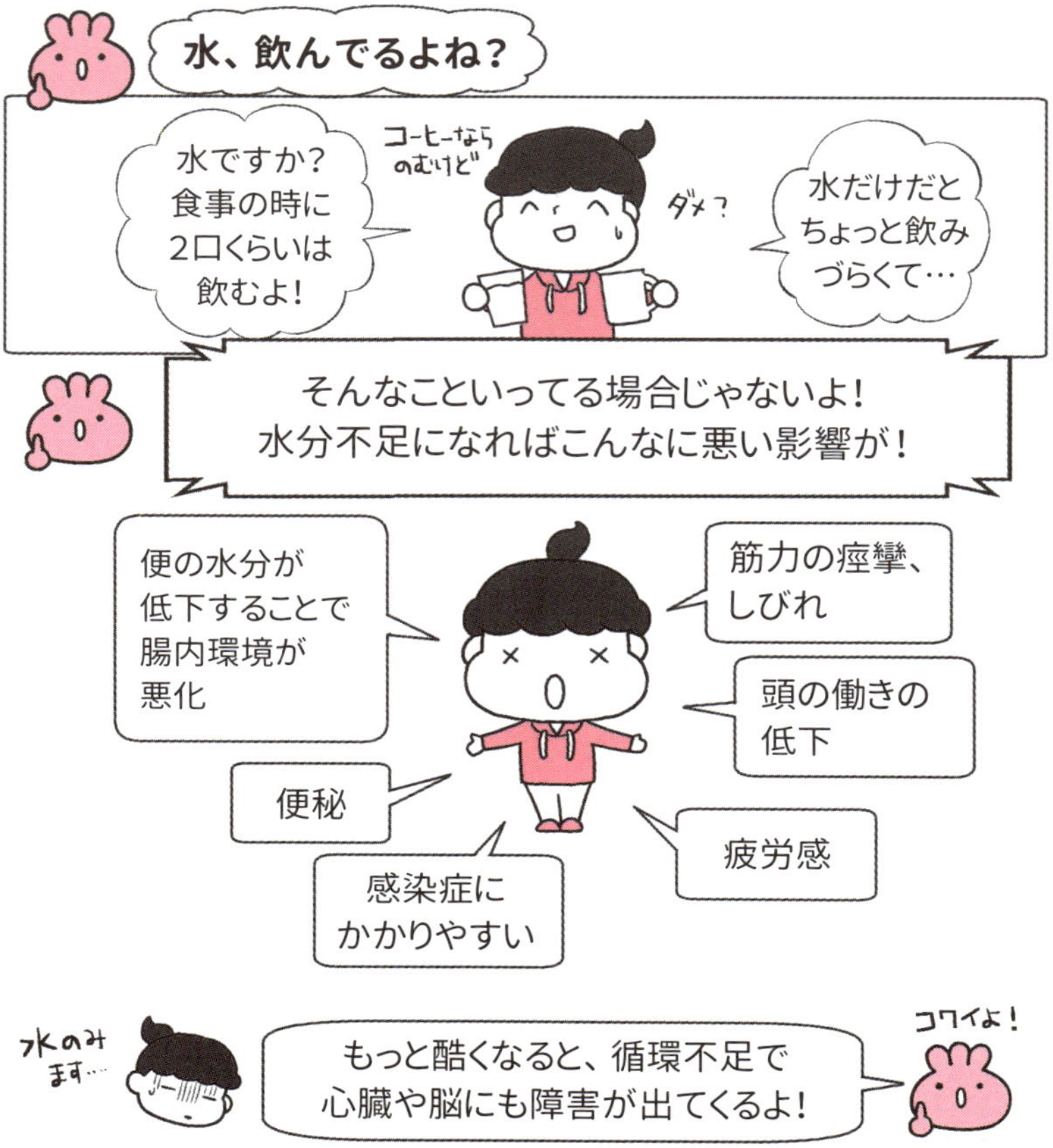

1日を通じて水を飲む

毎日水を飲んでいますか？　水分ではありません。緑茶でも紅茶でもコーヒーでもありません。純粋な水です。現代人は水の摂取が少なく、細胞が慢性的な水不足に陥っています。体内での水分の役割は、体の器官や関節などの組織の保護、栄養や酸素の運搬のほか、体温の調整や便、尿、汗を通じた老廃物の除去に必要です。水分が極端に不足すれば、循環不全で心臓や脳に障害が出ます。しかし水分が足りていないという程度であれば、体の機能を落としてなんとか維持しようとします。しかし筋肉の痙攣・しびれや頭の働きが低下したり、疲労感を感じたり、感染症にかかりやすくなったり、便秘したり何らかの不調は体に現れることになります。

慢性的に水分摂取量が少ない人は腸内環境が悪化します。1日を通じて水分摂取が少ない人と多い人を比較すると、少ない人はキャンピロバクターなどの病原菌が増加することが示されています。① もちろん水分摂取が少なければ、便に含まれる水

① J Nutr. 2022 34642755

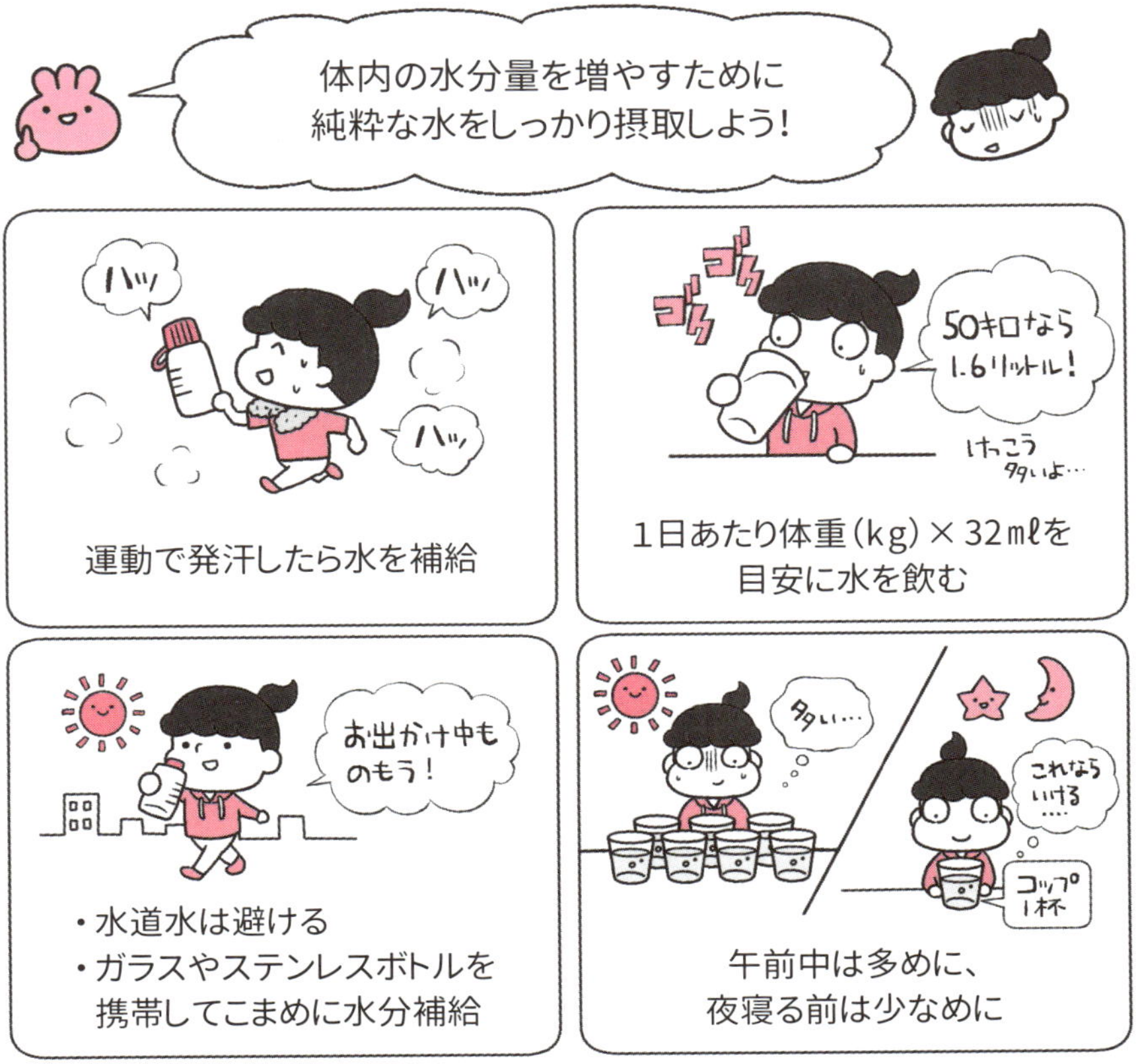
体内の水分量を増やすために
純粋な水をしっかり摂取しよう！
ハッ
ハッ
ハッ
運動で発汗したら水を補給
ゴクゴク
50キロなら
1.6リットル！
けっこう
多いよ…
1日あたり体重（kg）×32㎖を
目安に水を飲む
お出かけ中も
のもう！
・水道水は避ける
・ガラスやステンレスボトルを
携帯してこまめに水分補給
多い…
これなら
いける
….
コップ
1杯
午前中は多めに、
夜寝る前は少なめに

分も低下しますので便通が滞り、腸内環境が悪化しやすくなります。緑茶やコーヒーなどのカフェイン飲料は飲んでも尿量は増加しますが、細胞内の水分量の増加につながりません。同じく食事に含まれる水分も消化のために使われてしまうためにそれほど体内の水分量増加にはつながりません。そのため純粋な水を飲んでもらいたいのです。水分量は大まかに体重（kg）×32㎖、60kgの人は2Lぐらいを目安に1日かけて飲んでください。脱水気味の午前中は多めに、夜間寝る前にかけて少なくしていきます。もちろん運動したり、発汗が多い場合は追加で摂取します。飲む水は水道水は避けて、浄水した水を選択し、ガラスやステンレスのボトルを携帯してこまめに摂取できる環境を整備します。水分摂取する習慣がないと、食べない時間を長くとる間欠的ファスティングを実施することが難しくなります。

悪い油を避ける努力

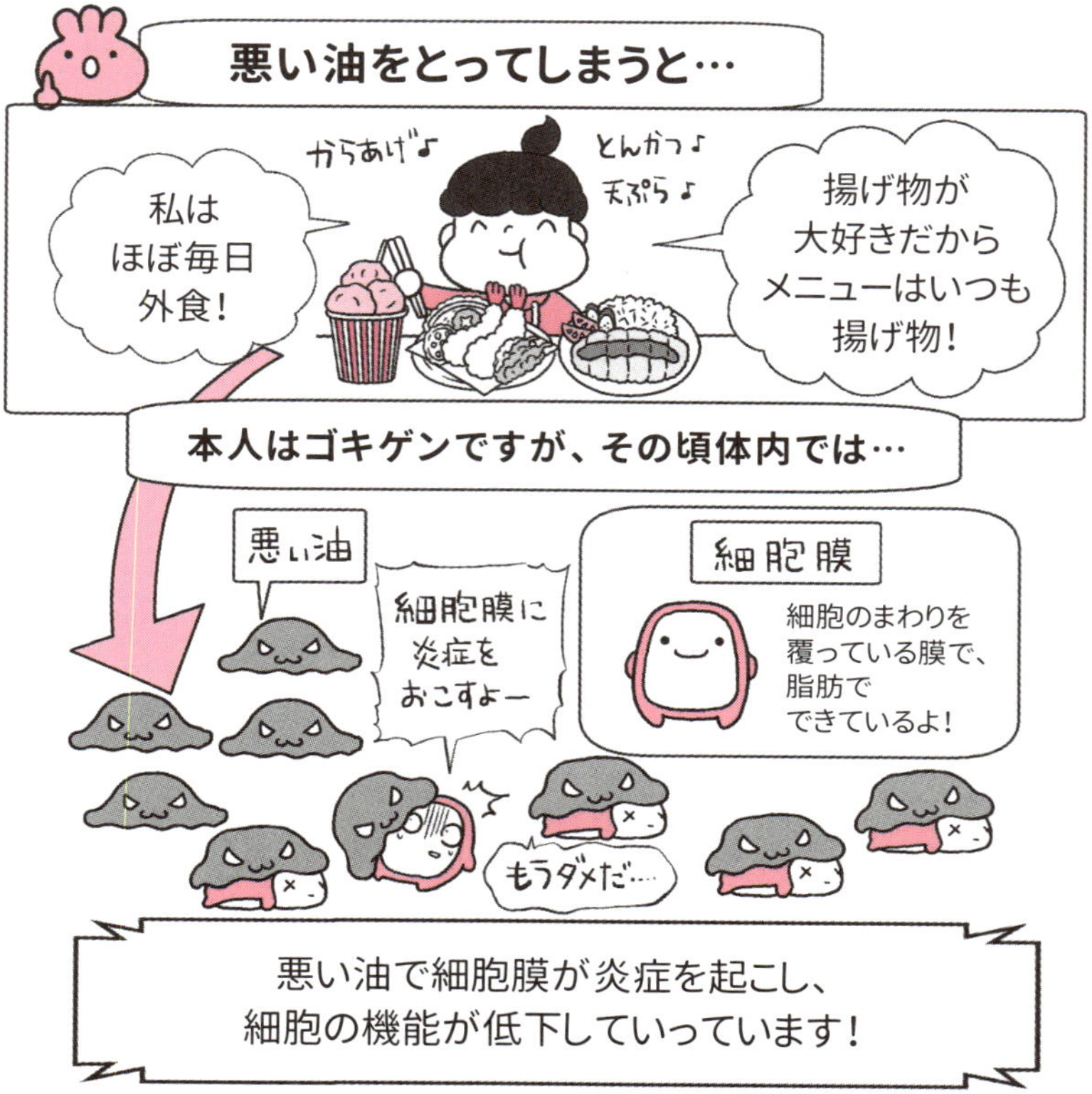
悪い油をとってしまうと…
からあげ♪
とんかつ♪
天ぷら♪
私は
ほぼ毎日
外食!
揚げ物が
大好きだから
メニューはいつも
揚げ物!
本人はゴキゲンですが、その頃体内では…
悪い油
細胞膜に
炎症を
おこすよー
細胞膜
細胞のまわりを
覆っている膜で、
脂肪で
できているよ!
もうダメだ…
悪い油で細胞膜が炎症を起こし、
細胞の機能が低下していっています!

40兆個近くあるといわれる私たちの細胞は細胞膜という膜に囲まれています。健康な細胞の細胞膜は弾力性に富み、酸素や栄養素をスムーズに細胞内に取り込み、老廃物、毒素を排出して細胞は元気な状態を保ちます。細胞膜はほとんどリン脂質と呼ばれる脂質で作られています。リン脂質を構成する脂質のおよそ半分は食事由来の脂質から構成されています。そのため食事中の脂質が炎症を起こしやすい脂質である場合、細胞膜で炎症が起こりやすくなり、細胞の機能が著しく低下します。

悪い脂質を摂取すると体の中で炎症が起こることはあまり意識されていません。そのためどのような脂質を選んで食べるかは私たちが想像している以上に細胞機能に影響を与えることを認識しなくてはいけません。

悪い脂質とは、劣化しやすい脂質です。その代表的なものは大豆油、ひまわり油、綿実油などの植物の種からできた油です。これらの油の主成分は多価不飽和脂肪酸

悪い脂質は劣化しやすい！

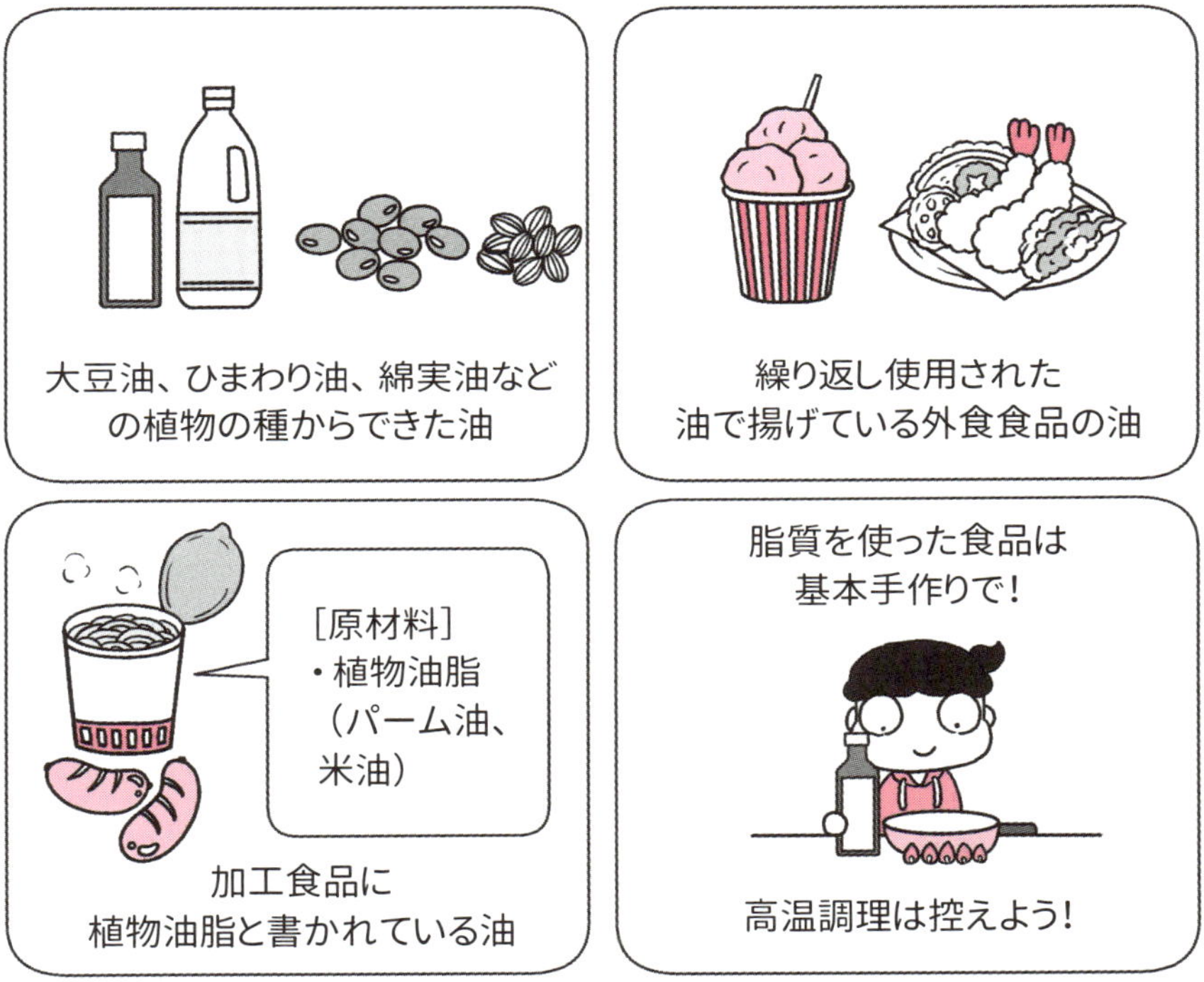
大豆油、ひまわり油、綿実油などの植物の種からできた油
繰り返し使用された油で揚げている外食食品の油
［原材料］
・植物油脂（パーム油、米油）
加工食品に植物油脂と書かれている油
脂質を使った食品は基本手作りで！
高温調理は控えよう！

といい、脂肪酸の中に複数の劣化しやすい部分を持っています。この劣化しやすい油をベースに私たちの細胞が作られると当然細胞機能は低下します。またこれらの油は工業的に作られる過程で、加熱、石油製品との混合、除去、漂白などの過程を経て、酸化物質が増加し、抗酸化物質が消失してしまっています。

　他にも加工食品に植物油脂と書かれている油（多くはパーム油）も劣化した油です。外食で食べる食品、お惣菜やお弁当で売られている食品の油は、コストを考えると繰り返し使用した油なので避けるべき油です。外食で揚げ物を食べることはかなりの健康リスクを口の中に入れる行為です。よって健康的な生活習慣を導くためには、初めは外食を避けるようにして、脂質を使った食品はすべて手作りの食品のみ、しかも油が劣化するような高温調理をなるべく控える必要があります。

良い脂質を積極的にとる

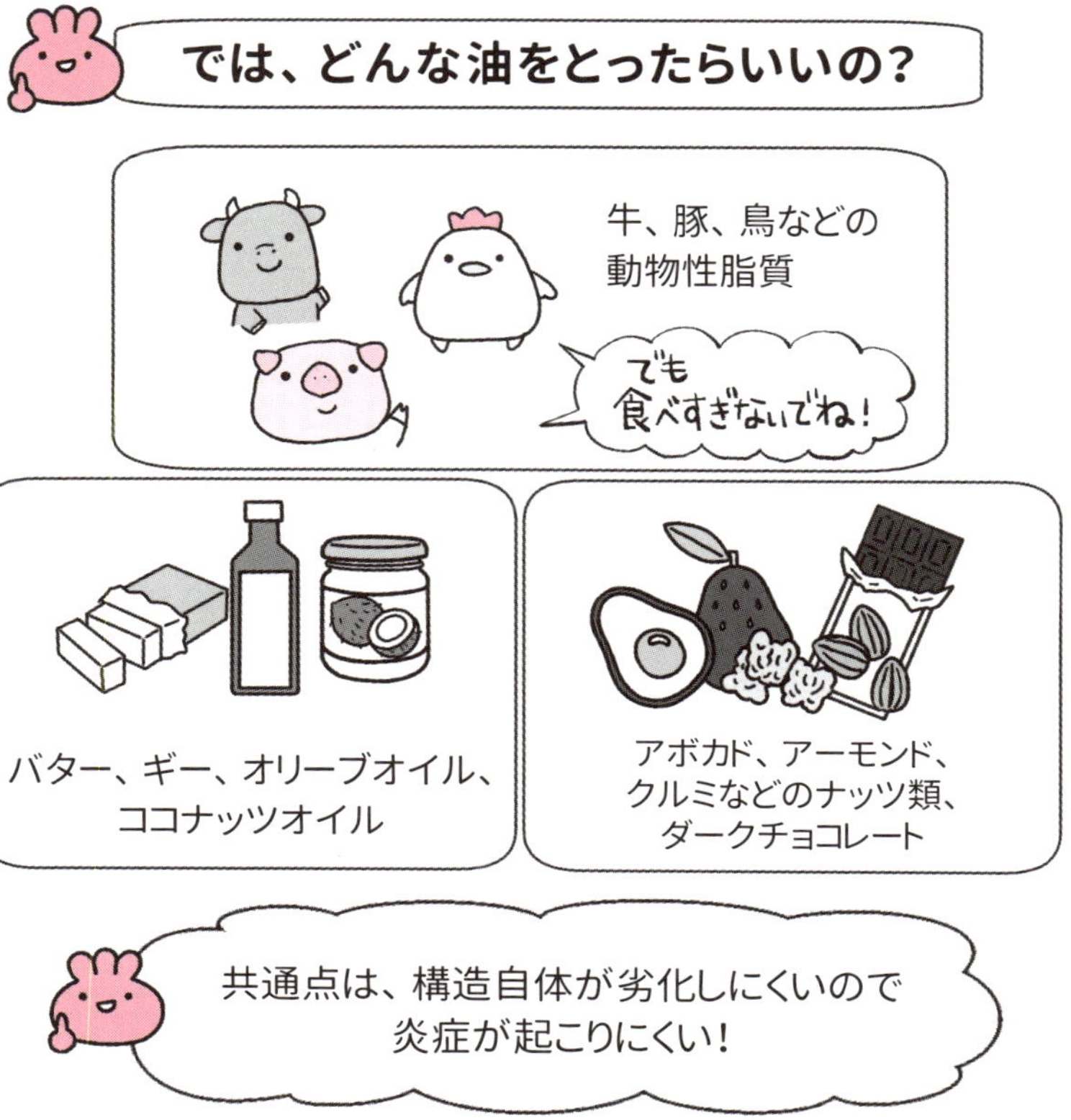
では、どんな油をとったらいいの？
牛、豚、鳥などの
動物性脂質
でも
食べすぎないでね！
バター、ギー、オリーブオイル、
ココナッツオイル
アボカド、アーモンド、
クルミなどのナッツ類、
ダークチョコレート
共通点は、構造自体が劣化しにくいので
炎症が起こりにくい！

それでは摂取すべき脂質とはどんなものでしょうか？　それは牛、豚、鳥などの動物性の脂質、バター、ギー（バターから乳糖、タンパク質を取り除いたもの）、オリーブオイル、ココナッツオイル、魚などの脂質です。またアボカドやアーモンド、クルミなどのナッツ類、ダークチョコレートも良質な脂質です。これらの脂質の共通点は、構造自体が劣化しにくくなっているため炎症を起こしにくいのです。

動物性の脂質に関しては、以前はコレステロールが多く心臓病のリスクが上がることを懸念してなるべく摂取しないことが推奨されましたが、現在では明確に否定されています。ただ現在では牛、豚、鶏は大豆やトウモロコシなどから作られた飼料を与えられていることが多く、植物油脂の割合が多くなっていることは事実です。そのため牛、豚、鶏の肉を過剰に摂取すると、植物油脂を大量にとったことと同様になります。動物性の肉は過剰に摂取しないように気をつける必要があります。草を食べ

オススメはオリーブオイル！

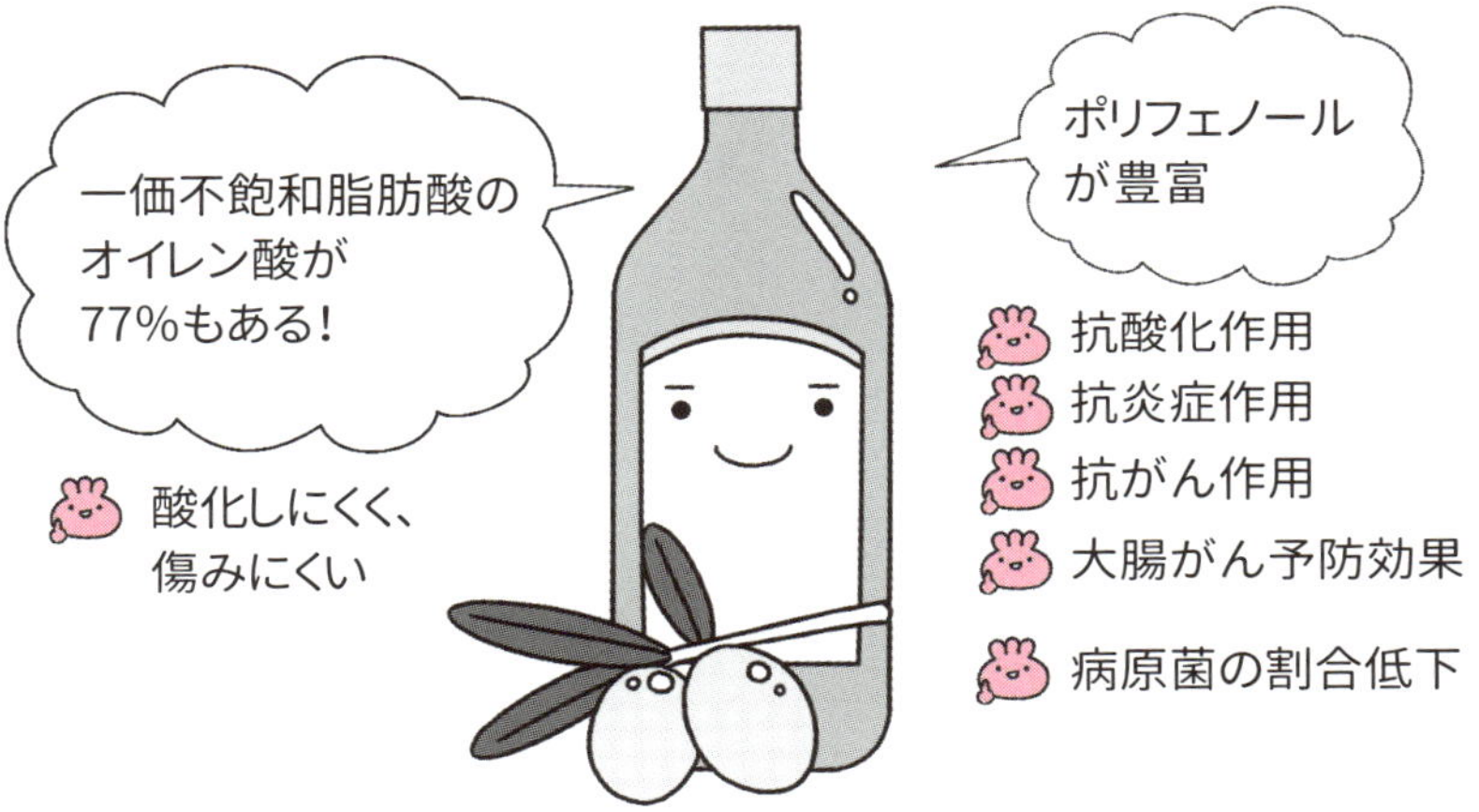
オリーブオイル
一価不飽和脂肪酸のオイレン酸が77%もある！
ポリフェノールが豊富
抗酸化作用
抗炎症作用
抗がん作用
大腸がん予防効果
病原菌の割合低下
酸化しにくく、傷みにくい

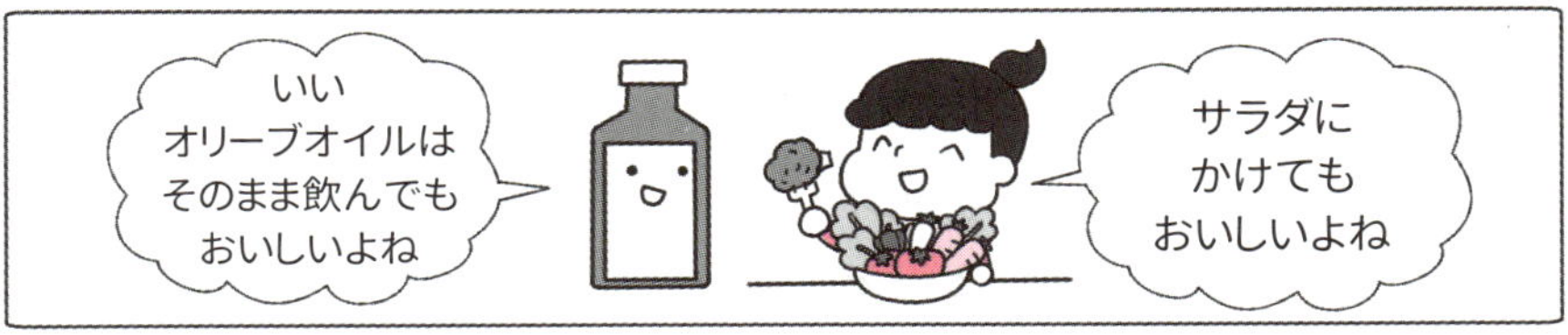
いいオリーブオイルはそのまま飲んでもおいしいよね
サラダにかけてもおいしいよね

て育った牛（グラスフェッド牛）の肉であれば、炎症が起こりにくい脂質割合となっているので問題ありません。同様に魚は天然の物を選択し、穀物を餌としている養殖の魚は避けるべきです。天然の魚は若干値段が高いですが、良質な脂質（オメガ3脂肪酸：EPA、DHA）が摂取できる健康上のメリットを考えれば投資する価値があります。

特に摂取してほしい脂質はオリーブオイルです。オリーブオイルの脂質は一価不飽和脂肪酸のオレイン酸が77%を占めており、酸化しにくく傷みにくい油です。抗酸化作用を持つポリフェノールも豊富に含まれており、抗炎症効果、抗がん効果など様々な健康上のメリットがあることが知られます。オリーブオイルのポリフェノールにより有害な作用を示す腸内細菌の割合が低下すること、ポリフェノール自身のがん抑制効果による大腸がんの予防効果も期待されています。[①]

① Nutrients. 2022 36145125

小麦を食べていいかはチェックしてから

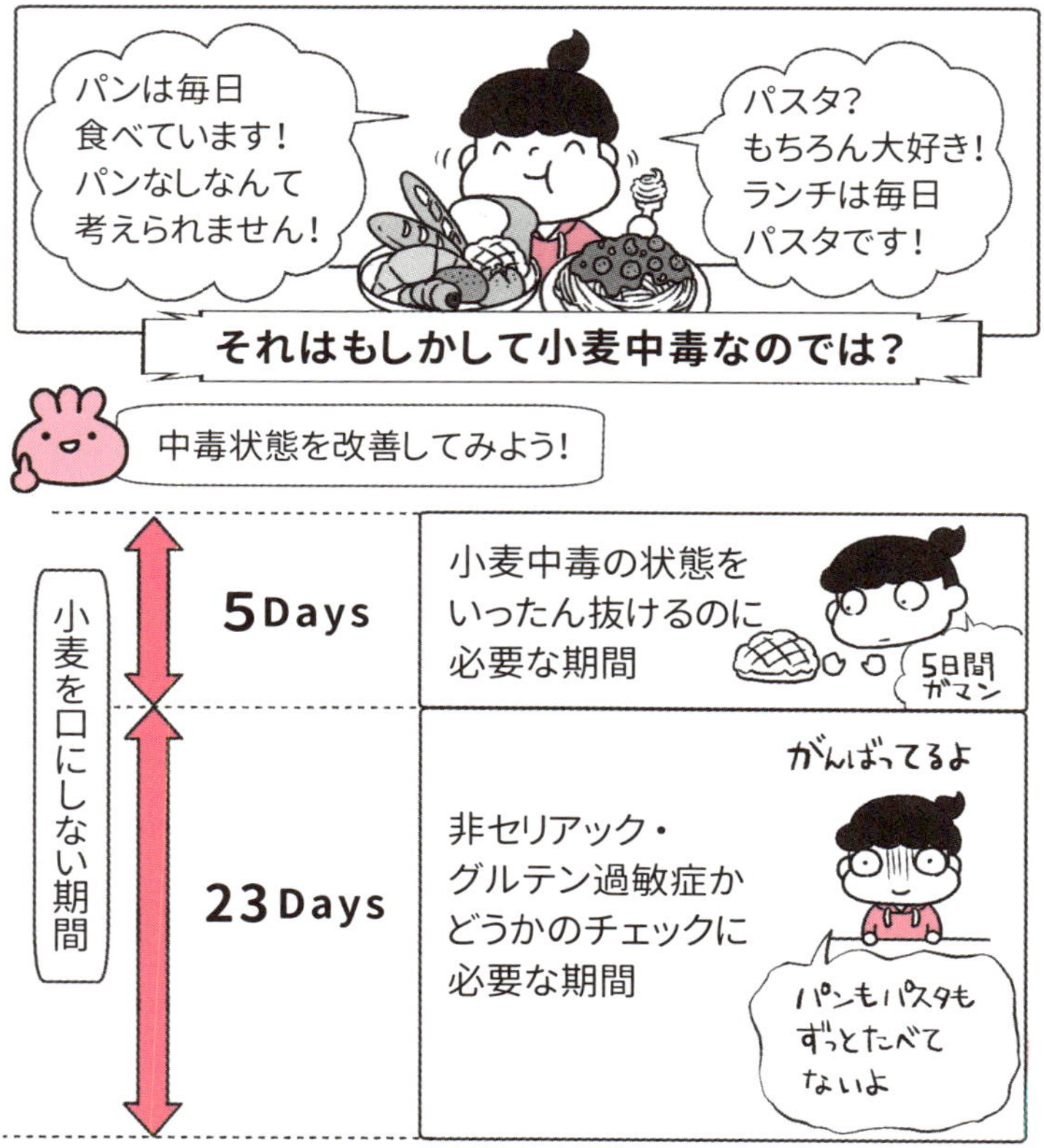

小麦が良くないといわれても、やっぱり我慢できない。パン食べたい、パスタ食べたいという人は多いと思います。小麦は脳の報酬系という部位に作用するため、食べる度に幸福感を感じます。そのため繰り返し食べたくなるという一種の中毒状態を作ってしまいます。実際小麦が刺激する脳の部位は麻薬を使用したときと同じ部位です。そのため小麦も麻薬のように強制的に断つ期間を作らないと、決して中毒症状は改善されません。

　麻薬と違って小麦中毒を一旦抜けるには5日程度とらないだけで十分です。しかしこの5日間は決して小麦を口にしてはいけないので、実施することはかなり気合いをいれないとできません。パンやパスタだけでなく、お菓子類、プロテインバー、ソバ（多くは小麦入り）、よく見てみると醤油やドレッシングにも入っています。この5日間を抜けることができれば、その期間をなんとか28日まで延長します。その理由は非セリアック・グルテン過敏症ではないかを

非セリアック・グルテン過敏症とは？

グルテンを摂取すると、以下の症状が生じます

腸の症状
- 腹部膨満感
- 腹痛
- 下痢
- 吐き気

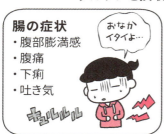

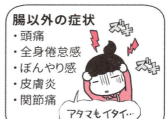

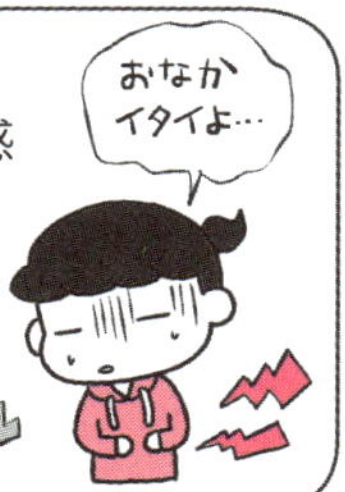
おなかイタイよ…
キュルルルル

腸以外の症状
- 頭痛
- 全身倦怠感
- ぼんやり感
- 皮膚炎
- 関節痛

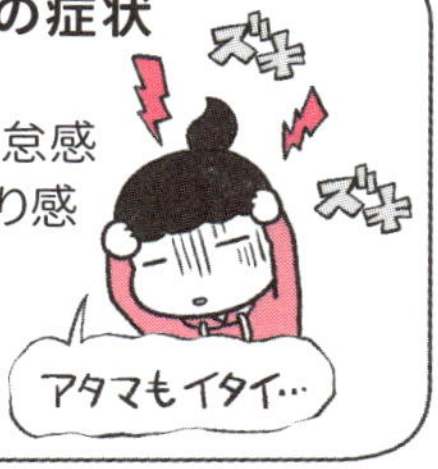
ズキ
ズキ
アタマもイタイ…

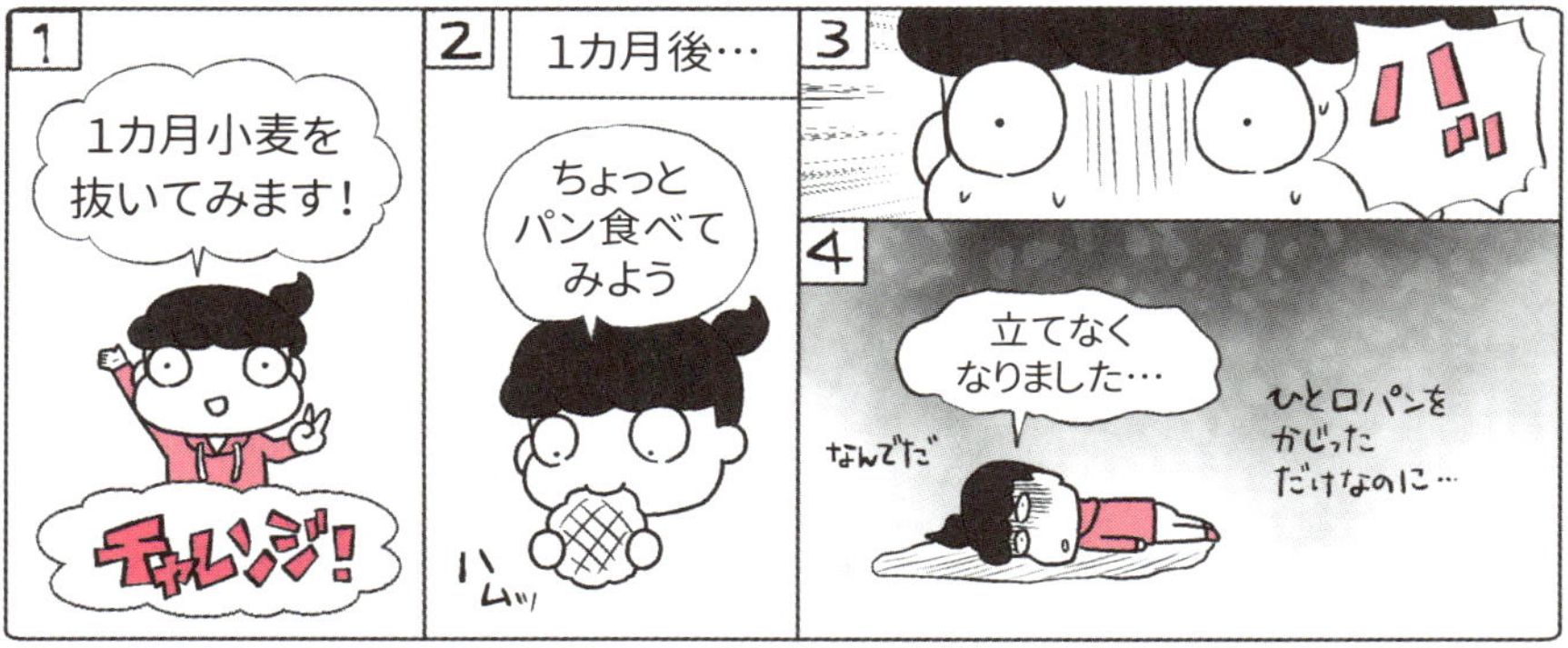
1
1カ月小麦を抜いてみます！
チャレンジ！
2
1カ月後…
ちょっとパン食べてみよう
ハムッ
3
ハ
ッ
4
立てなくなりました…
なんでだ
ひと口パンをかじっただけなのに…

1カ月小麦を抜いてみて調子が悪くなったら摂取は控えよう！

確認するためです。

非セリアック・グルテン過敏症とは、グルテンを摂取すると腸の症状（腹部膨満感、腹痛、下痢、吐き気）や腸以外での症状（頭痛、全身倦怠感、ぼんやり感、皮膚炎、関節痛）が生じるもので、セリアック病※のような明らかなグルテン不耐症ではない人です。欧米では10％程度といわれていますが、僕自身が多くの人の反応を見る限り、日本人でも30～40％はグルテンを摂取すると調子が悪くなります。ただし、小麦を食べ続けていると判定できません。しかし1カ月小麦製品を抜いてみて、再度食べてみると強く反応が出ます。毎日パンを食べていた人が、1カ月後パンをひとかじりしただけで、3日立ち上がれなかった人もいました。自分は小麦を摂取して大丈夫なのかをまず判定し、問題なければ適度に摂取できます。しかし食べて調子が悪くなる人は、どんなに食べたくても小麦摂取を控えなくてはいけません。

※2章 P56参照

加工食品を避ける

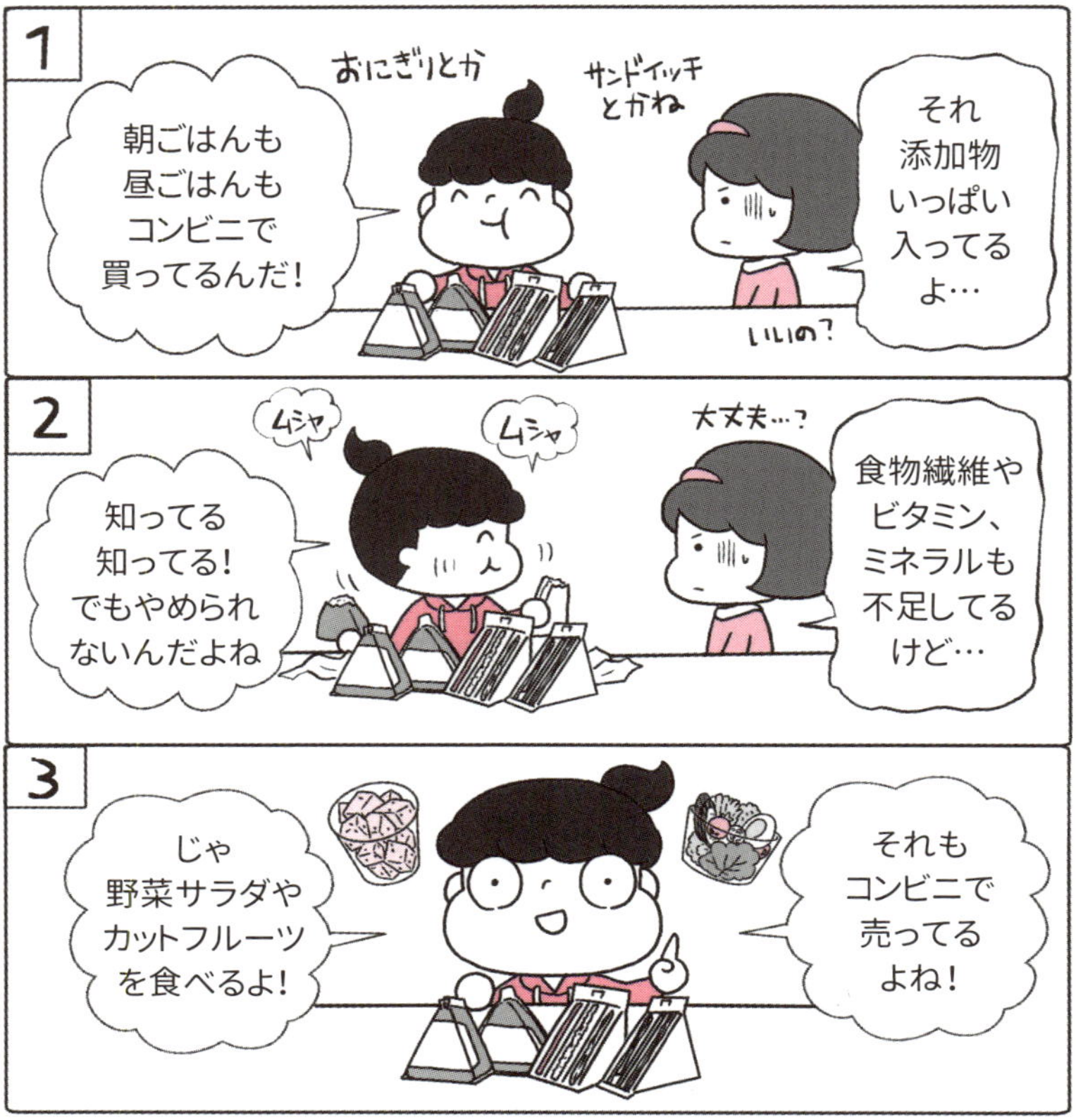
1
朝ごはんも
昼ごはんも
コンビニで
買ってるんだ!
おにぎりとか
サンドイッチとかね
それ
添加物
いっぱい
入ってる
よ…
いいの?
2
知ってる
知ってる!
でもやめられ
ないんだよね
ムシャ
ムシャ
大丈夫…?
食物繊維や
ビタミン、
ミネラルも
不足してる
けど…
3
じゃ
野菜サラダや
カットフルーツ
を食べるよ!
それも
コンビニで
売ってる
よね!

朝食や昼食はいつもコンビニ食品という人が増えています。サンドイッチやおにぎり、おやつ、コンビニのお弁当、冷凍食品やレトルト食品ばかり食べていると、いつも腸の中に大量の食品添加物を入れていることになります。加工食品は、食物繊維、ビタミン、ミネラルなどの有益な栄養素の含有量が不十分です。問題は添加物がいくら入っていても人工的な風味、食感に心地よさを感じるため、僕たちの味覚のセンサーで異常を検知できません。そのため知らず知らずのうちに大量に体の中に入れてしまいます。超加工食品は食品企業が綿密な戦略をもって開発している製品です。ヒトはどのような味に至福の喜びを感じるのか?を研究しつくした商品です。一度癖になると、食べることをやめられません。

多くの人が野菜、果物の摂取量が少なく、もっと食べなければいけないことがわかっています。コンビニやスーパーでカットされた野菜サラダや果物を買う人が増えていますが、これらのサラダやカットフルー

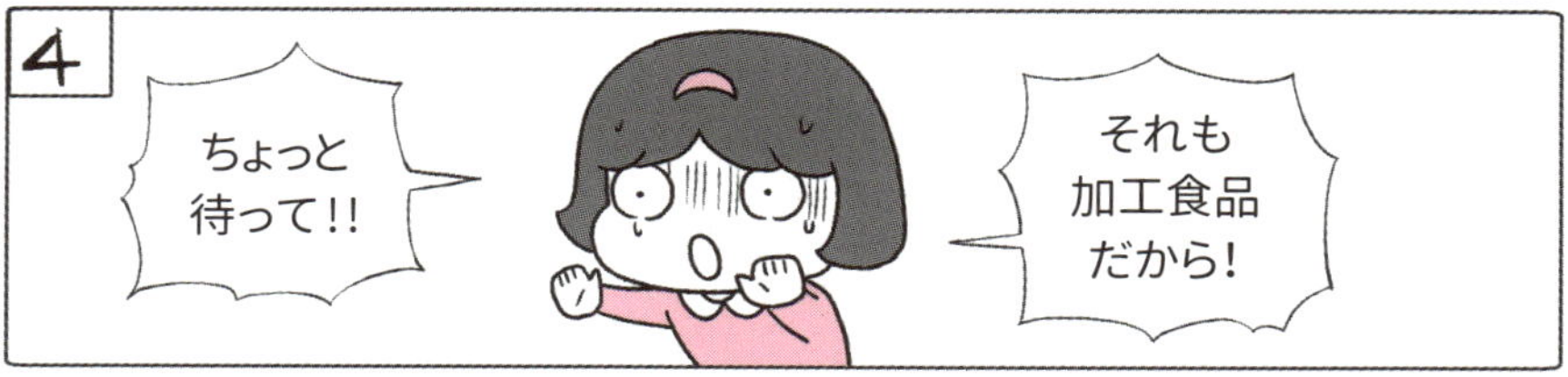
4
それも
加工食品
だから！
ちょっと
待って!!

コンビニサラダもカットフルーツも加工食品！

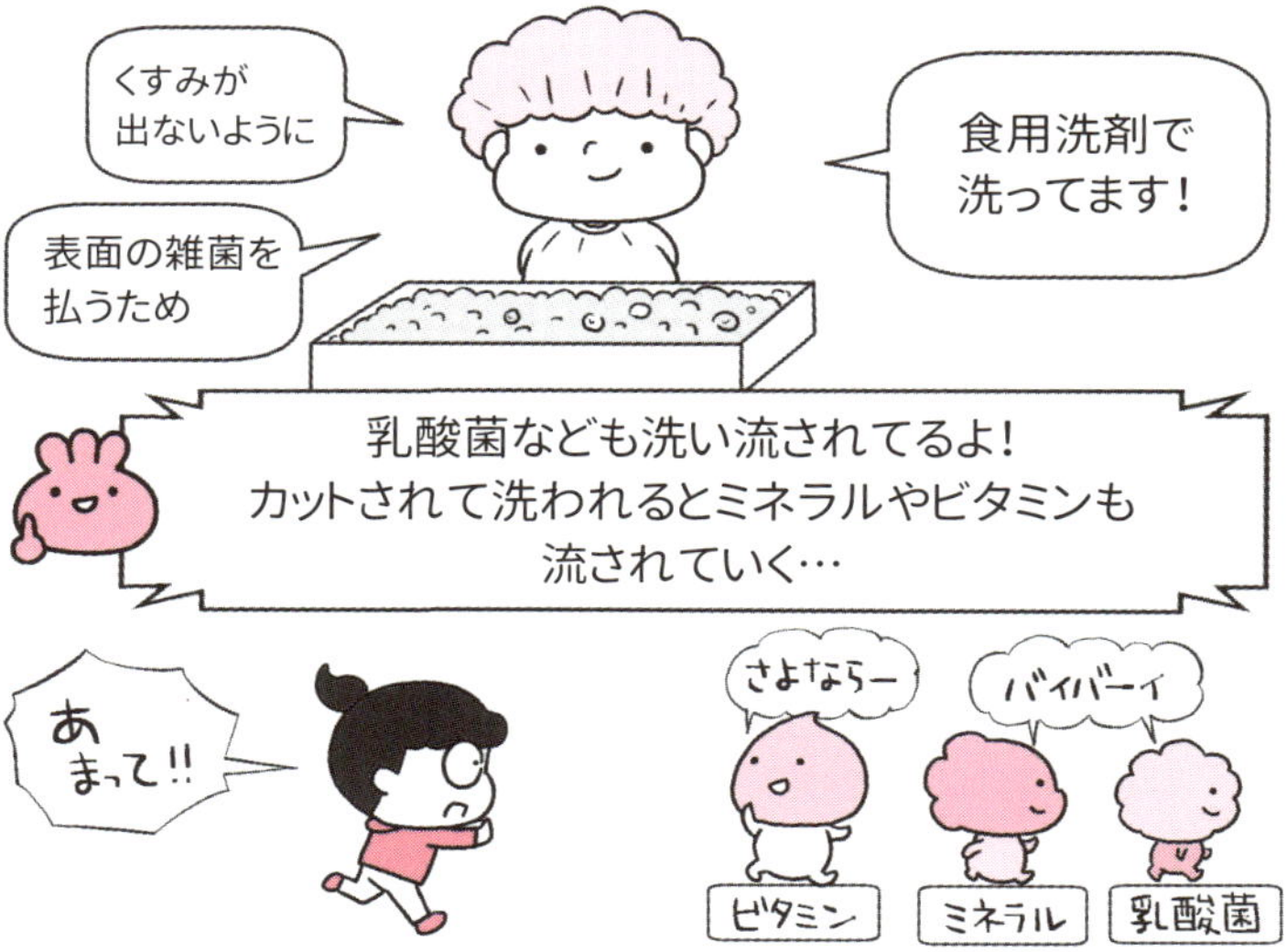
食用洗剤で
洗ってます！
くすみが
出ないように
表面の雑菌を
払うため
乳酸菌なども洗い流されてるよ！
カットされて洗われるとミネラルやビタミンも
流されていく…
あ
まって!!
さよならー
バイバーイ
ビタミン
ミネラル
乳酸菌

ツが加工食品であることを理解できていますか？　コンビニサラダやカット果物は色のくすみが出ないように、よく洗浄されます。表面の雑菌を払うために食用の洗剤が使用されています。野菜の表面には乳酸菌などの自然の菌がついていますが、それらは洗い流されてしまっています。さらにカットされて洗浄されると、ミネラルやビタミンが流出してしまっています。添加物がたっぷり入ったドレッシングと一緒に食べると、体にとってマイナスの食品になってしまいます。

　コンビニなどで購入するサラダは、実際のスーパーでの野菜の値段に比べるとかなり割高です。30歳から59歳の日本人データでは食事に占める加工食品の割合は38・2％にも上ります。外食を少なくすること、コンビニのお弁当やスーパーのお惣菜はどうしても時間がないときの緊急利用にとどめるべきです。食事は極力自宅で準備したものを食べることは健康にも良いし、お財布にもやさしくなります。

プロバイオティクスを日本の発酵食品からとる

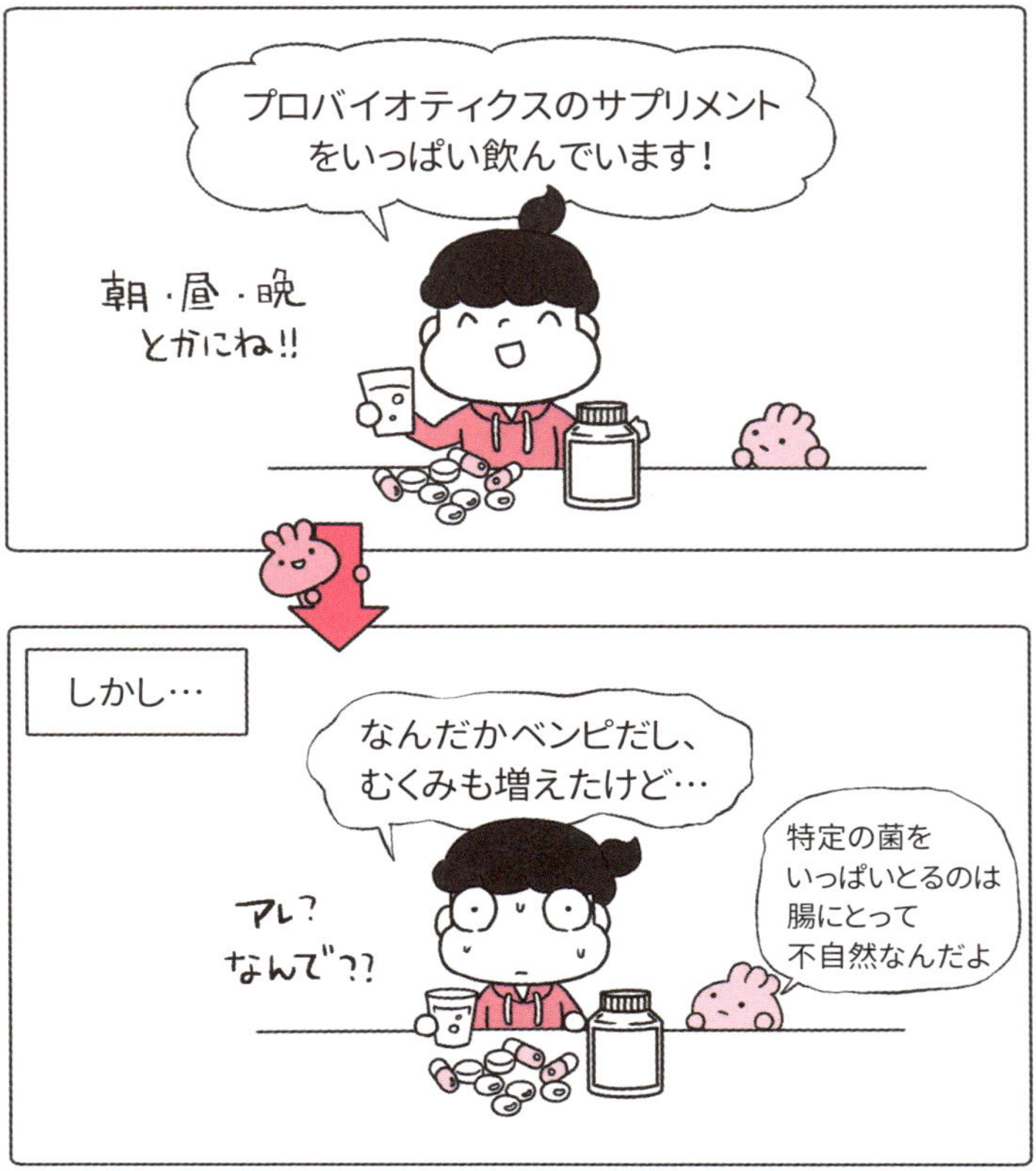
プロバイオティクスのサプリメントをいっぱい飲んでいます！
朝・昼・晩とかにね!!
しかし…
なんだかベンピだし、むくみも増えたけど…
アレ？なんで？？
特定の菌をいっぱいとるのは腸にとって不自然なんだよ

一般に乳酸産生菌はヒトに対して良い働きをするためプロバイオティクスと呼ばれています。プロバイオティクスは、研究ではヒトに対して様々な健康を発揮することが報告されています。[①]

しかしこのプロバイオティクスをサプリメントとして摂取するのはおすすめしません。研究で有効であると認められた菌のみを大量に投与する方法は腸にとっては不自然な行動です。元来ヒトはプロバイオティクスという概念ではなく、様々な微生物の働きによって保存食となった発酵食品をとることによって自然に体にとって良い菌を摂取してきました。もし体にとって悪い菌であれば、自然に食べなくなってきたはずです。すなわち日本で昔から食べられてきている発酵食品は歴史の淘汰、歴史の証明を受けてきた食品です。いくら良いと実験結果が示したとしても、日本人に対して長期的な影響は時間が経過しないとわからないのです。プロバイオティクスは確実にヒトの免疫に影響を与える菌です。それが

① Cureus. 2022 36514580

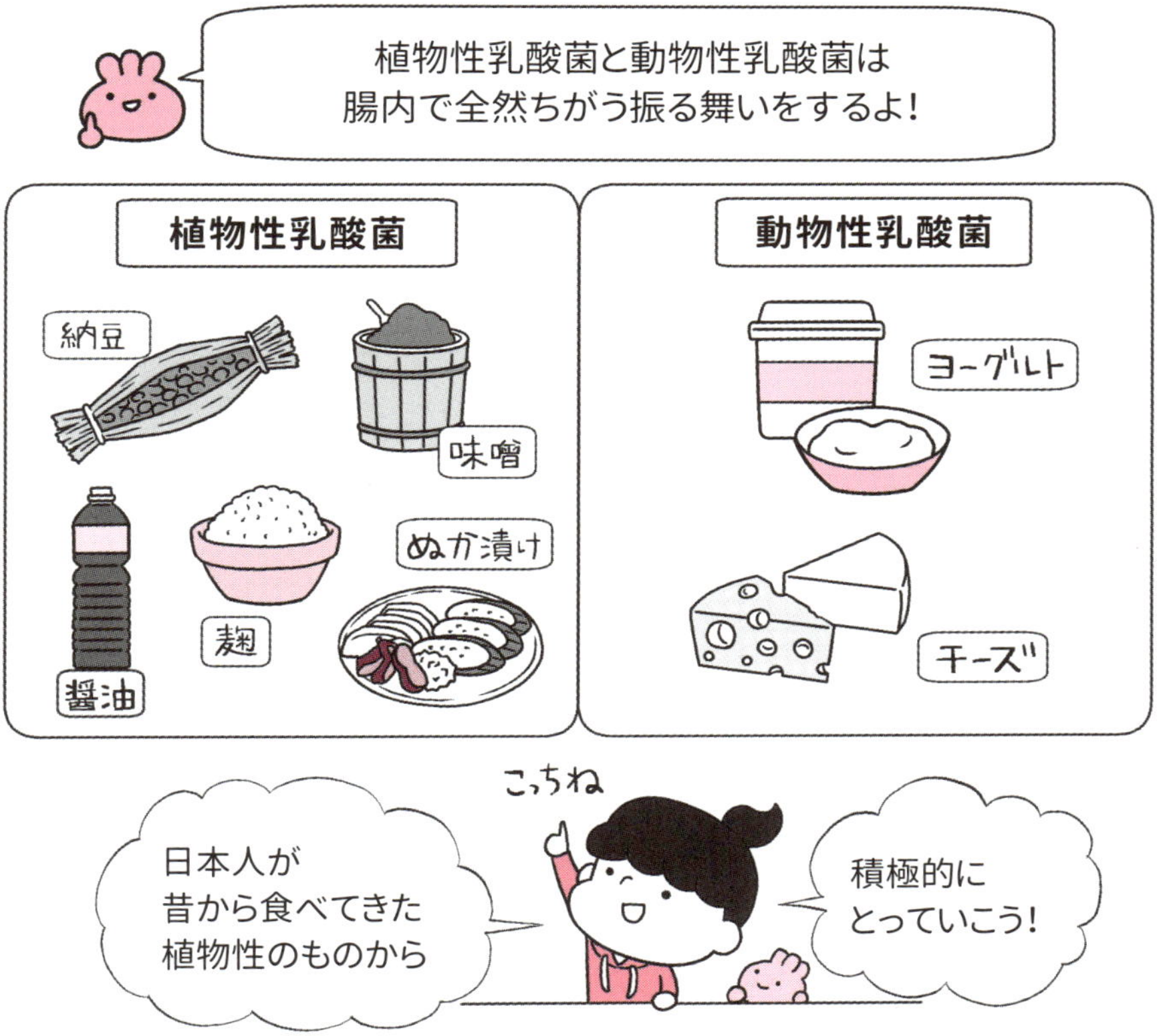
植物性乳酸菌と動物性乳酸菌は
腸内で全然ちがう振る舞いをするよ！
植物性乳酸菌
納豆
味噌
ぬか漬け
麹
醤油
動物性乳酸菌
ヨーグルト
チーズ
こっちね
日本人が
昔から食べてきた
植物性のものから
積極的に
とっていこう！

いい方向に行くのか、悪い方向に行くのかはその人次第です。体に良かれと思って摂取しているものが、結果的に体に悪さをすることが後にわかったということほど不幸なことはありません。

漬物、味噌、醤油など植物性乳酸菌と、ヨーグルト、チーズに含まれる動物の腸管内に存在する動物性乳酸菌は、腸内で作り出す乳酸の種類（構造の違い）と多糖類の種類が異なるため、腸の中での振る舞いは全く違ったものになります。ヨーグルトや乳酸菌飲料を日本人が長期でとることのデータに確定的なものはありません。体にとって良い菌を、歴史的に食べられてきた日本古来の麹、味噌、醤油、納豆、ぬか漬けなどから積極的に摂取することが安全なプロバイオティクス摂取です。

虹の色を食べよう

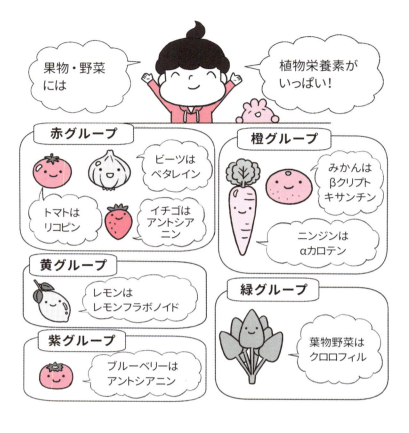

野菜や果物には色素成分、香り成分など多くの植物栄養素と呼ばれる化学物質を含みます。野菜果物の緑や紫や赤などの色素成分には多くの抗酸化作用があり、活性酸素やフリーラジカルによる体の酸化（サビ）を防止してくれます。野菜果物の色素にはポリフェノールやカロテノイドなど腸内細菌の好物が含まれています。赤い野菜果物には、トマトに含まれるカロテノイドであるリコピン、ビーツに含まれるベタレイン、イチゴに含まれるアントシアニンなどがありますし、ニンジンのオレンジ色の成分はカロテノイドであるαカロテン、オレンジ、みかんのオレンジ色には同じくカロテノイドであるβクリプトキサンチンが含まれています。その他にもレモンの黄色はレモンフラボノイド、ブルーベリーの紫色はアントシアニン、葉物野菜全般に認められる緑色にはクロロフィルというように、いろいろな色を基準に摂取すれば、様々な植物栄養素を摂取することができます。

もちろん野菜果物の色素成分は1種類

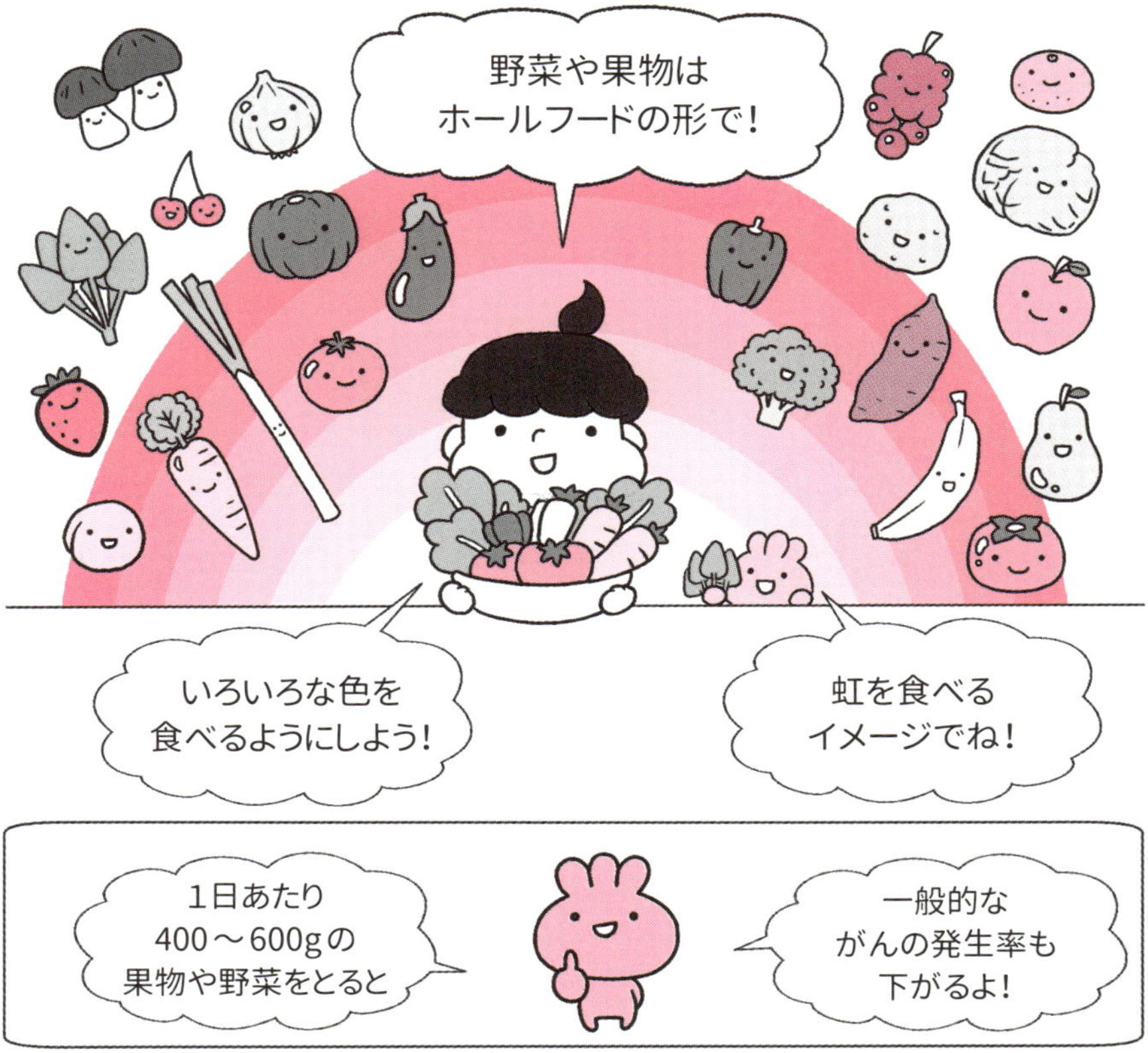
野菜や果物は
ホールフードの形で!
いろいろな色を
食べるようにしよう!
虹を食べる
イメージでね!
1日あたり
400～600gの
果物や野菜をとると
一般的な
がんの発生率も
下がるよ!

ではなく、1つの野菜果物には様々な色素成分が含まれています。色素以外の何千もの植物栄養素が存在し、植物性食品全体で含まれる植物栄養素同士の相互作用もあるため、サプリメントなどで野菜果物の単一の成分のみを摂取しても、野菜果物の持つ本来の健康効果は得られません。どの成分をどれだけ摂取すべきかということではなく、いろいろな野菜果物をホールフードの形（スーパーで売っている形）で摂取することが重要です。そのようなアプローチの一つとして、色とりどりの食品を食べることを思い出しやすいようにいろいろな色を食べる「虹を食べる」ように心がけると確実です。様々な食品を確実に摂取することで、慢性疾患のリスク上昇を相殺するのに役立つ何千もの植物化学物質を食べることになります。1日400～600g相当の果物や野菜を摂取すれば、多くの一般的ながんの発生率が減少すると報告されています。

野菜果物は近くでとれた季節のものを意識する

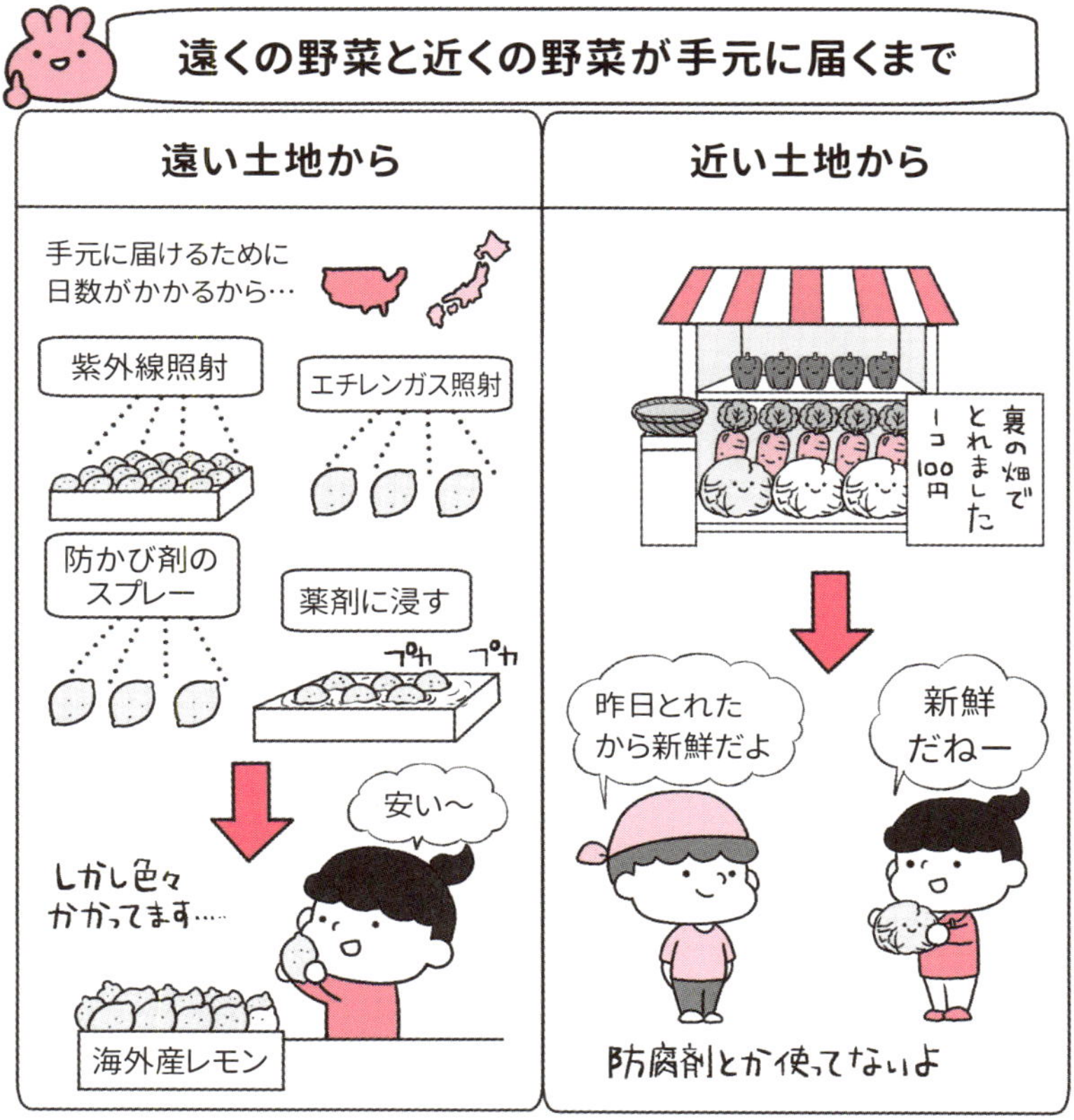
遠くの野菜と近くの野菜が手元に届くまで
遠い土地から
手元に届けるために
日数がかかるから…
紫外線照射
エチレンガス照射
防かび剤の
スプレー
薬剤に浸す
プカ
プカ
安い〜
しかし色々
かかってます….
海外産レモン
近い土地から
裏の畑で
とれました
1コ100円
昨日とれた
から新鮮だよ
新鮮
だねー
防腐剤とか使ってないよ

野菜果物の摂取を考えるときに気になるのは農薬です。農薬使用量は日本では世界に比べて基準が緩いことがしばしば問題にされます。そのためなるべくオーガニックの食品をとりたいという希望が増えていますが、アメリカのようなオーガニックスーパーは日本では一般的ではなく、またスーパーで購入できるオーガニック商品も少ないのが現状です。しかし野菜果物に関していえば、鮮度を保つために収穫後も様々な処理が行われています。紫外線を照射したり、窒素ガスを充填して保存したり、エチレンガスや二酸化炭素を吸着したりなど様々な鮮度が落ちない工夫がされています。[1] 年間を通じて同じような野菜果物を摂取できるのはこの技術のおかげです。しかし本来野菜果物は収穫してからすぐに摂取しなければ、鮮度が低下し風味が損なわれるだけでなく、含まれる抗酸化物質の量も減少してしまいます。外国から輸入されている野菜果物は防かび剤がスプレーされていたり薬液に浸された状態で輸送されてきます。

① Philos Trans A Math Phys Eng Sci. 2014 24797137

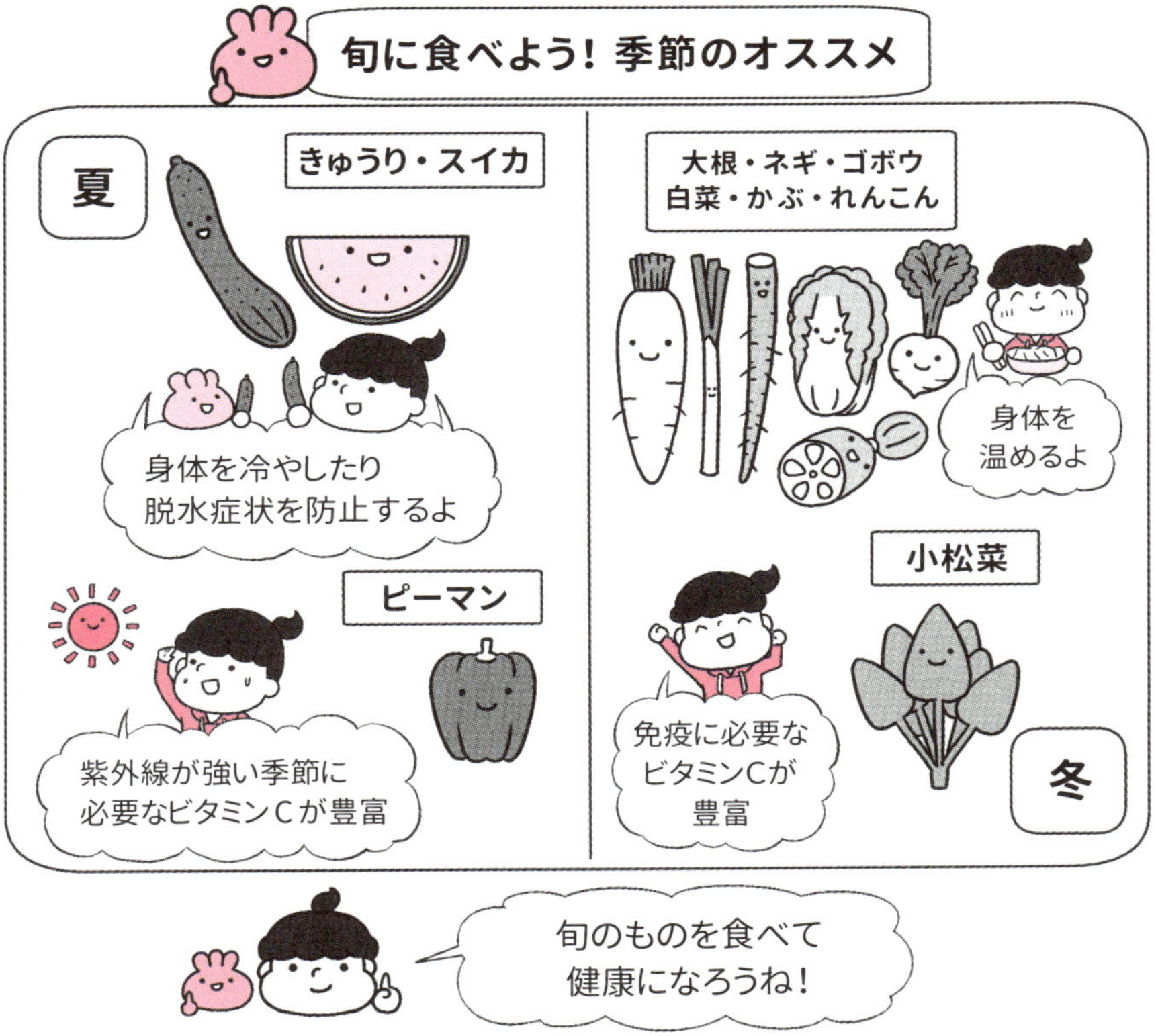

現実的に摂取可能な食品ということになると、農薬の問題よりもなるべく国産で、しかも近場で消費されるため保存のために特別な処理が最低限ですむ地元の食材を摂取することが賢明だと思います。そうなると自然に季節の野菜果物を摂取する機会が増えることになります。

季節の野菜を旬の時期に食べることは、安価で手に入る上にその時期の身体に必要な栄養素をとることができます。伝統的に日本人が食べてきて良かった食材が歴史を通じて残ってきたものですので、その季節に摂取する必要があります。夏に食べるきゅうりやスイカは水分量が多く、身体を冷やし脱水症状を防ぐといわれています。ピーマンはビタミンCが豊富で太陽の紫外線が強い季節に必要な食材です。逆に冬には寒さで風邪を引きやすいため体を温める作用のあるれんこん、ゴボウ、かぶや、免疫に必要なビタミンCを多く含む小松菜などを摂取します。白菜、大根、ネギなどは鍋や汁物で多く摂取して体を温めます。

キノコを毎日食べる

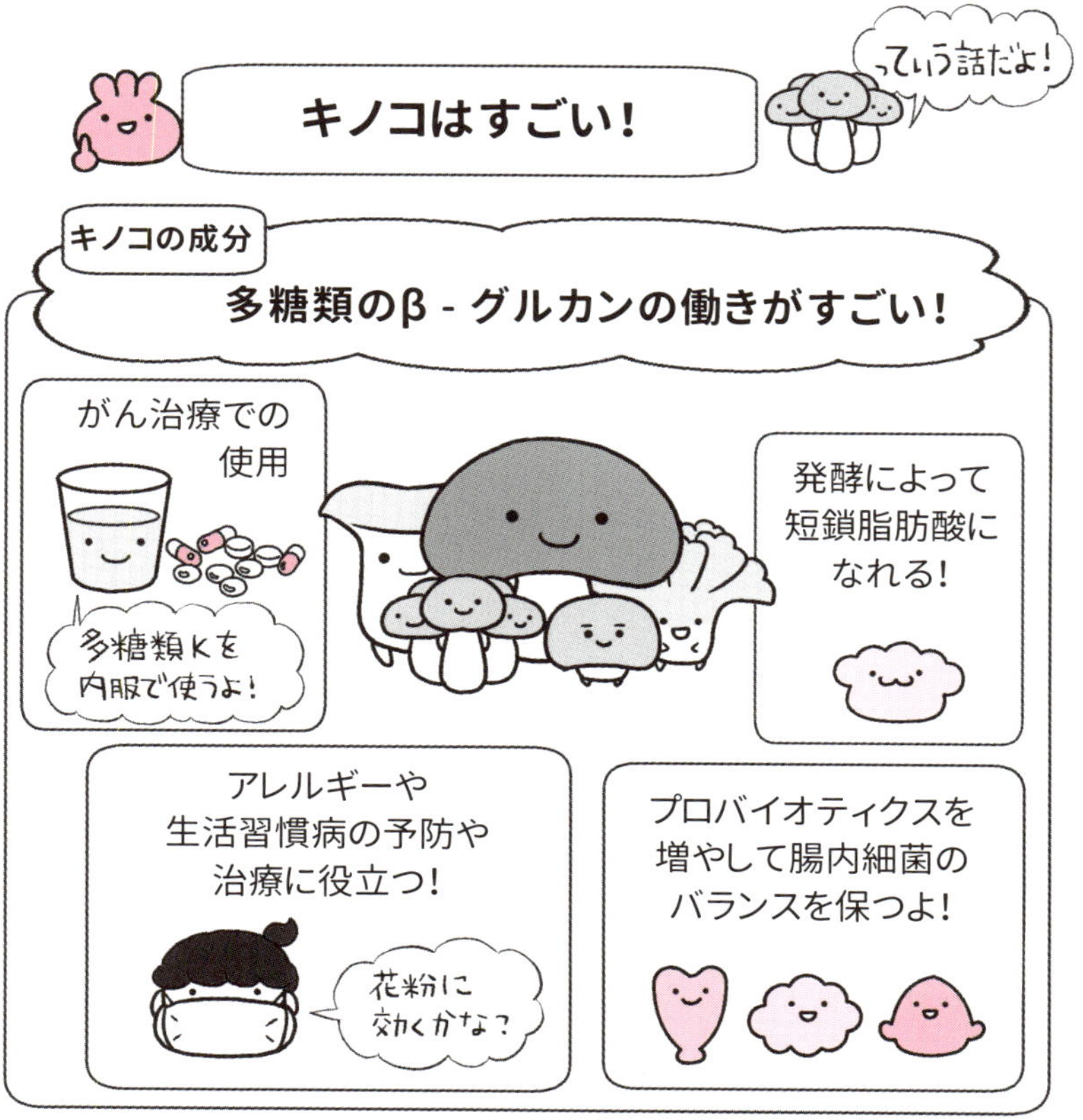

っていう話だよ！
キノコはすごい！
キノコの成分
多糖類のβ-グルカンの働きがすごい！
がん治療での使用
多糖類Kを内服で使うよ！
発酵によって短鎖脂肪酸になれる！
アレルギーや生活習慣病の予防や治療に役立つ！
花粉に効くかな？
プロバイオティクスを増やして腸内細菌のバランスを保つよ！

しいたけ、えのきだけ、まいたけ、なめこなどのキノコは栄養価が豊富で、その薬効成分により歴史的に医薬品や強壮剤として使用されてきました。キノコの中の成分は主に多糖類で、その他タンパク質、ビタミン、ミネラル、食物繊維など天然生理活性成分の宝庫です。キノコの持つ多糖類は様々な薬効作用を持ち、免疫力を活性化してがんや感染症から体を守る働きや、糖尿病や肥満を抑える生物活性があることが示されています。[①] 多糖類はキノコの重要な有効成分であり、消化管では吸収されず大腸の腸内細菌叢によってのみ発酵されます。多糖類の中でもβ-グルカンは発酵により、免疫調節活性を持つ短鎖脂肪酸になることが示されています。β-グルカンはビフィズス菌やラクトバチルス属などのプロバイオティクスの数を増加させ、腸内細菌叢のバランスを維持する上で重要な役割を果たすとも考えられています。β-グルカンは免疫システムが正しく働くようにコントロールする作用を持つことから、

① Nutr J. 2010 21087484

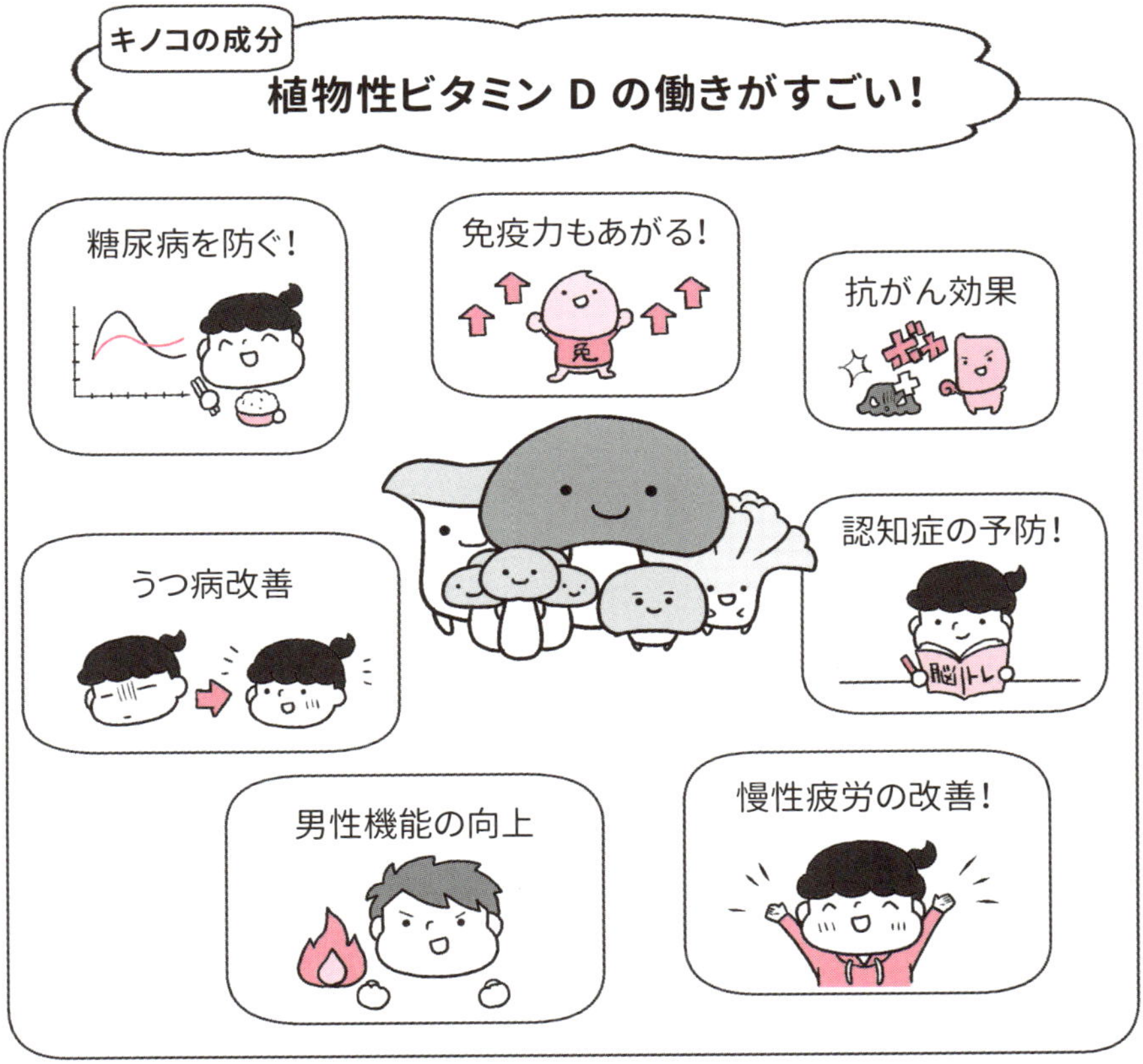
キノコの成分
植物性ビタミンDの働きがすごい!
糖尿病を防ぐ!
免疫力もあがる!
抗がん効果
認知症の予防!
うつ病改善
男性機能の向上
慢性疲労の改善!
脳トレ

アレルギーや生活習慣病などの予防や治療にも役立つとして注目されています。しいたけのβ-グルカンから精製された注射薬やカワラタケの薬効成分の多糖体K（PSK）の内服薬は、実際のがん治療の現場で使用されていました。特別なキノコではなくても、β-グルカンは豊富に含まれているので、毎日様々な種類のキノコを摂取できるように心がけてください。

　さらにキノコは植物性のビタミンDの供給源です。ビタミンDは現在では免疫力向上のほか、抗がん効果、認知症予防効果、慢性疲労改善効果、うつ病改善効果、糖尿病予防効果、男性機能の向上効果も示されている万能ビタミンと考えられています。太陽を浴びることにより皮膚で合成されますが、現代人は日光を浴びる時間が少ないため慢性的にビタミンD欠乏症となっています。キノコを摂取することにより不足したビタミンDを補う効果があります。

豆類ナッツを食べる

タンパク質は豆類やナッツにもたくさん！

大豆

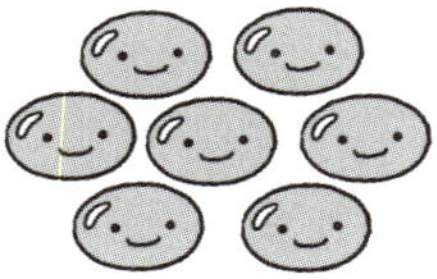

- 枝豆としてとったり、加工した豆腐や豆乳としてとることもできるよ！
- 過剰にとり過ぎると、ホルモン異常を起こすので注意！

クルミ

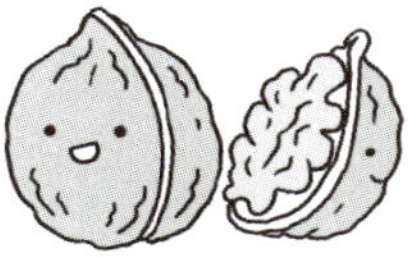

- αリノレン酸が多く含まれ、脂質バランスが良い！
- 1日33g摂取すると、3日間で短鎖脂肪酸が増えるよ！

動物性タンパク質を摂取し過ぎないようにと聞くと、どうやってタンパク質を摂取したらいいの？と心配になる人も多いと思います。タンパク質は動物の肉から摂取するのが最も効率が良いのは事実ですが、野菜や豆類、ナッツにもタンパク質は含まれています。特に大豆のタンパク質量は多く、例えば納豆は100g（一食）あたりタンパク質19gが含まれています。①大豆は他にも枝豆として摂取したり、加工した豆腐や豆乳の形で摂取することもできます。ただし女性ホルモン様作用を示すイソフラボンの含有量が多いため、女性ホルモンの受容体に結合します。過剰にとり過ぎるとホルモン異常を引き起こす可能性があることは心に留めておく必要があり、毎日食べることは避けたほうがいいです。

同じくナッツでは、アーモンドはタンパク質含有量が多いため、おやつとして適度に摂取することはタンパク質摂取の助けになります。100gあたり21gのタンパク質が含まれています。アーモンドにはプロ

① Biochem Res Int. 2022 36312453

アーモンド

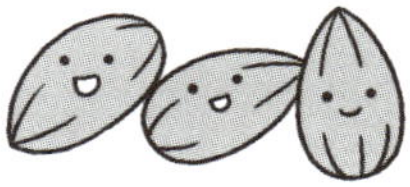

・プロアントシアニンなどのポリフェノールがたくさん！
・プロバイオティクスの好物！

・毎日56gのアーモンドを6週間とり続けると、腸内のビフィズス菌・ラクトバチルス属が増える！

皮だけでも同じ効果があるよ！

・重さの半分は脂質でカロリーが高い！

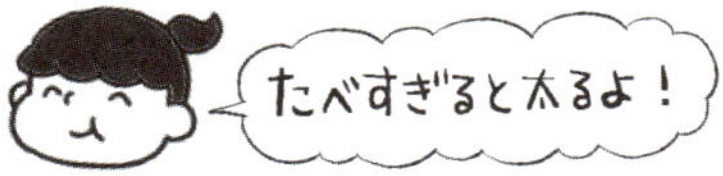
たべすぎると太るよ！

豆・ナッツのタンパク質含有量ランキング！

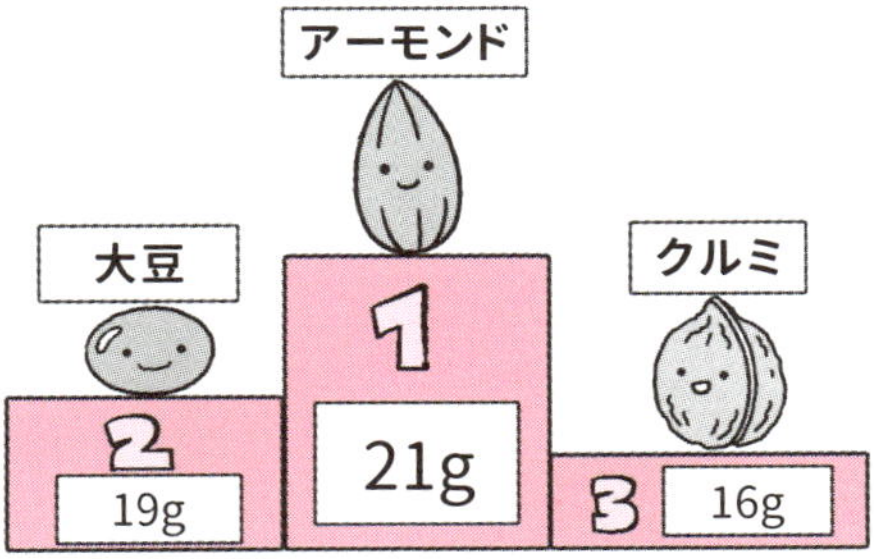
アーモンド
1
21g
大豆
2
19g
クルミ
3
16g

アントシアニンなどのポリフェノールが多く含まれています。アーモンドはローストした方が抗酸化効果が高くなることが示されています。アーモンドはプロバイオティクスの好物です。毎日56gのアーモンドを6週間摂取してもらったところ、腸内のビフィズス菌、ラクトバチルス属が増加することが観察されています。[②] この腸内環境改善効果はアーモンドの皮だけ摂取しても認められます。重量の約半分は脂質ですので、思った以上に高カロリー食品であるため食べ過ぎは要注意です。

クルミはタンパク質を100gあたり16g含んでおり、アーモンドと同じくタンパク質の供給源です。クルミは他のナッツに比べてオメガ3脂肪酸であるαリノレン酸の含有量が多く、摂取する脂質バランスがとれた食品です。[③] クルミを1日33g摂取すると、腸内細菌が変化して3日間で短鎖脂肪酸が増加することが確認されています。[④]

② Anaerobe. 2014 24315808　③ Antioxidants (Basel). 2023 37237848　④ Nutrients. 2019 31623169

海藻を摂取する

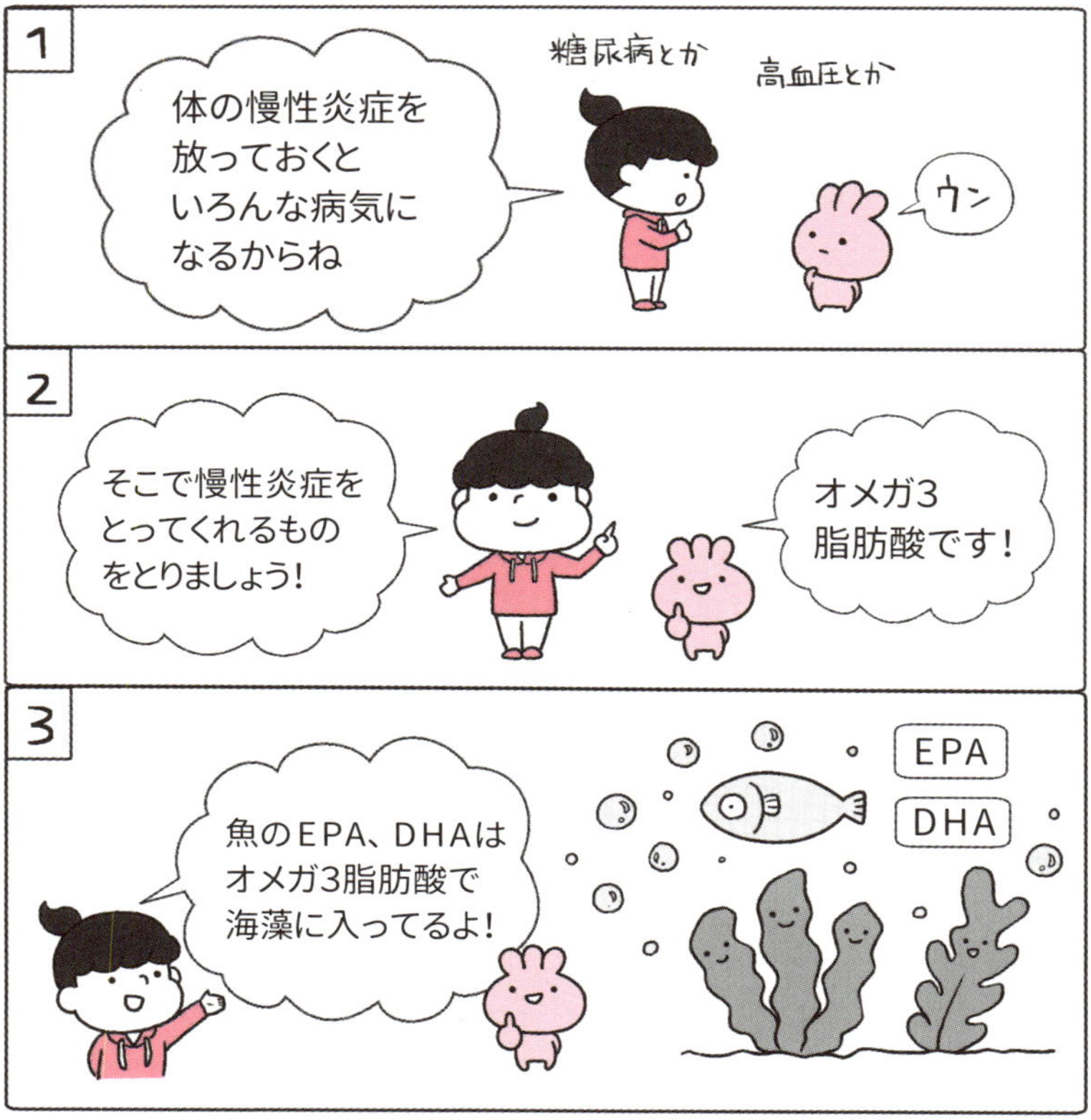
1
体の慢性炎症を
放っておくと
いろんな病気に
なるからね
糖尿病とか
高血圧とか
ウン
2
そこで慢性炎症を
とってくれるもの
をとりましょう！
オメガ3
脂肪酸です！
3
魚のEPA、DHAは
オメガ3脂肪酸で
海藻に入ってるよ！
EPA
DHA

体内に存在する慢性炎症が、高血圧、糖尿病、がん、肥満など様々な健康問題を引き起こすことは数々の研究結果が示しています。そしてその炎症を取ることが、健康状態を回復する鍵と考えられています。炎症を取る物質として様々なものがありますが、魚に含まれるEPA、DHAなどのオメガ3脂肪酸は炎症除去物質としても知られます。そしてオメガ3脂肪酸の貴重な供給源として忘れてはならないのは海藻です。①

海藻は僕たちが想像している以上に栄養価が高く、必須アミノ酸、脂溶性・水溶性ビタミンやミネラル（カルシウム、鉄、ヨウ素、マグネシウム、リン、亜鉛、銅、マンガン、セレンなど）の優れた栄養源です。海藻そのものに含まれる脂質量は多くはありませんが、含まれる脂質のバランスが良いことが特徴です。海藻に含まれる脂質のうち10％がオメガ6脂肪酸、オメガ3脂肪酸と呼ばれる多価不飽和脂肪酸です。海藻に含まれるオメガ3脂肪酸は主にE

① Int J Environ Res Public Health. 2023 36613050

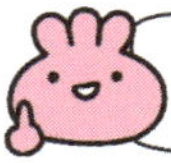

海藻はこんなにすごい!

脂質のバランスがいい!

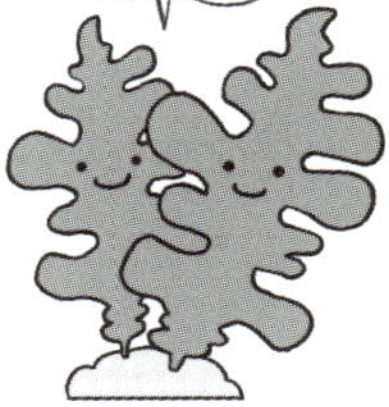

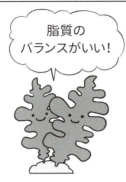

- 脂質のうち10%が多価不飽和脂肪酸
- オメガ6脂肪酸と、オメガ3脂肪酸がバランス良く摂取できるよ!

多糖類が豊富!

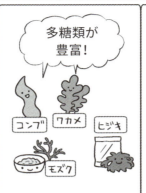

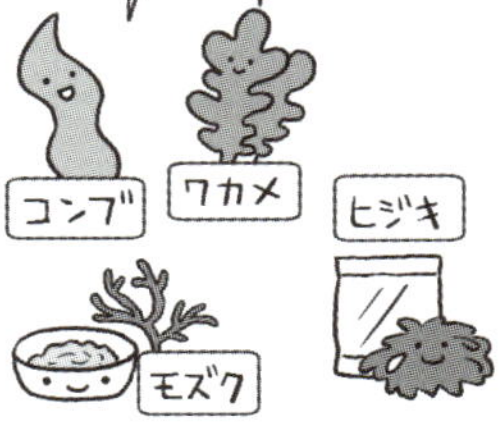

- フコイダン、ラミナリン、アルギン酸など多糖類がたくさん!
- 腸内で発酵させると短鎖脂肪酸濃度が増えるよ!

紅藻類の食物繊維、カラギーナンがある!

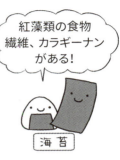

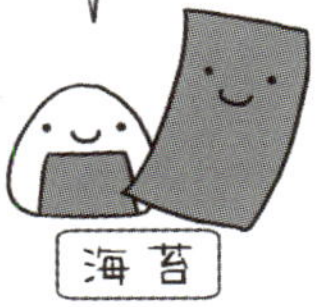

- カラギーナンは腸内でゲル化して血糖のコントロールや便通改善効果があるよ!

PAです。オメガ6脂肪酸は植物の種に含まれる炎症を起こしやすい脂肪酸であるため、オメガ6脂肪酸は抗炎症のオメガ3脂肪酸とバランス良く摂取する必要があります。心臓血管疾患、慢性炎症、神経変性疾患のリスクを低減するためにはオメガ3脂肪酸に対するオメガ6脂肪酸の割合が4以下であることが必要ですが[2]、海苔などの紅藻類は1・84、ワカメなどの褐藻類は1・29と理想的な多価不飽和脂肪酸の割合になっています。

海藻類の多糖類（食物繊維）は腸内細菌の餌としての機能も高いことが特徴です[3]。ワカメ、コンブ、ヒジキ、モズクなどの褐藻類はフコイダン、ラミナリン、アルギン酸などの多糖類を豊富に含みます。海藻由来のアルギン酸をヒトの腸内細菌で発酵させると短鎖脂肪酸濃度が増加することが確かめられています。海苔などの紅藻類の食物繊維はカラギーナンが中心です。腸内でゲル化するカラギーナンは、血糖コントロール、便通改善効果を示します。

② Biomed Pharmacother. 2002 12442909　③ Mar Drugs. 2021 34201794

抗炎症食材を意識して取る

毎日食べよう！ 抗炎症効果のある食材！

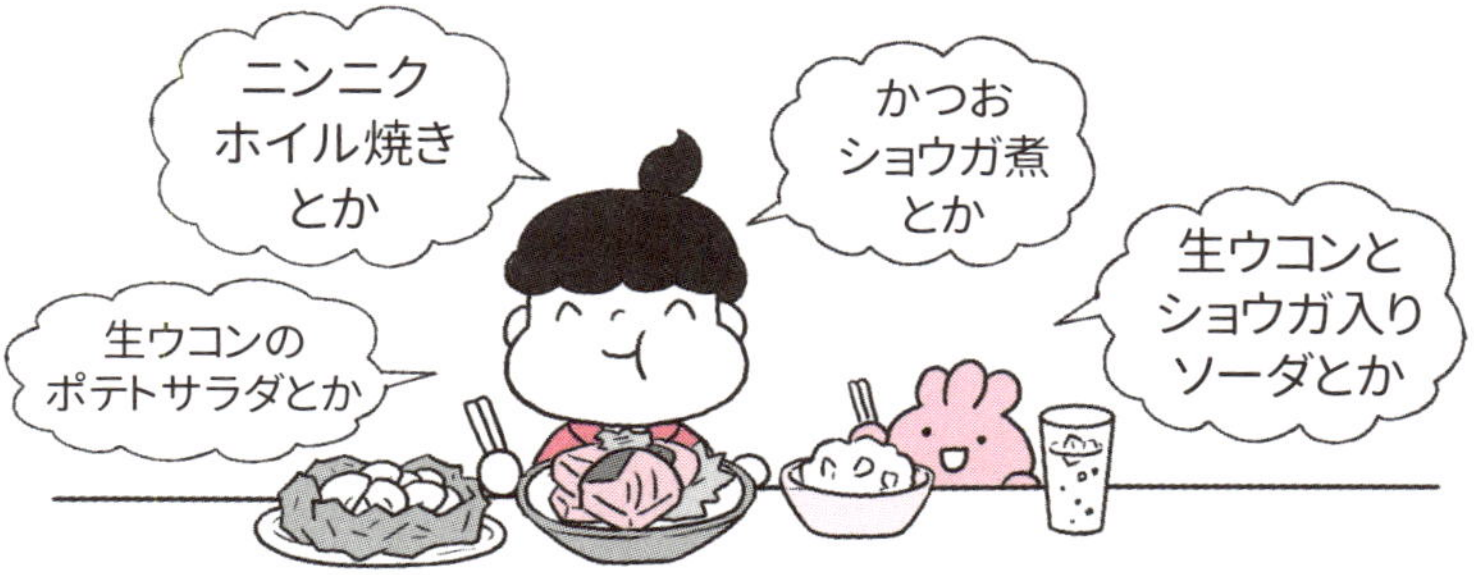
ニンニク
ホイル焼き
とか
かつお
ショウガ煮
とか
生ウコンと
ショウガ入り
ソーダとか
生ウコンの
ポテトサラダとか

ニンニク

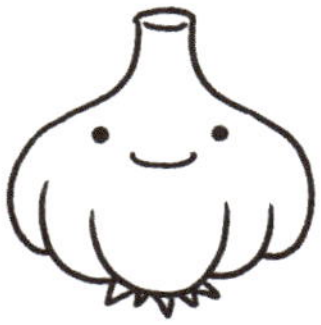

成分：イヌリン

→ビフィズス菌のプレバイオティクスとして働き、腸内環境を改善する！

成分：アリシン

→抗菌物質で、食中毒や悪玉菌の繁殖を防ぐ

ショウガ

・消化を助け、吐き気を軽くする

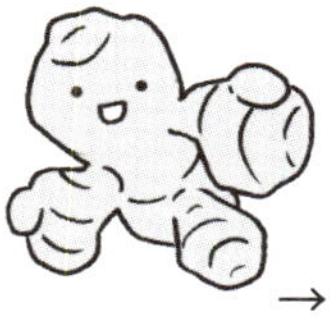

成分：ジンゲロール

→強力な抗酸化、抗炎症作用

・腸内環境がよくなる！
・炎症性腸内細菌が減って、酪酸を産生するフィーカリバクテリウム属が増えた！

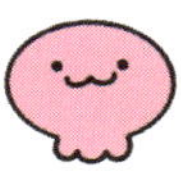

ウコン

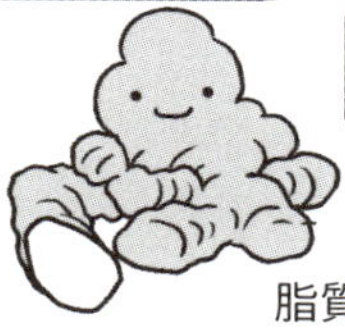

成分：クルクミン

→抗腫瘍作用、肝保護機能、脂質代謝改善機能、神経保護作用

・ビフィズス菌はクルクミンを代謝して活性物質を作り出す！

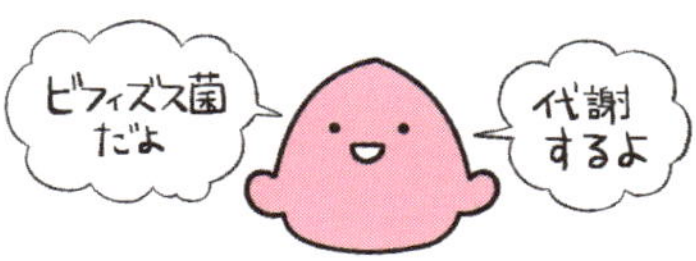
ビフィズス菌だよ
代謝するよ

腸内環境を好転させてくれる抗炎症効果のある食材は、毎日の食卓に何らかの形で追加してほしいと思います。ここにあげる食材は、腸内細菌の好物であるプレバイオティクスの効果と同時に、含まれる抗炎症成分が免疫力改善などの様々な健康効果を示します。

① ニンニク

ニンニクにはイヌリンと呼ばれる食物繊維が豊富で、ビフィズス菌のプレバイオティクスとして働き腸内環境を改善します。同時にニンニクにはアリシンという抗菌物質が含まれ、食中毒や悪玉菌の繁殖を防ぎます。ニンニクは刻んだり押しつぶしたりすると、アリインと呼ばれる化合物が酵素の働きでアリシンという物質に変化します。アリシンには硫黄が含まれており、ニンニクの独特の香りと風味の成分です。アリシンの代謝産物は、体内で直接的にマクロファージ、リンパ球、ナチュラルキラー（NK）細胞、樹状細胞、好酸球などの免疫担当細胞を刺激して免疫系を活性化する働きもあります。秋の季節にニンニクを摂取すると、その冬にかぜを引く割合が56％低くなったというデータが示されています[①]。

② ショウガ

ショウガには、消化を助け、吐き気を軽減する効果があるとして、伝統医療、代替医療で胃腸の薬として使用されてきた長い歴史があります。ショウガの独特の香りと風味は、強力な抗炎症作用、抗酸化作用をもつジンゲロールという成分です。ショウガには抗菌活性があり、様々な種類の細菌の増殖を抑えます。ショウガの摂取により、炎症性の腸内細菌の割合の低下、酪酸産生菌のフィーカリバクテリウム属の増加が示されるように、腸内環境に好影響を与えます[②]。

③ ウコン

カレーのスパイスとして有名なウコンには生理活性物質クルクミンが含まれます。クルクミンは、これまで抗腫瘍作用、肝保護作用、脂質代謝改善作用、神経保護作用など様々な薬効があることが示されています。ビフィズス菌はクルクミンを代謝することにより、様々な活性物質を作り出します[③]。ウコンそのものの吸収性は高くないので、腸内にとどまって直接的にリーキーガットを改善する可能性も指摘されています。

① Adv Ther. 2001 11697022　② Front Microbiol. 2020 33708178　③ Nutrients. 2021 34200819

緑茶を飲む

緑茶の健康効果がすごい！

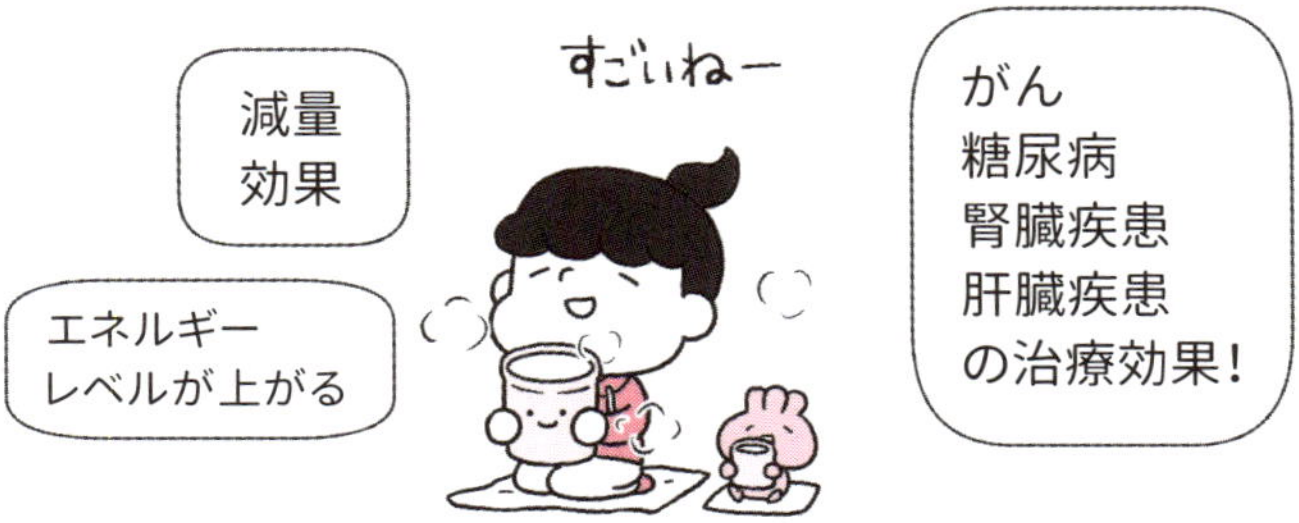
すごいねー
減量
効果
エネルギー
レベルが上がる
がん
糖尿病
腎臓疾患
肝臓疾患
の治療効果！

緑茶カテキンのすごい働き！

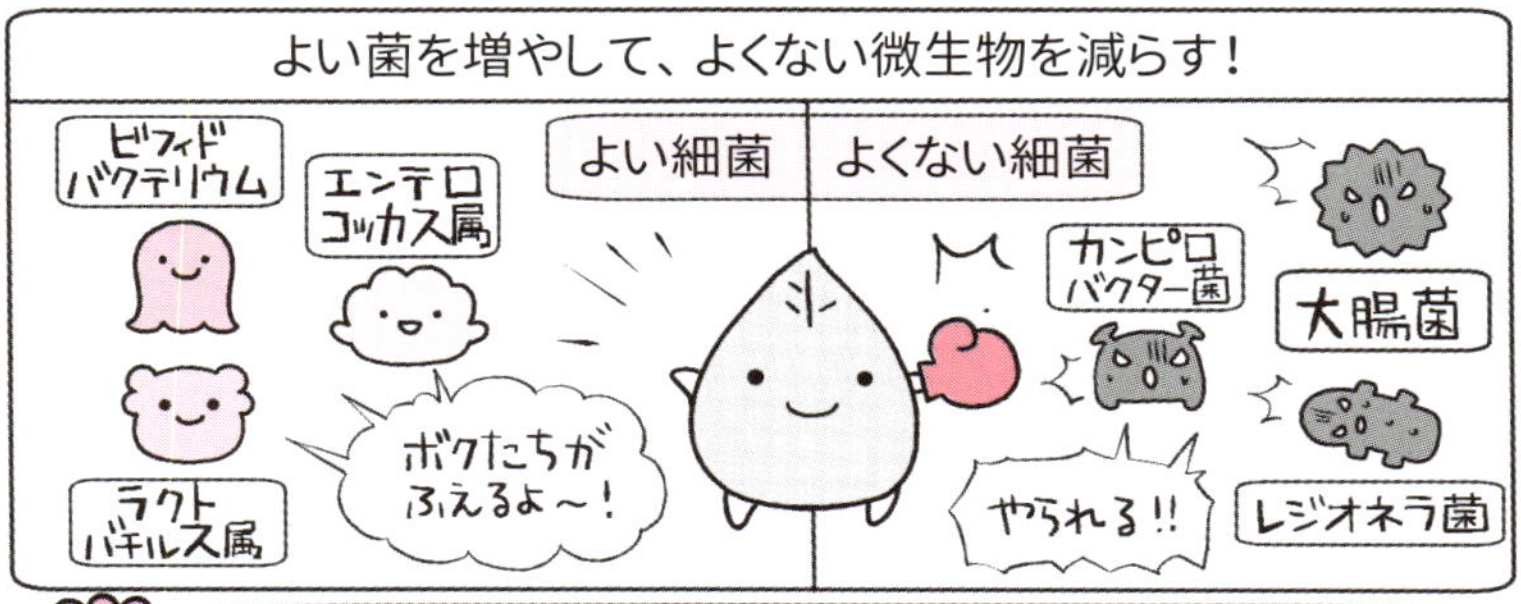
よい菌を増やして、よくない微生物を減らす！
よい細菌
よくない細菌
ビフィドバクテリウム
エンテロコッカス属
ラクトバチルス属
ボクたちがふえるよ〜！
カンピロバクター菌
大腸菌
レジオネラ菌
やられる!!

腸内環境の改善に絶大な効果を発揮するよ！

日本人には当たり前の飲み物である緑茶ですが、その健康効果については現在でも研究が進み、あらたな発見が毎年報告されています。①減量やエネルギーレベルを上げる効果だけでなく、糖尿病、がん、腎臓疾患、肝臓疾患などに対する治療効果などが緑茶には認められます。その効果を示す活性成分はカテキン、フラボン、アントシアニン、フェノール酸などのポリフェノールです。緑茶の最も豊富なポリフェノールはカテキンであり、エピガロカテキンガレート（EGCG）などが高い活性を示します。

緑茶カテキンは、有益な細菌の増殖を促進すると同時に、有害な微生物の増殖を阻害する作用があります。②EGCGは、ビフィドバクテリウム属、ラクトバチルス属、エンテロコッカス属を増加させ、短鎖脂肪酸の産生を亢進させます。ボランティアの健康なヒトに緑茶抽出物を摂取してもらったところ、口腔内細菌環境の改善、腸内細菌の多様性の増加、短鎖脂肪酸増加が示

① Molecules. 2021 34206736　② Mol Nutr Food Res. 2018 29750437

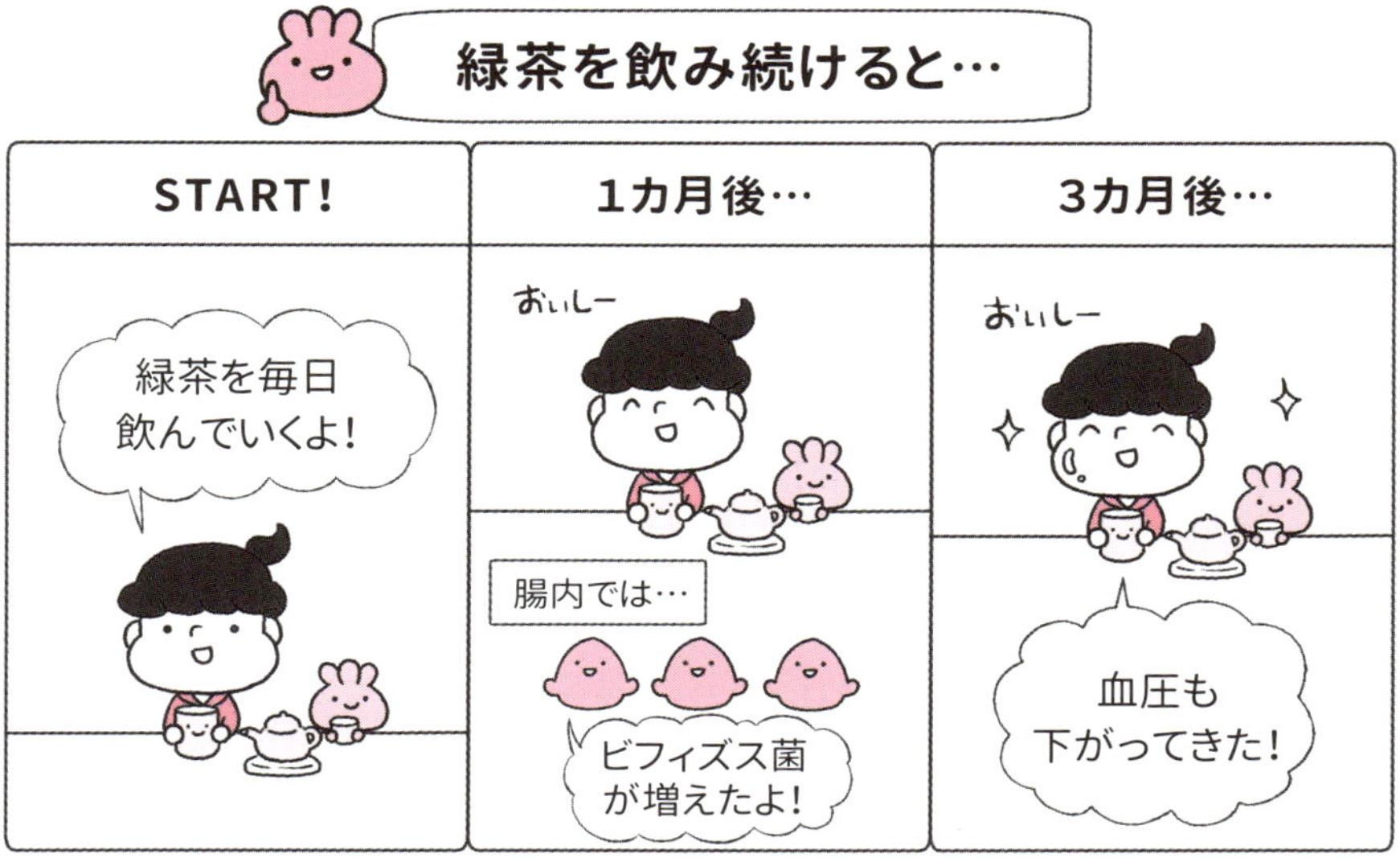

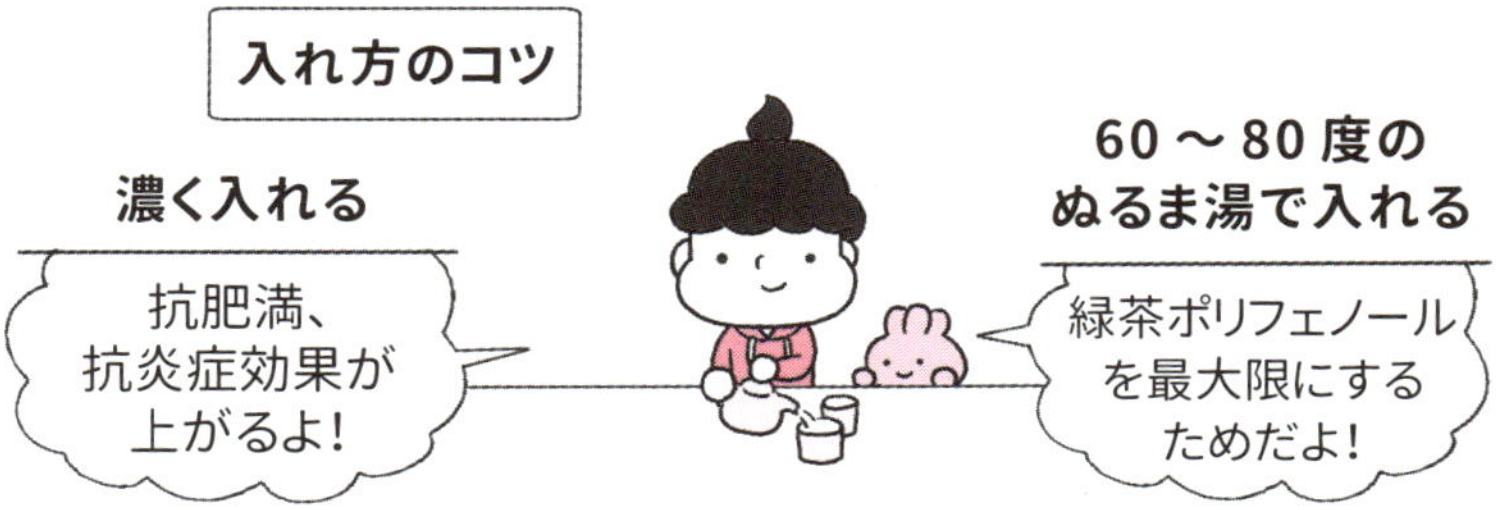
入れ方のコツ
濃く入れる
抗肥満、抗炎症効果が上がるよ！
60～80度のぬるま湯で入れる
緑茶ポリフェノールを最大限にするためだよ！

されています。カテキンポリフェノールはセレウス菌、キャンピロバクター菌、クロストリジウム・パーフリンゲンス、大腸菌、ヘリコバクター・ピロリ、レジオネラ菌などの有害細菌に対して抑制効果を示し、腸内環境改善に絶大な効果を発揮すると考えられています。

緑茶を1日4杯、10日間継続して飲むことによりビフィズス菌が明らかに増加することが示されているとおり、継続して服用すると緑茶だけでも腸内環境は劇的に変化します。③ また3カ月以上続けると血圧の低下も認められます。④ 緑茶摂取を習慣化することは日本人にとっては難しいことではないはずです。新しい健康効果を謳うサプリメントに心動かされるよりも、身近な緑茶をしっかりとる習慣をつける方が簡単です。⑤ 緑茶は濃い方が抗肥満、抗炎症効果が高く、強力な緑茶ポリフェノールを最大限に生かすため、お湯は沸騰したものではなく、60～80度のぬるま湯を使うことも覚えておいてください。

③ Microbiol Immunol. 2012 22924537　④ Complement Ther Med. 2020 32507441　⑤ Foods. 2023 37569222

タンパク質の不足を意識しすぎない

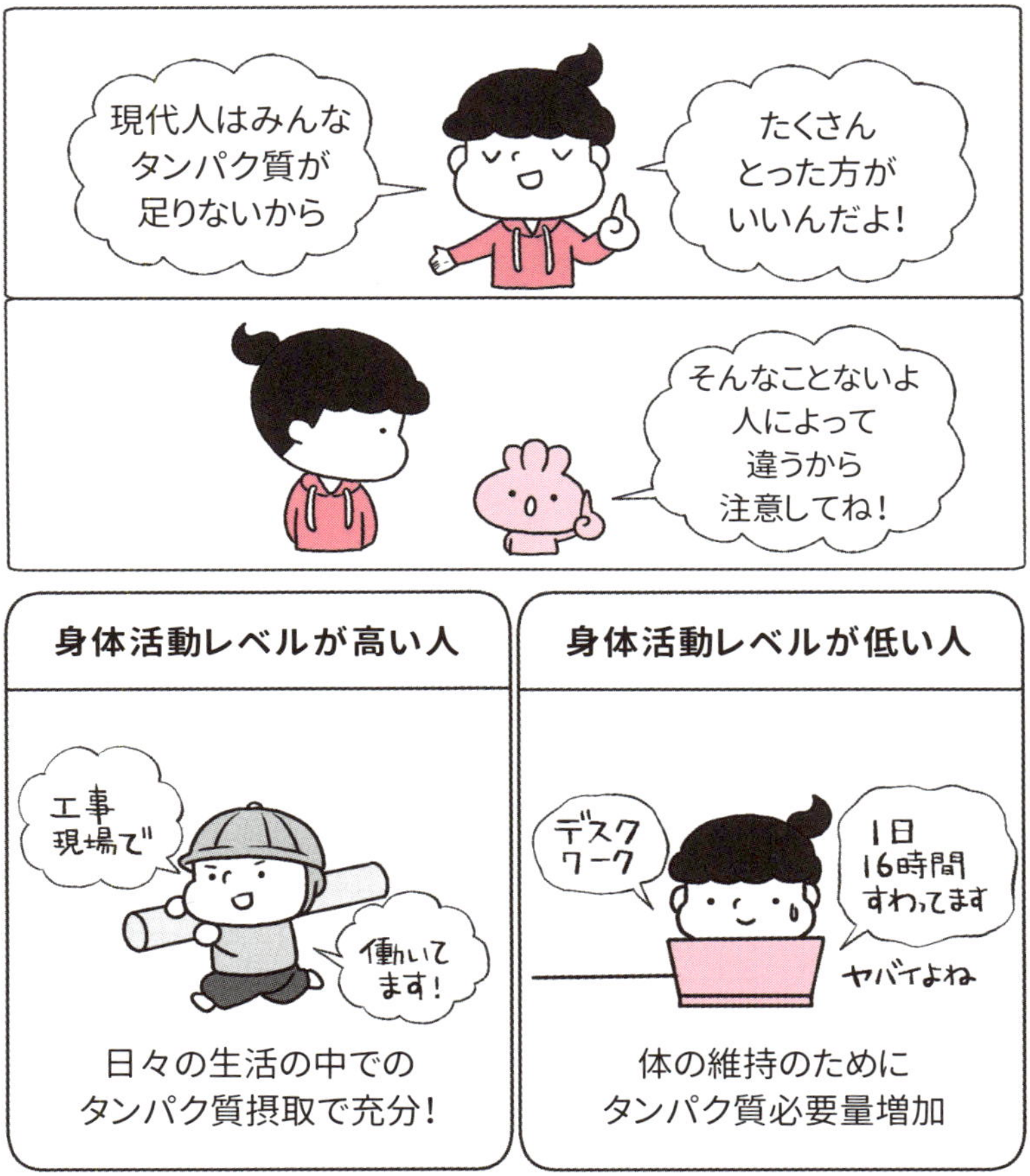

現代人はみんなタンパク質が足りないから
たくさんとった方がいいんだよ！
そんなことないよ人によって違うから注意してね！
身体活動レベルが高い人
工事現場で
働いてます！
日々の生活の中でのタンパク質摂取で充分！
身体活動レベルが低い人
デスクワーク
1日16時間すわってます
ヤバイよね
体の維持のためにタンパク質必要量増加

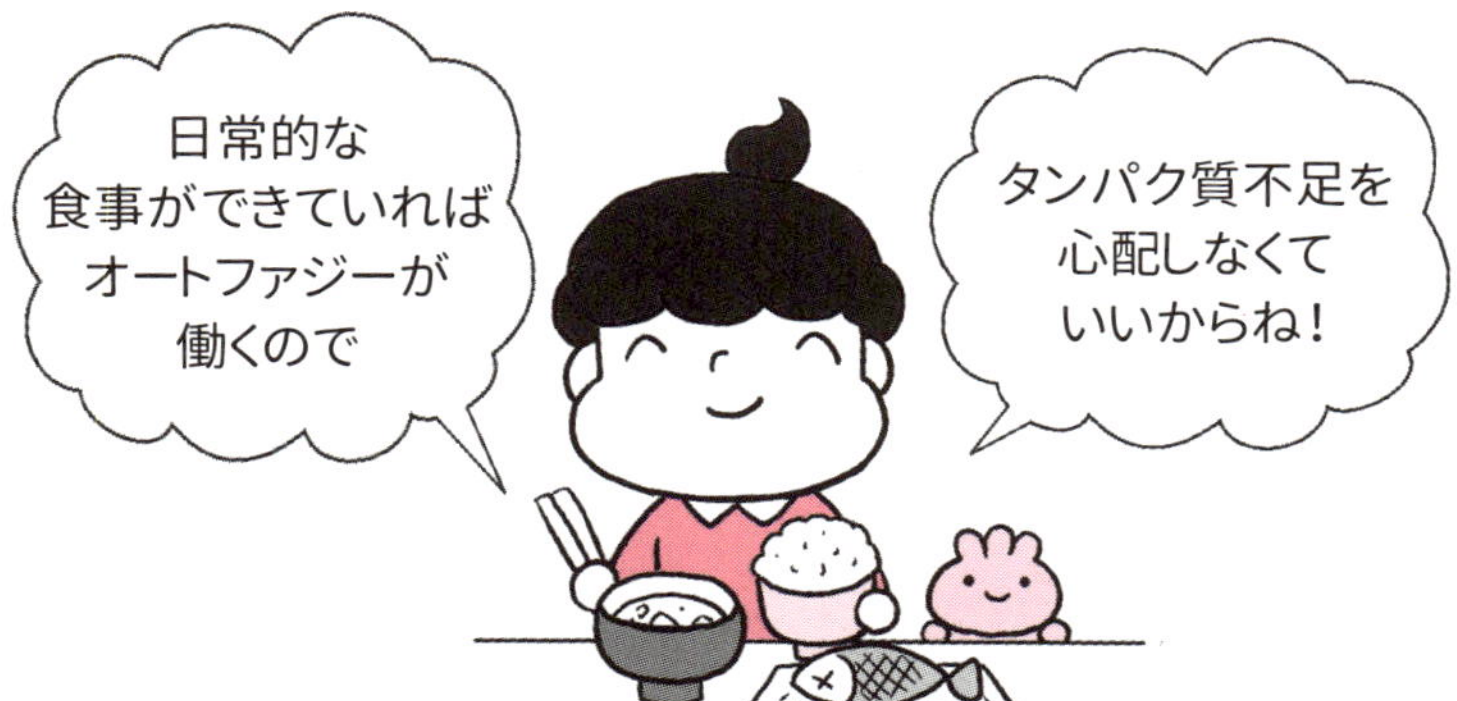

日常的な食事ができていればオートファジーが働くので
タンパク質不足を心配しなくていいからね！

タンパク質の重要性についての情報を目にする機会が増えています。現代人はタンパク質不足のため、もっとタンパク質を取りましょうという宣伝広告がされています。確かにタンパク質は体にとって欠かせないものです。筋肉や骨の原材料であるだけでなく、酵素、細胞表面の受容体、細胞間のメッセンジャーにタンパク質は使われます。またタンパク質を分解したアミノ酸は、ホルモンやビタミンの原材料でもあります。確かに重要ではありますが、現代人は本当にタンパク質不足などになっているのでしょうか？

現在推奨されているタンパク質量は体重1キロあたり1日0.8gです。[①] もちろんこの量は体内の窒素量を維持する、すなわち筋肉など体を維持するための最低量として導き出されたものです。身体活動レベルが低い人は窒素保持率が低下しているため、体を維持するためには活動的な人に比べてタンパク質必要量が増加することになります。一般に年齢を重ねるにつれてタンパク質の摂取量を多くすることを勧めるのは、加齢に伴い身体活動が低下するためです。しかし逆にいえば、体をしっかり動かす習慣のある人であればタンパク質を意識的に大量に摂取する必要はないということになります。加齢に伴い身体は、タンパク質の吸収率、利用率が低下しています。すなわち食べてもすべてが体に入るわけではなく（消化機能障害）、入ってもすべて利用できるわけではありません（同化抵抗性、インスリン抵抗性）。体内に慢性炎症がある状況では筋肉、酵素などのタンパク質を合成する能力は著しく低下します。

僕たちが必要とするのは筋肉の大きさではなくて、筋肉の代謝能力です。筋肉の代謝能力が上がれば、体内の慢性炎症を取り除くことができます。筋肉が多くのブドウ糖、アミノ酸、脂肪を代謝できるように筋肉の能力を維持することが健康状態を保つ重要な課題です。カロリー制限下で筋力トレーニングをした場合は、わずかに筋肉の量が減りますが、トレーニング量に応じて筋肉の代謝能力は向上します。[②] ただし、この筋肉量低下は肥満者を対象としているため筋肉内の脂肪の減少も一緒に捉えている可能性があります。体内には間違って折りたたまれた利用されていないタンパク質もたくさん存在しています。タンパク質摂取量が少なくなれば、体には体内のタンパク質を再利用するシステムが働きます。この能力をオートファジーと呼びますが、体を良く動かし、日常的な食事ができていれば、よほどのタンパク質制限をしない限りタンパク質不足になることはありません。

① Nutrients. 2018 29547523　② Am J Clin Nutr. 2015 25762810

動物性タンパク質のとり過ぎに注意

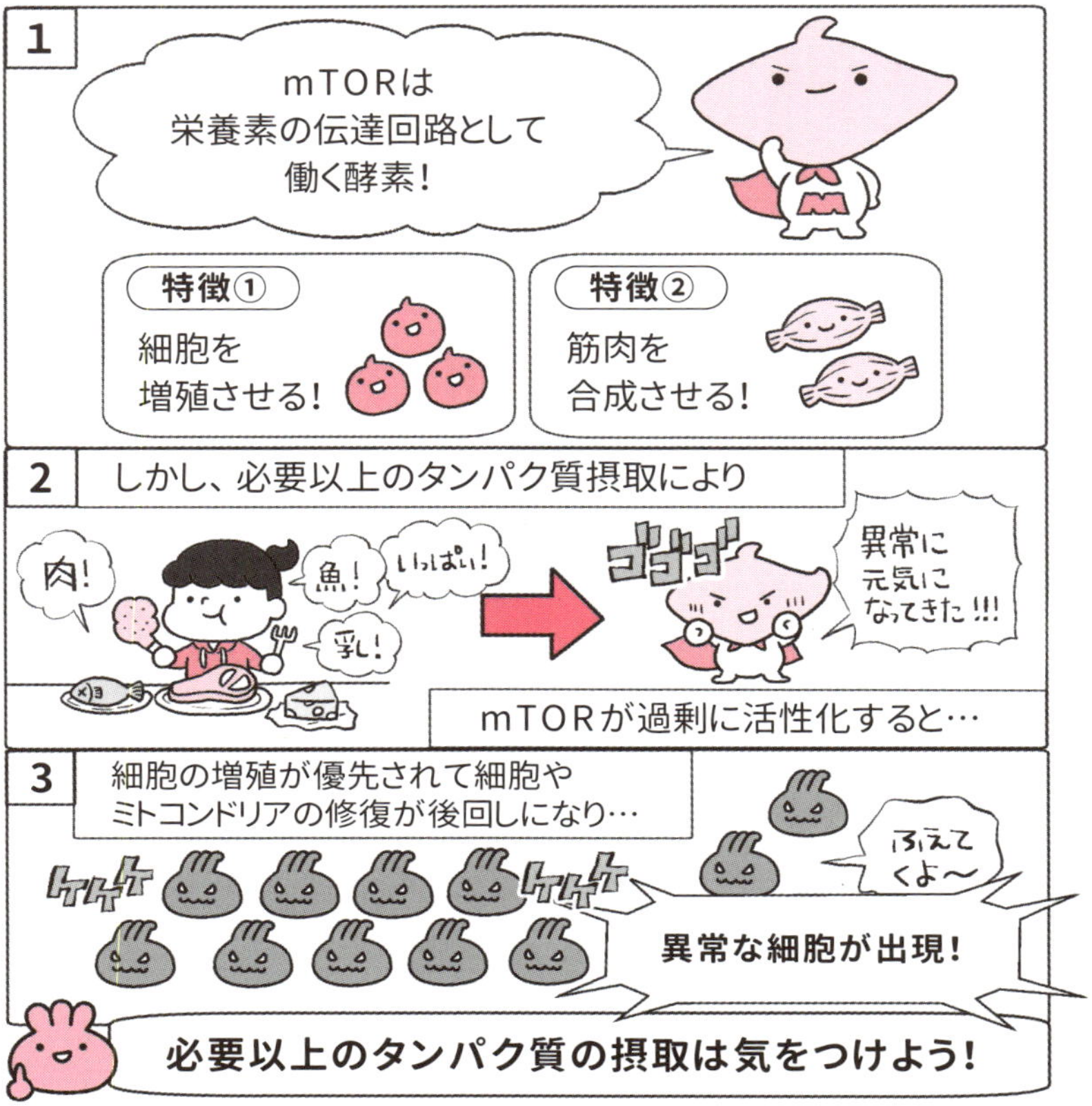

mTORを活性化してくれるアミノ酸

BCAA（分枝鎖アミノ酸）

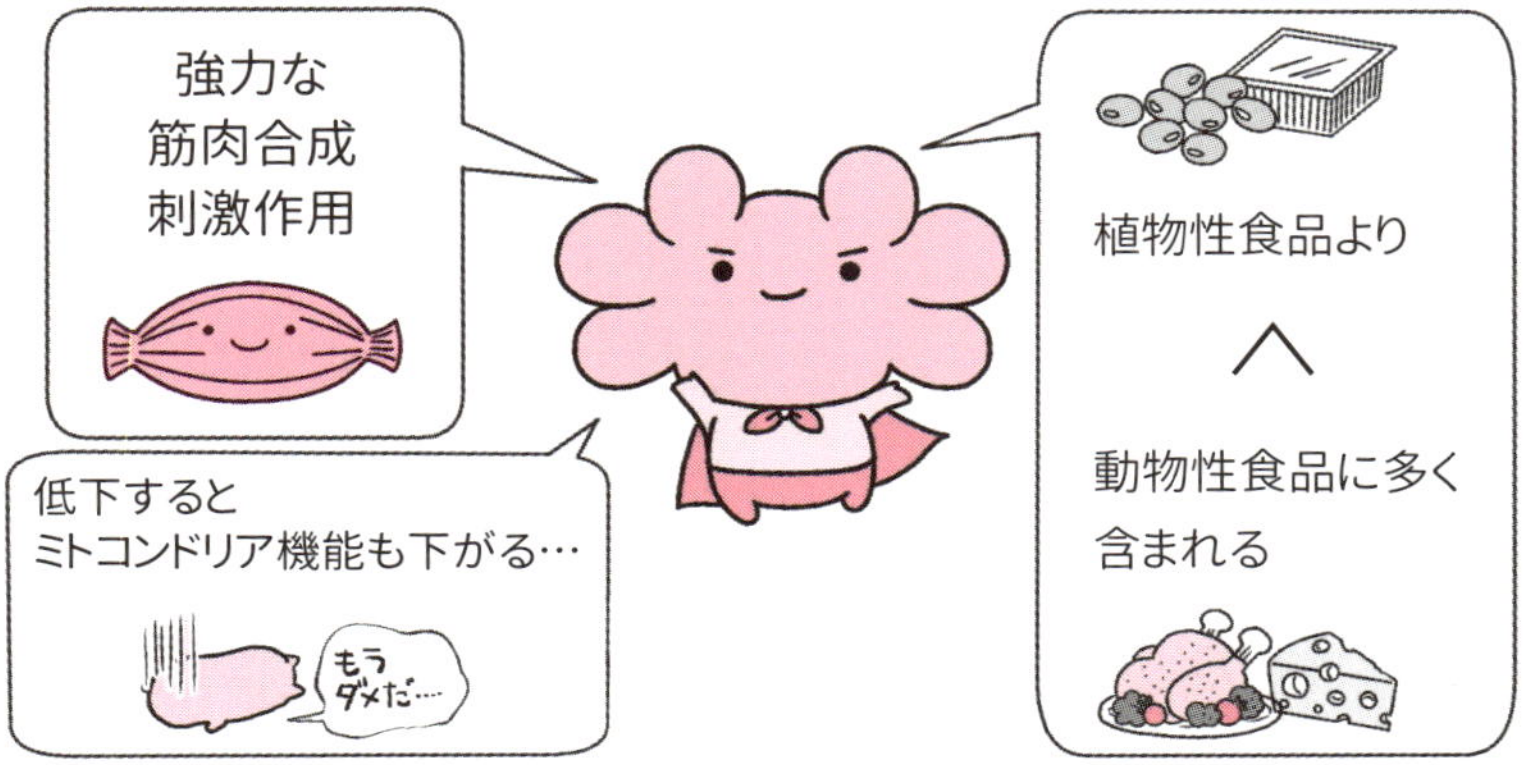

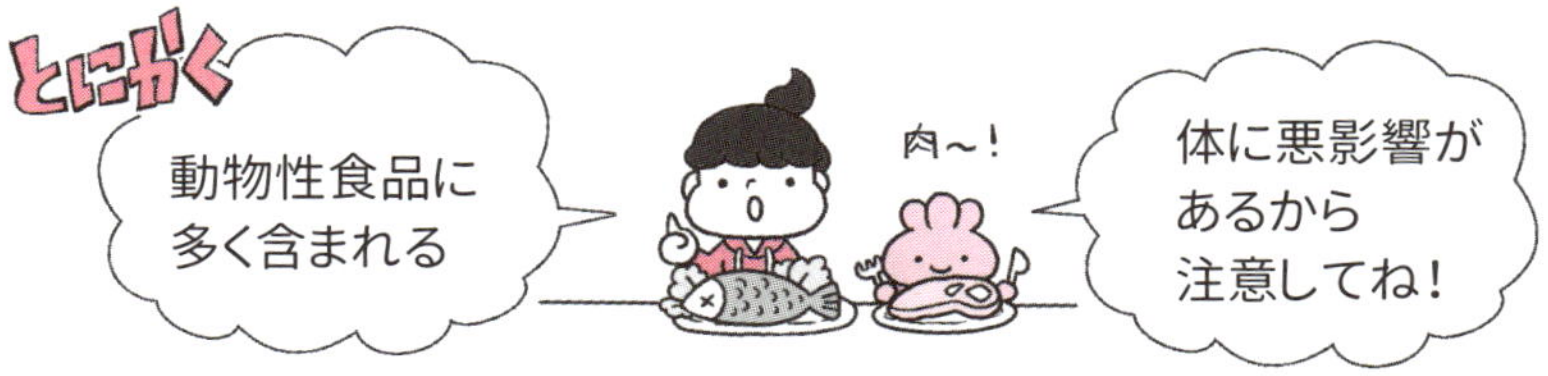
とにかく
動物性食品に多く含まれる
肉〜！
体に悪影響があるから注意してね！

栄養不良を伴わない（ビタミンやミネラル不足のない）カロリー制限は、代謝の健康を改善し、寿命を延ばす可能性があります。最近の話題はタンパク質の量、供給源およびアミノ酸組成が、カロリー制限よりも寿命および代謝の健康とより強く関連していることが話題となっています。[1]実はタンパク質をたくさん摂取しましょうという話題とは全く逆なのです。

体内の重要な栄養素の伝達回路として働くmTORという酵素が存在します。mTORは細胞の増殖に関与しており、例えば筋肉合成もこのmTORが活性化することで開始します。しかし必要量以上のタンパク質摂取などで、mTORが過剰に活性化されると細胞の増殖が優先されてしまい、逆に細胞やミトコンドリアの修復などが後回しにされてしまいます。そのため異常な細胞の出現を許してしまいます。実際がんはmTORの活性化と関連があることがわかっています。

すべてのアミノ酸が均等にmTORを活性化させるわけではありません。mTORを活性化する能力が高いアミノ酸は分枝鎖アミノ酸（BCAA）です。BCAAの1つであるロイシンは強力な筋肉合成刺激作用があります。そのためBCAAは筋トレのサプリメントとしても人気です。しかしBCAAが血液中に上昇していると糖尿病が誘発されることがわかっています。メチオニンもまたmTORを活性化させる能力が高いアミノ酸です。BCAA制限食やメチオニン制限食を行うことで動物実験では寿命が延びることが示されています。[2]BCAAやメチオニンは、野菜や大豆などの植物性食品よりも肉や牛乳などの動物性食品に多く含まれています。疫学的研究で動物性タンパク質の摂取は死亡リスクの上昇と関連し、逆に植物性タンパク質の摂取量が多いほど、全死因死亡率が低いことが示されている理由の1つはBCAAやメチオニンの摂取量に関連していると考えられています。もちろんBCAAの低下はミトコンドリア機能を低下させますし、メチオニンがなければ体内の抗酸化物質グルタチオンを合成できません。動物性タンパク質のとり過ぎは体に悪影響があること、運動もせずに動物由来のプロテインのサプリメントをとる意味は全くないことは認識してください。

① EBioMedicine. 2019 30975545　② Aging Cell. 2022 35526271

乳製品は嗜好品

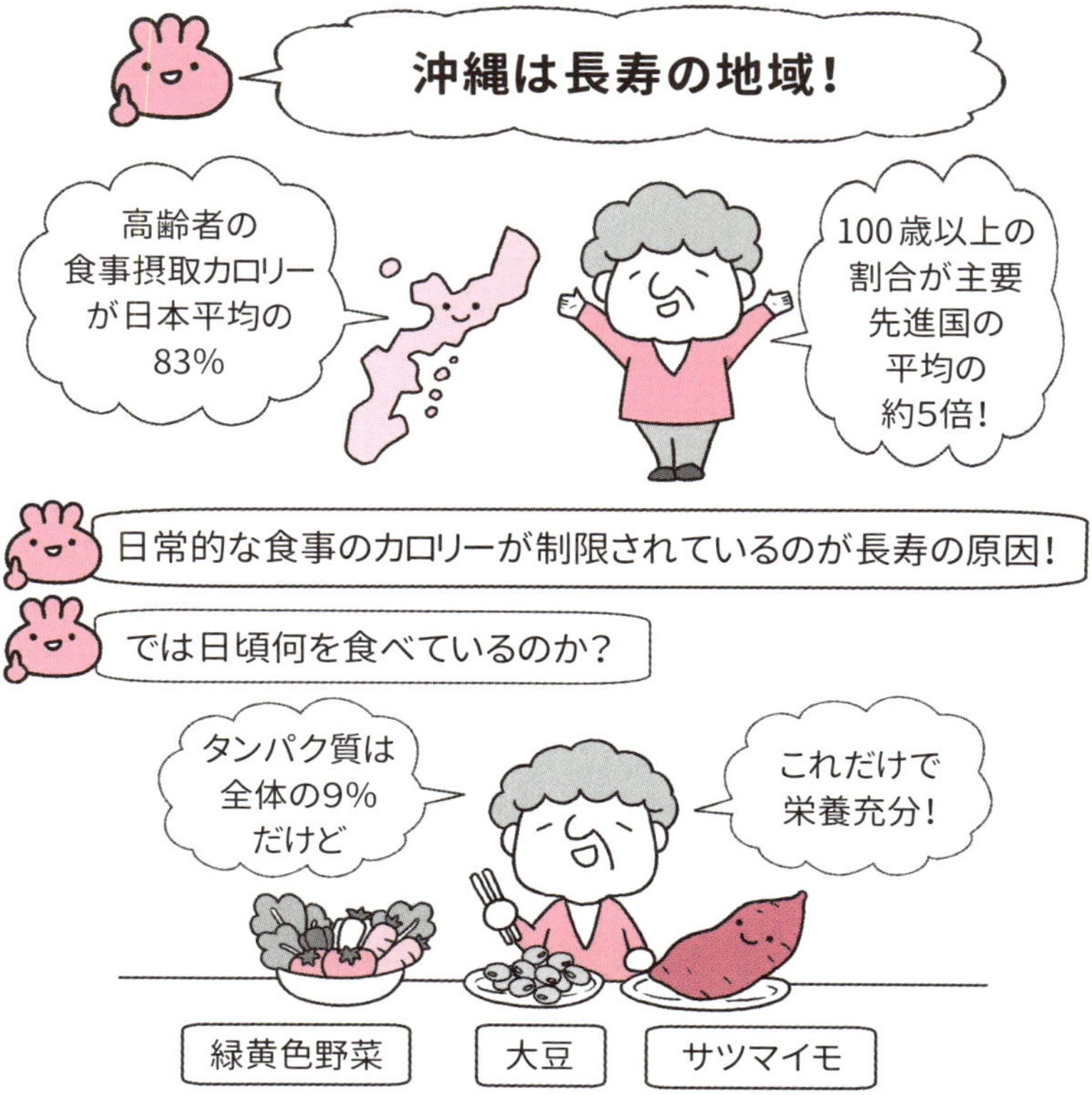

沖縄はかつては世界で最も長寿の地域でした。100歳以上の人の割合は、主要先進国の平均の5倍以上であり、沖縄の高齢者がどのような生活をしていたかの研究が行われました。食生活は極めて質素で、摂取カロリーが日本平均の83%であり日常の食事で自然なカロリー制限食が行われていることが最大の長寿の原因であると考えられています。カロリーは制限されているものの、栄養素の不足はなく主食のサツマイモ、緑黄色野菜と大豆（主要タンパク質源）を多く摂取し、魚や肉はほとんど摂取せずに十分な栄養素が得られていました。エネルギーに占めるタンパク質の割合は9%しかなく、このデータからもタンパク質、特に動物性タンパク質をたくさんとることが健康に良いという考えは支持できません。

日本人と同じく、乳製品摂取量が比較的少ない中国人の成人を対象とした研究では、乳製品摂取量の増加は、すべての種類のがん、特に肝臓がん、女性の乳がん、

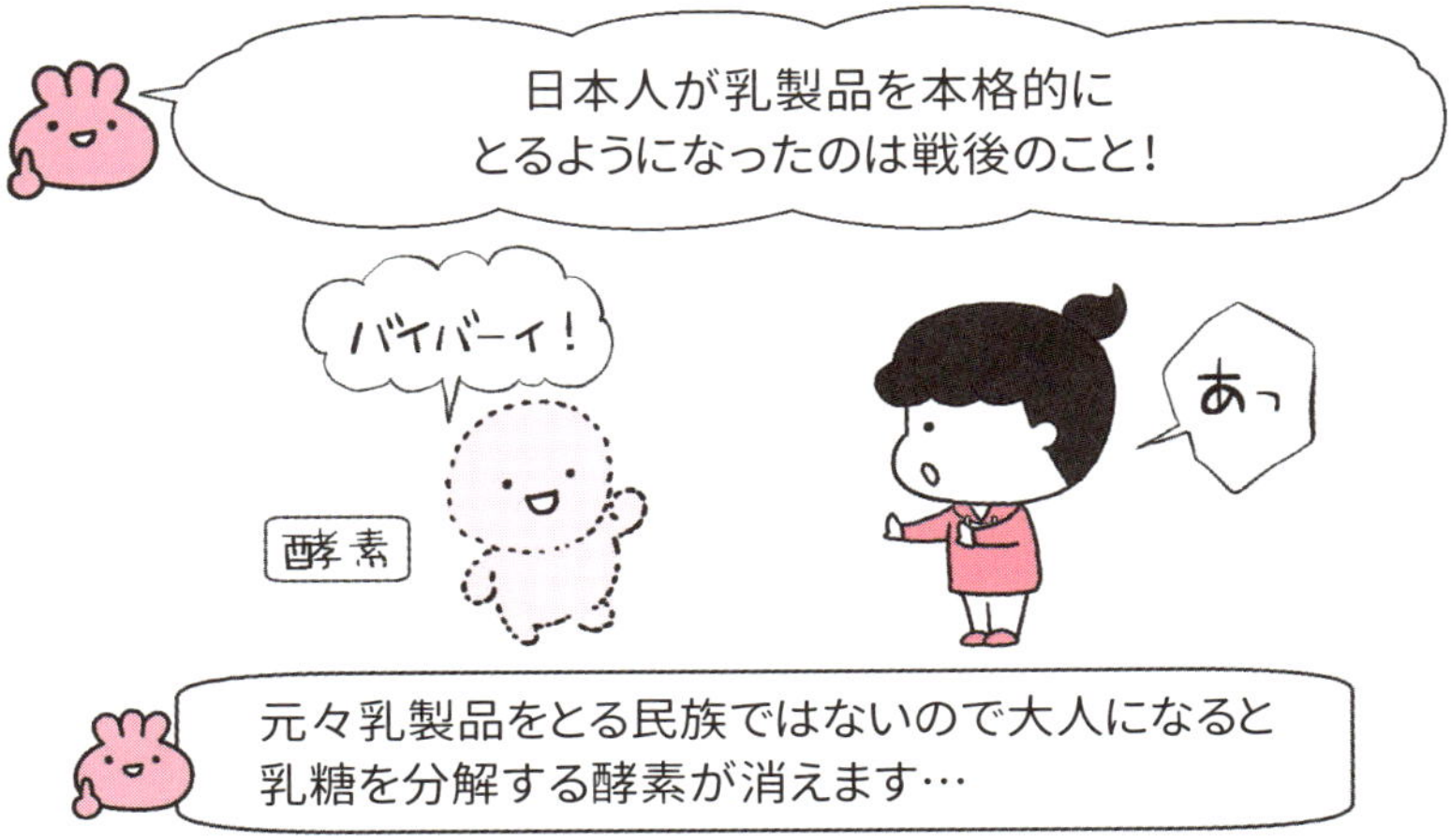
日本人が乳製品を本格的に
とるようになったのは戦後のこと！
バイバーイ！
酵素
あっ
元々乳製品をとる民族ではないので大人になると
乳糖を分解する酵素が消えます…

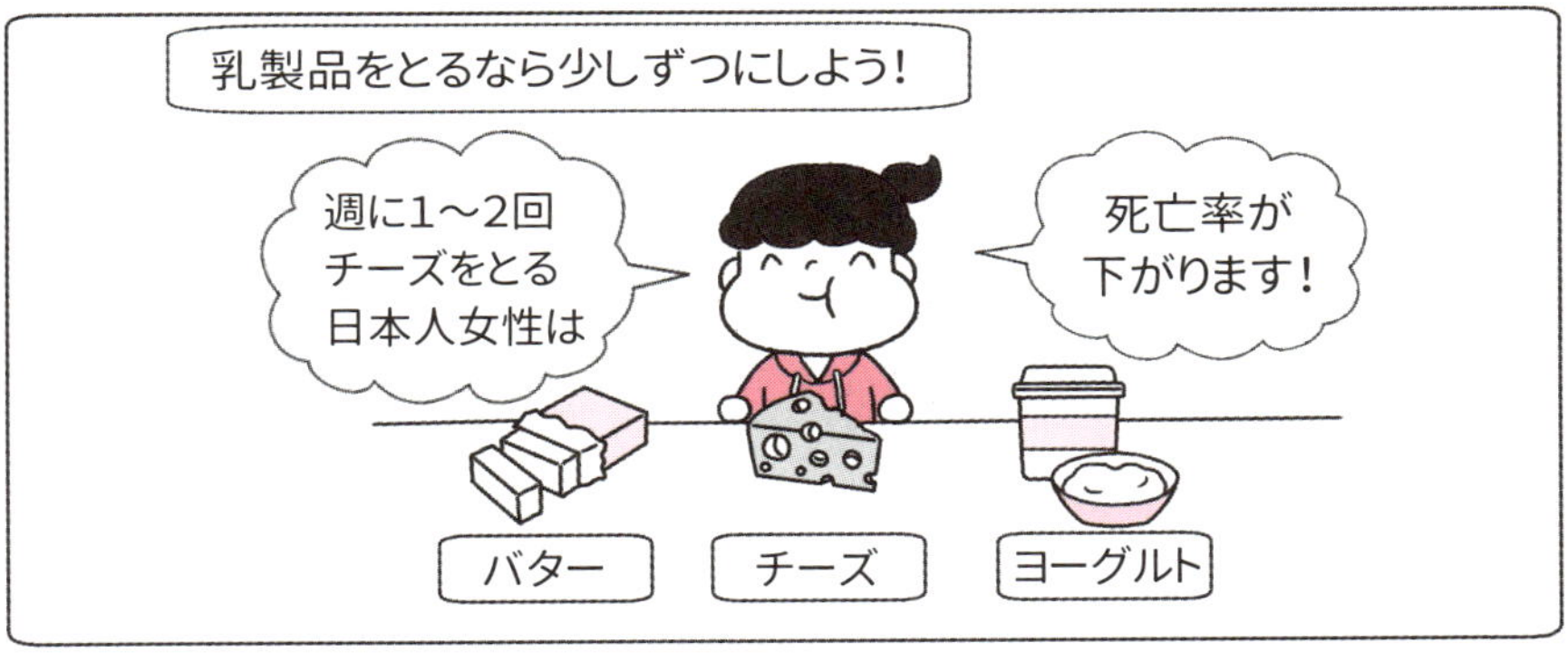
乳製品をとるなら少しずつにしよう！
週に1～2回
チーズをとる
日本人女性は
死亡率が
下がります！
バター
チーズ
ヨーグルト

リンパ腫のリスク増加と関連していることが示されています。[①] 日本人と乳製品に関する疫学研究では、今のところ明らかな死亡率の上昇、がんのリスクの上昇は示されていません。[②] 日本人の多くが乳製品を本格的に摂取するようになったのは戦後で、栄養を効率的に補給する目的で牛乳が飲まれるようになりました。しかしもともと乳製品をとる民族ではないため、多くの日本人は牛乳に含まれる乳糖を分解する酵素が大人になると消失してしまいます。世界全体でのデータを見ると乳製品摂取の増加と乳がん、前立腺がんの増加には関連を認めているため、やはりとり過ぎには注意する必要があります。発酵した乳製品は乳糖が発酵で使用されているため少なくなっています。週に1~2回以下の頻度でチーズを摂取する日本人女性は、逆に死亡率が低下することが示されていますので、乳製品を摂取するならバター、チーズ、ヨーグルトなどを少量ずつ摂取することが望ましいです。

① BMC Med. 2022 35513801　② Eur J Nutr. 2022 34750640

間欠的ファスティングをやってみる

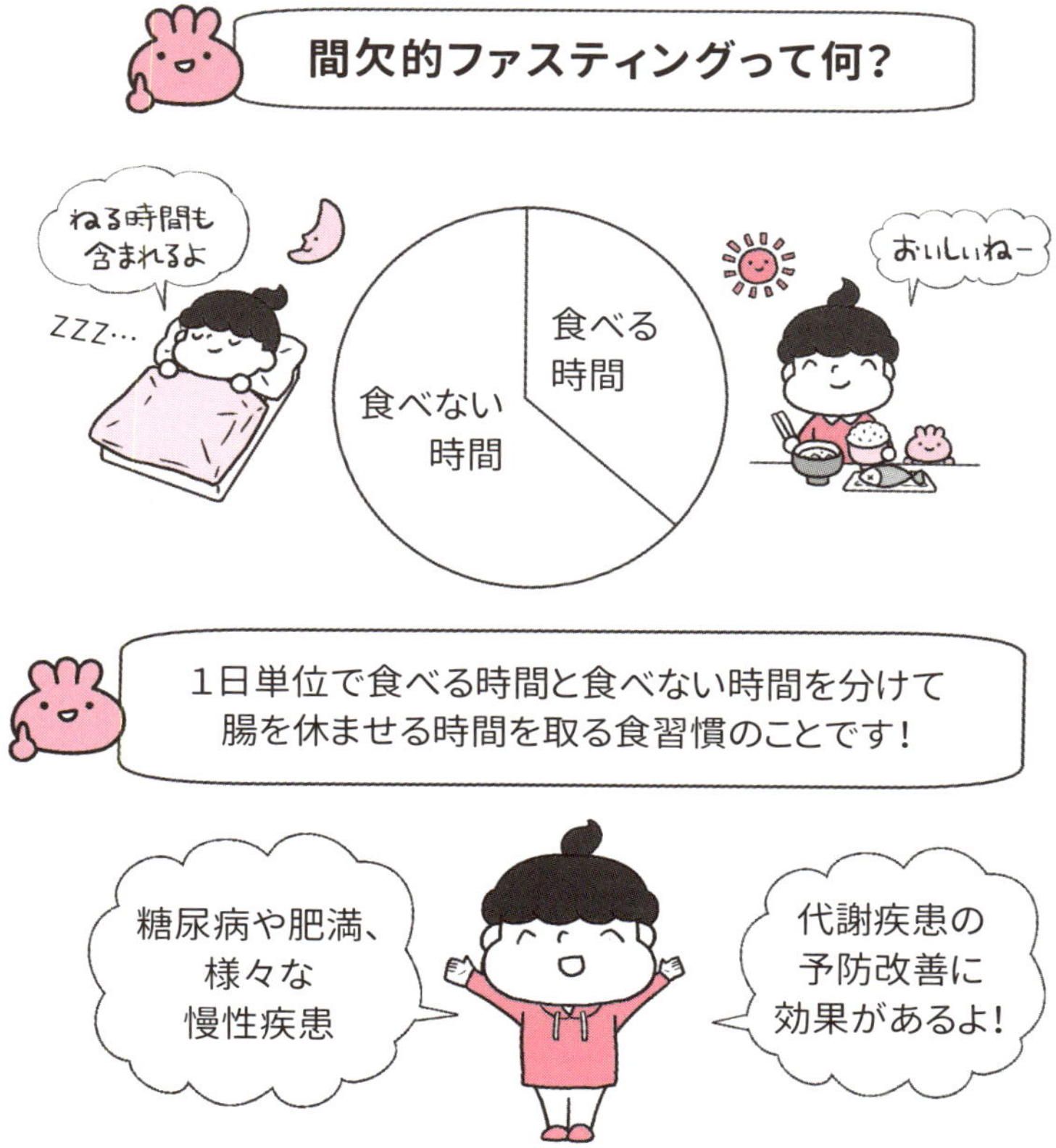
間欠的ファスティングって何？
ねる時間も
含まれるよ
ZZZ…
食べる
時間
食べない
時間
おいしいねー
1日単位で食べる時間と食べない時間を分けて
腸を休ませる時間を取る食習慣のことです！
糖尿病や肥満、
様々な
慢性疾患
代謝疾患の
予防改善に
効果があるよ！

ファスティング（断食）とはもともと宗教的な儀式の一つであり、キリスト教でも仏教でもイスラム教でも故意に食事をとらない時間を作ることによる精神的な修行として行われてきました。現代ではファスティングは様々な形で健康的な生活習慣の一部として実践されています。その中でも1日単位で、食べる時間と食べない時間にしっかりと分け、腸を休ませる時間を確保する食習慣を間欠的ファスティング（もしくは時間制限食事法）と呼びます。間欠的ファスティングは心臓病、糖尿病、肥満など様々な慢性疾患、代謝疾患の予防改善が得られることが証明されています。

間欠的ファスティングを実施することにより腸内環境が変化することが示されています。[①] 45人の若い男女に16時間食事を摂取しない間欠的ファスティングを27日間実施してもらいました。もともと太り気味の人の体重は減少し、元々痩せ気味の人は体重が増加し、正常範囲のBMIに近づく変化を認めました。腸内細菌の多様性が

① Front Microbiol. 2022 36081793

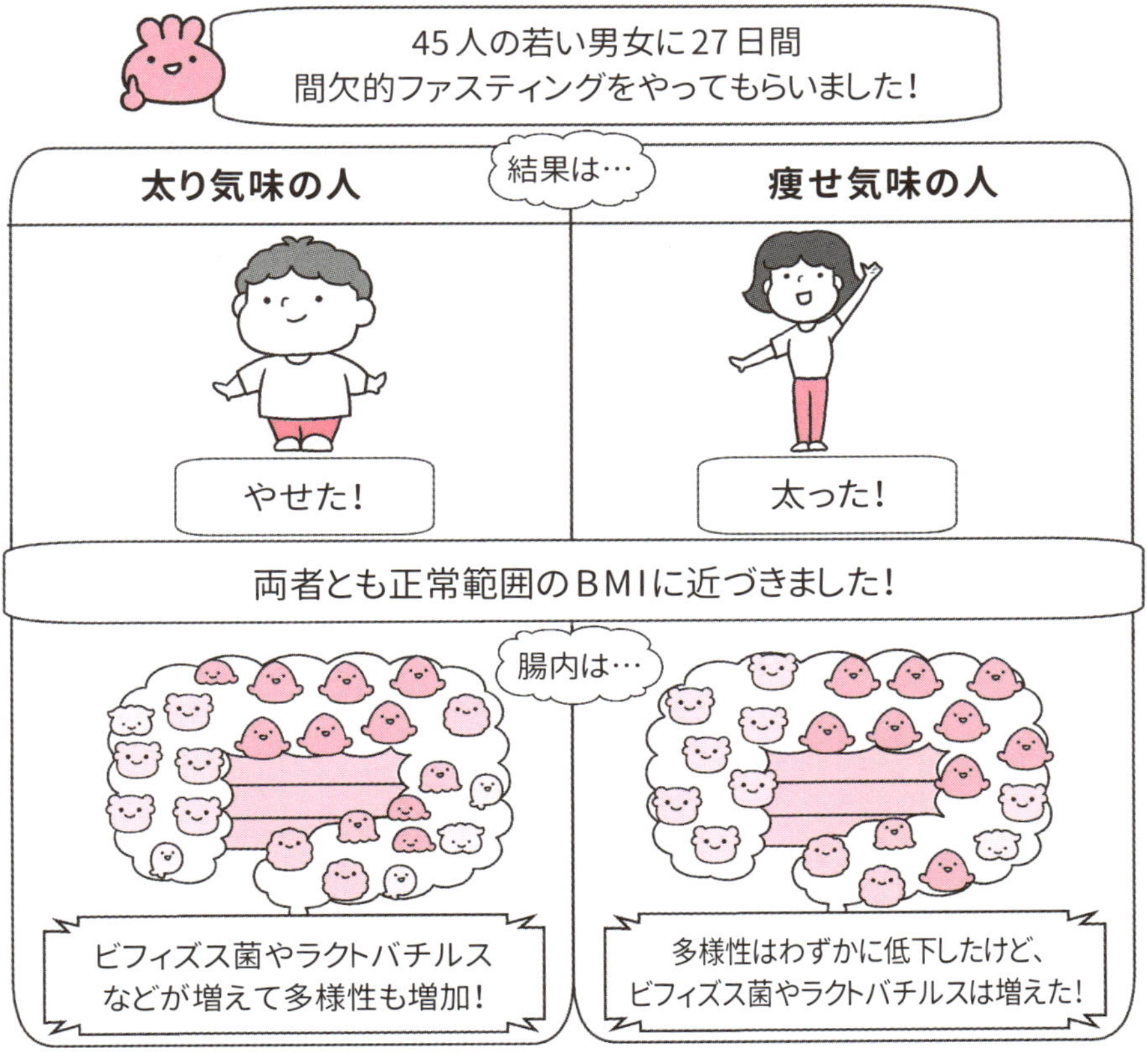

減少することと、過体重や肥満が関連することはよく知られています。この研究でも体重が減少した人はビフィズス菌やラクトバチルスなどの乳酸を産生する腸内細菌が増加し、さらに多様性も増加していました。面白いことに、もともと痩せ気味で体重が増加した人は多様性がわずかに低下していましたが、ビフィズス菌やラクトバチルスは増加しており、間欠的ファスティングは腸内に好ましい変化を誘導することが示されています。研究中は食べる時間だけが制限されており、食べる内容に関しての制限はありませんでした。食事内容を特に変えなくても、中性脂肪値、LDLコレステロール値、HDLコレステロール値など心臓疾患のリスク因子が改善していました。さらに糖質量のコントロールをしたり、悪い油の摂取を控えたり、食物繊維の摂取を増やすなど腸内環境を改善するための食事を追加で行えば、腸内環境をますます改善できることが理解できるでしょう。

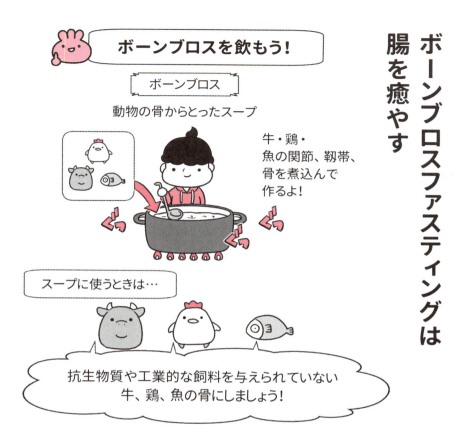

ボーンブロスファスティングは腸を癒やす

ファスティングをすると食事からのエネルギーが入らなくなるため、脳はすぐに食事をするように刺激を出します。ファスティングを継続するにはこの脳の刺激に打ち勝つことが必要です。代謝の柔軟性のある人であれば、エネルギーが入ってこなくても体内の脂肪を素早く分解してエネルギーを得ることで待つことができます。しかし現代人の多くは糖質を過剰にとり過ぎているため、この脂肪を分解するスイッチが入りません。そのため1~2日であったとしても食べずに過ごすということは困難です。しかしファスティングをすることで腸内環境が改善できるため、なんとか楽に実施できないだろうか?と考える人にとっておきの方法があります。それがボーンブロスファスティングです。

ボーンブロスとは動物の骨からとったスープです。牛や鶏、魚の関節や靭帯、骨を煮込んで作ります。このスープの中にはコラーゲンから作られるゼラチンが豊富に含まれます。ゼラチンは体内に入ると

ボーンブロスファスティングをやってみよう！

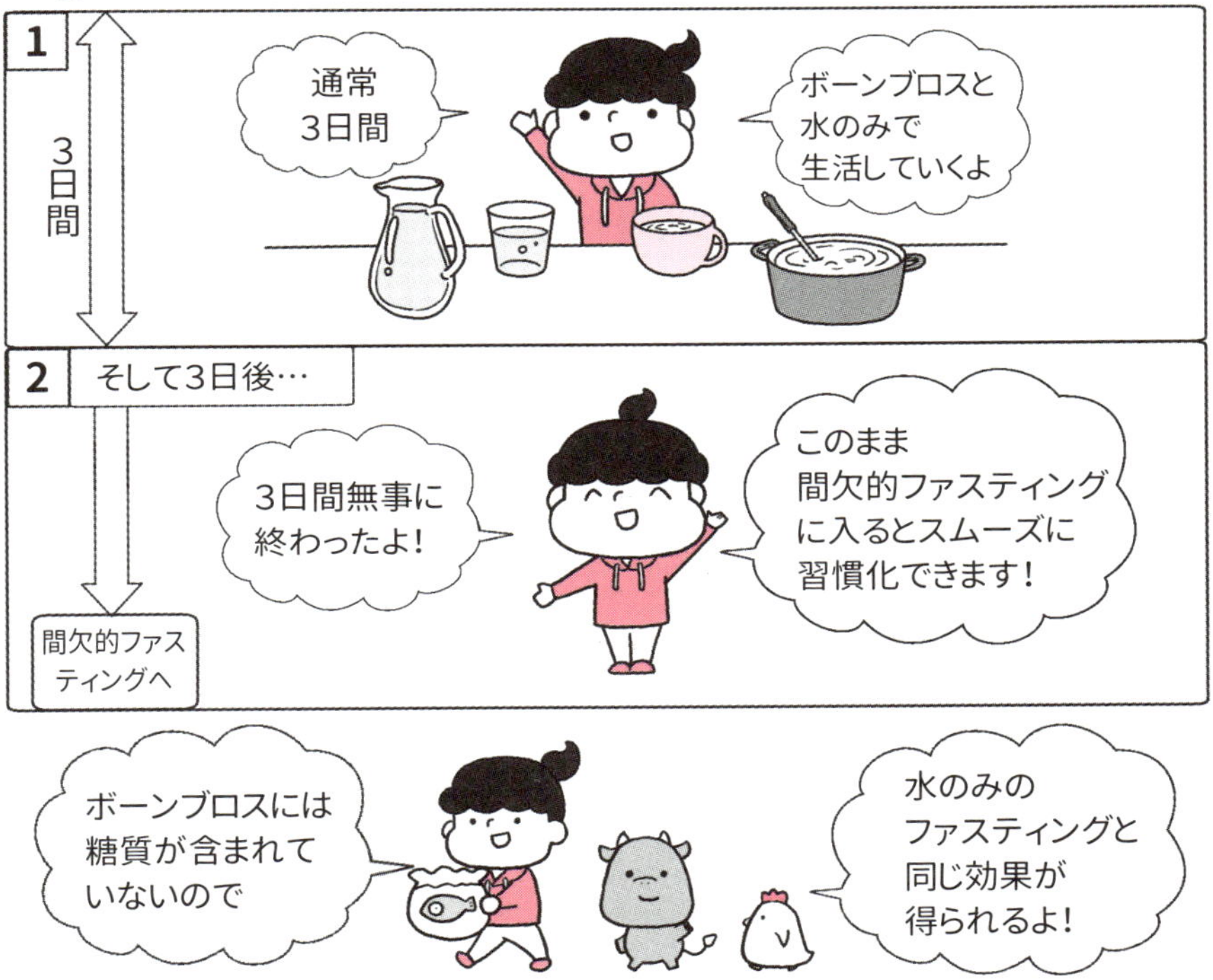
1
3日間
通常3日間
ボーンブロスと水のみで生活していくよ
2
そして3日後…
3日間無事に終わったよ！
このまま間欠的ファスティングに入るとスムーズに習慣化できます！
間欠的ファスティングへ
ボーンブロスには糖質が含まれていないので
水のみのファスティングと同じ効果が得られるよ！

コラーゲンの原材料として使われます。コラーゲンは腸の炎症を改善したり、皮膚や骨の気質として使われる極めて重要な物質です。ボーンブロスにはプロリン、グリシン、アルギニン、グルタミンなど、抗酸化作用が高く、代謝を高め、腸の健康を促進するアミノ酸も豊富に含まれます。ボーンブロスファスティングは通常丸3日間はボーンブロスと水のみで生活しますが、ボーンブロスには栄養価は高いが、その中には糖質が含まれていないためインスリンの分泌が少なく体内に炎症を起こしません。そのため水のみのファスティングと同様の効果を得ることができます。

ファスティングは継続してこそ効果があります。そのため3日間ボーンブロスファスティングを行った後に間欠的ファスティングに移行していくとスムーズにファスティング習慣に入ることができます。ボーンブロスを作るときの骨は抗生物質や工業的な飼料を与えられていない牛、鶏、魚の骨を使用する必要があります。

1975年日本食が日本人の答え

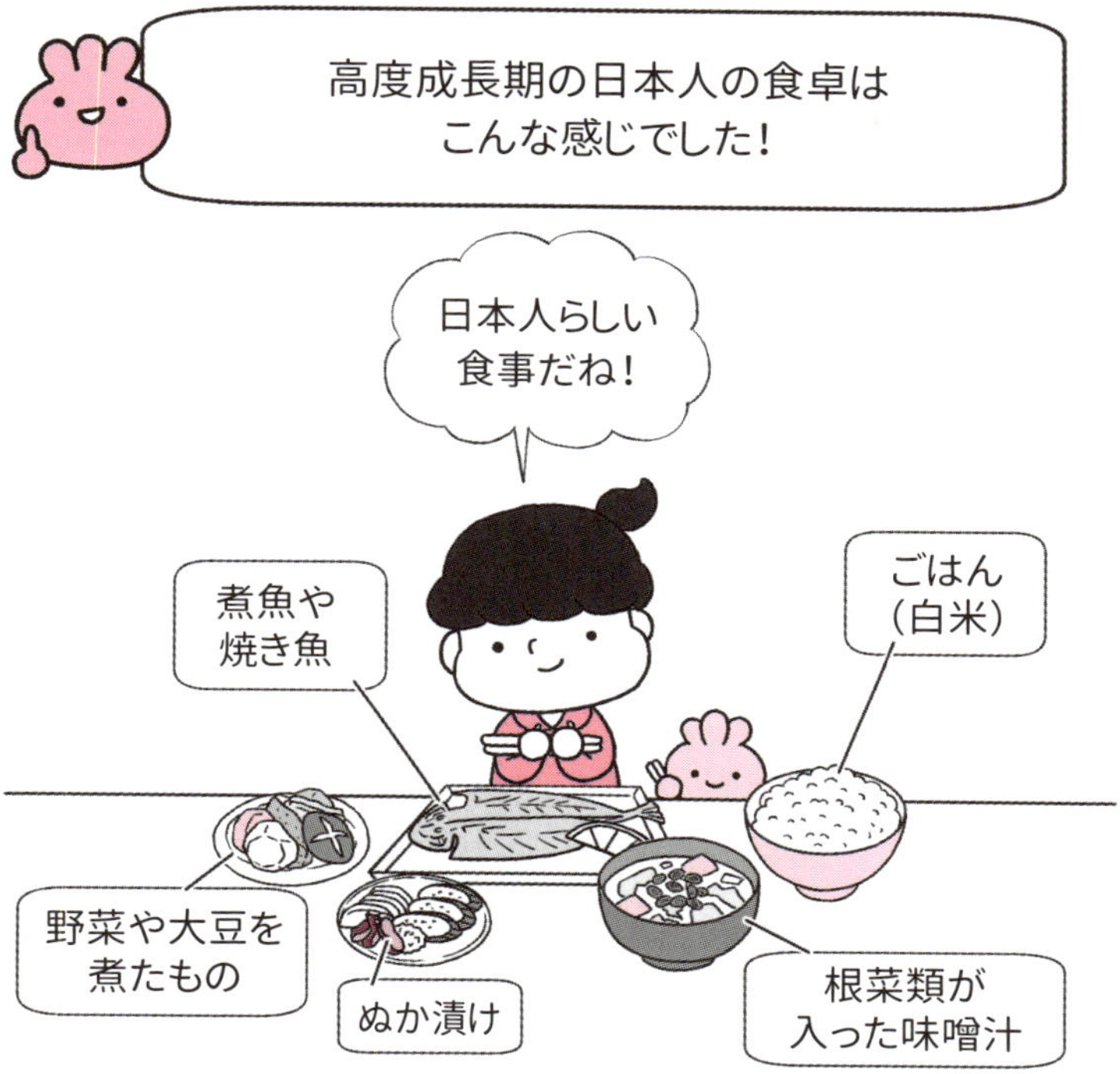

いろいろ腸のためには気をつけなければいけないのはわかったけれども、普段はどんな食事をしたらいいの？と疑問に思うかもしれません。でもこの答えは単純で、日本人は日本人らしい食事をすることが一番です。そのために日本の伝統的な食事、ご飯と一汁一菜で作る食事が日本人の腸には一番合っています。パン、パスタ、ラーメンの代わりにご飯、食物繊維がとれるような根菜類などが入った味噌汁、煮魚や焼き魚、野菜や大豆を煮たものでの簡単なおかず、もしくはぬか漬けなどの漬物で日本人の腸は癒やされます。

このような食事は高度経済成長前の日本人が主に摂取していた食事です。しかし実際に現代日本人の寿命を延ばしている世代の人々が日常的に食べていた食事はそれよりも少し後の時代の食事です。朝パン食になったり卵焼きを食べたり、昼に麺類、夜にはハンバーグやオムライスなど、時々洋食を食べるという生活をしていた人々の食生活が最も寿命を延ばすのではない

寿命をのばす食事と短くする食事

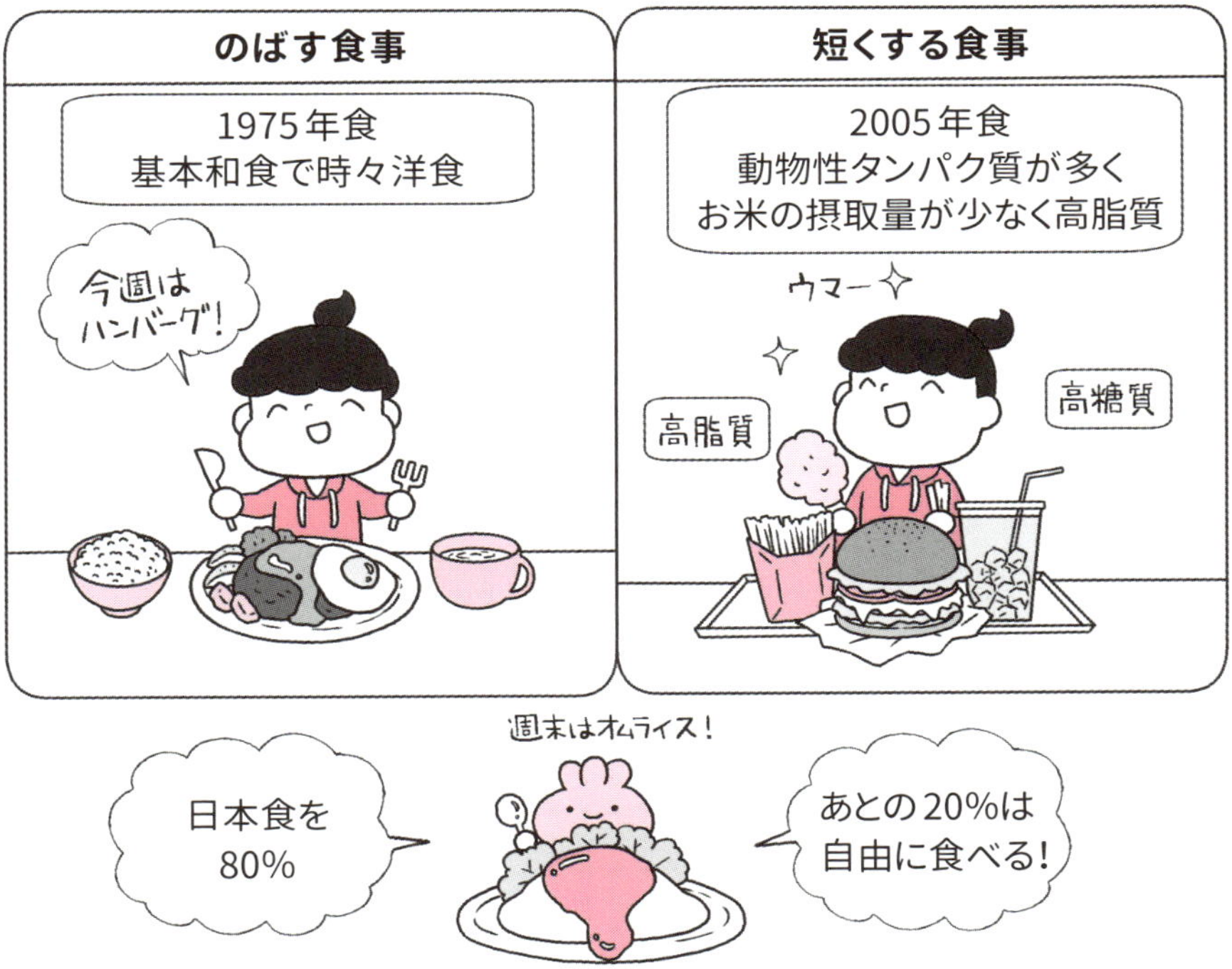
のばす食事
1975年食
基本和食で時々洋食
今週はハンバーグ!
短くする食事
2005年食
動物性タンパク質が多く
お米の摂取量が少なく高脂質
ウマー
高脂質
高糖質
週末はオムライス!
日本食を
80%
あとの20%は
自由に食べる!

かと考えられています。東北大学が行った食事の研究では、1975年の日本人の食事、基本は和食で時々洋食という組み合わせが、動物実験でも最も寿命を延ばすことが示され、最も寿命が短かったのは2005年食（動物性タンパク質が多く、お米の摂取量が少なく、高脂質）でした。[1] 実際若者に1975年食と現代食（ファーストフード、高糖質、高脂質の食事）をとってもらったところ、1975年食は肥満や血糖値、脂質代謝異常の改善だけでなく、[2] 短鎖脂肪酸を産生する菌が増加していました。[3]

1975年の日本食は約20～30%が洋食という割合ですので80%ぐらいは日本食を遵守し、あとの20%は自由に食べるというのが現実的な目標です。コンビニ弁当やファーストフードなどの加工食品など、高糖質、高脂質、高塩分の現代食を続けると確実に寿命が縮むことになります。

① Nutrition. 2016 26431631　② J Oleo Sci. 2018 29710042　③ J Nutr Biochem. 2019 30502656

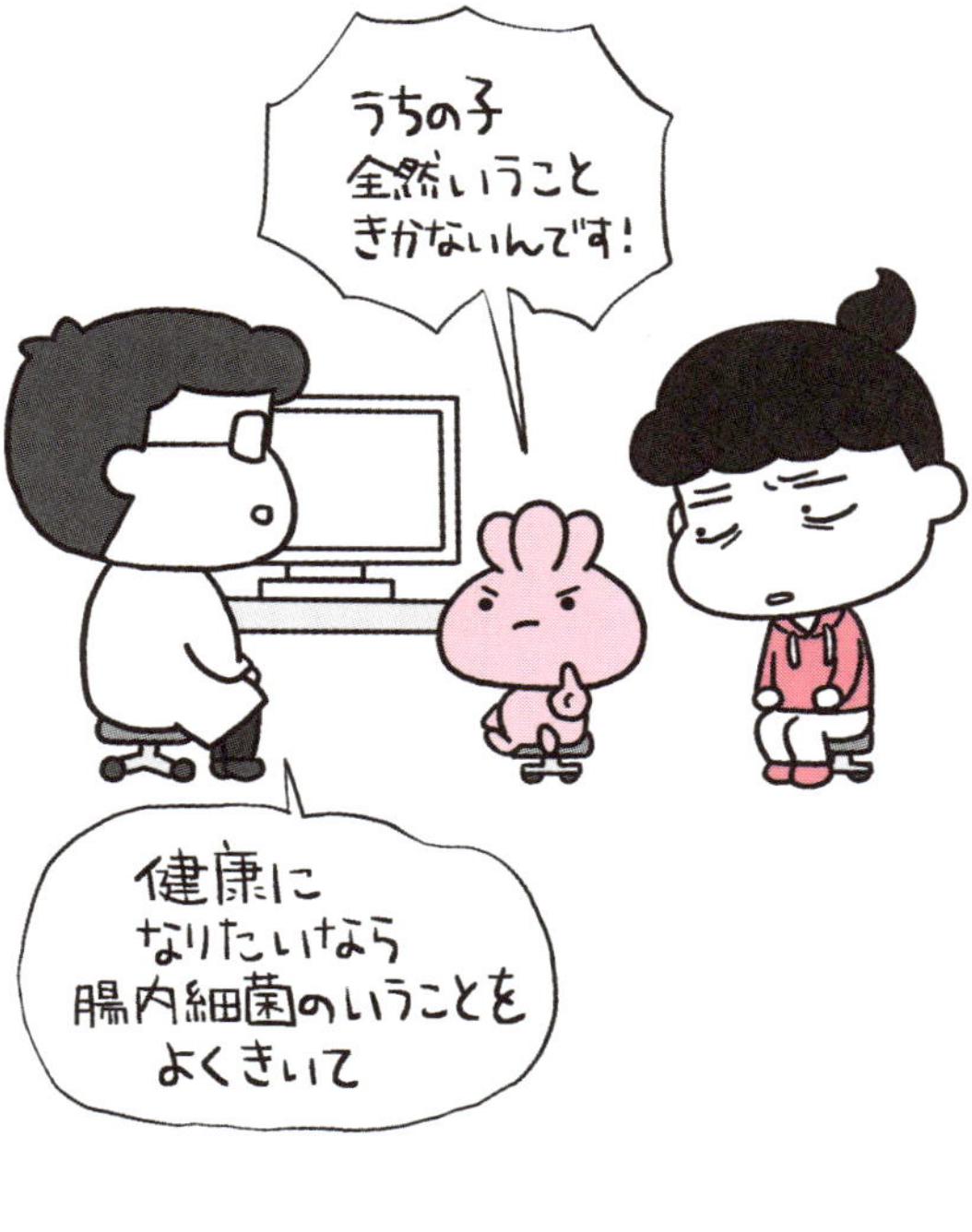
うちの子
全然いうこと
きかないんです！
健康に
なりたいなら
腸内細菌のいうことを
よくきいて

実践編

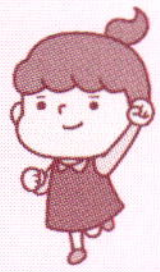

5章

運動、睡眠、ストレスマネージメント、習慣

毎日トイレでの観察

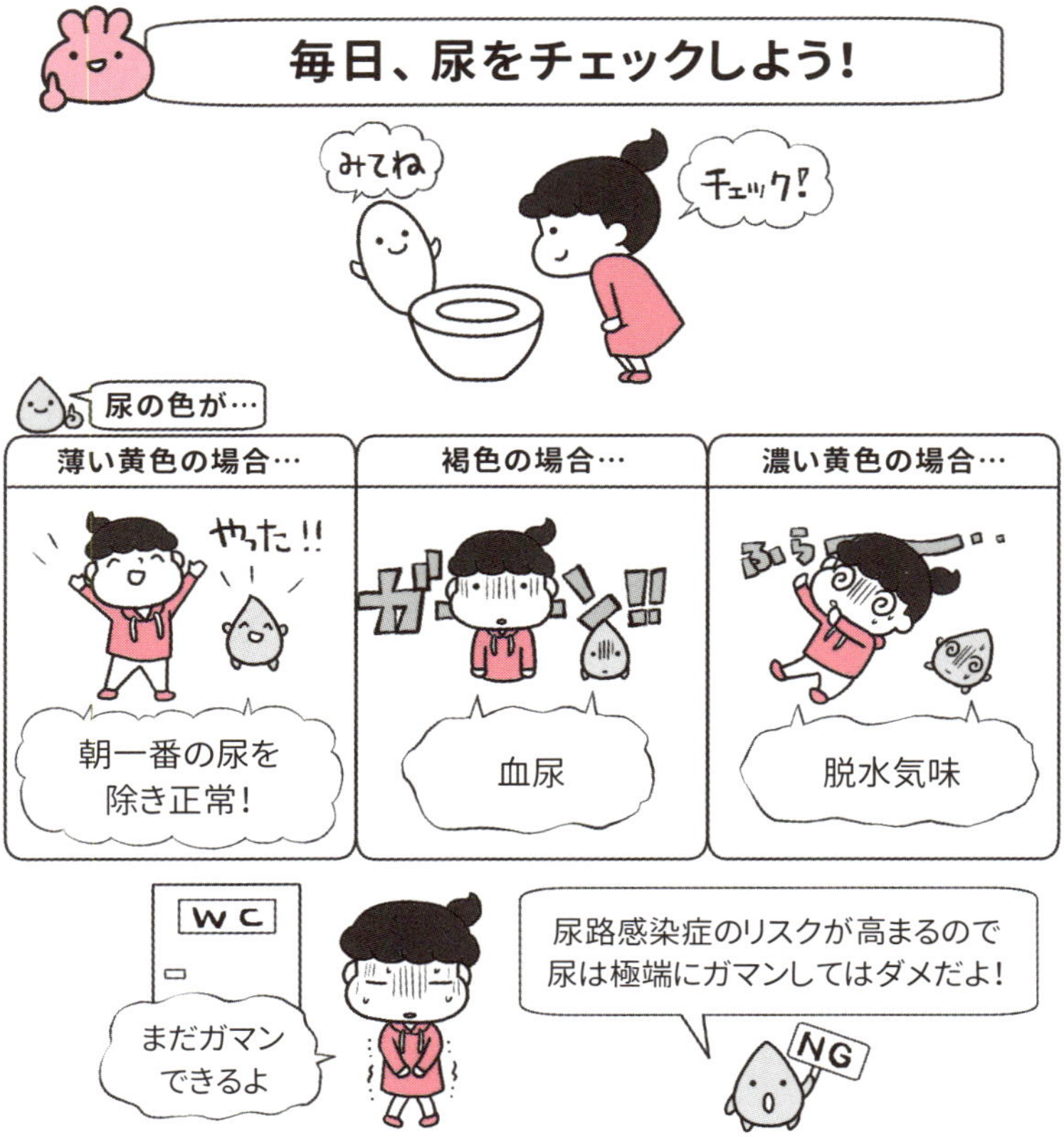

毎日、尿をチェックしよう！
みてね
チェック!
尿の色が…
薄い黄色の場合…
やった!!
朝一番の尿を除き正常！
褐色の場合…
ガーン!!
血尿
濃い黄色の場合…
ふら
脱水気味
WC
まだガマンできるよ
尿路感染症のリスクが高まるので尿は極端にガマンしてはダメだよ！
NG

毎日トイレの中をみていますか？ もちろん何回排尿したか、何回排便があったかも重要ですが、1回1回の内容をチェックする癖もつけてください。尿に関しては量と色の濃さです。水分が十分とれていれば、朝一番の排尿を除き1回の排尿は薄い黄色のはずです。色が褐色であれば血尿、濃い黄色であれば脱水気味というように尿に体調が表れてきます。尿を極端に我慢することも避けてください。尿を長時間ため過ぎると膀胱の壁が過伸展して、一度の排尿で膀胱内の尿を出し切ることが出来なくなり、尿路感染症のリスクが高まります。尿は大事なデトックス経路であるため、水分を十分とっていれば、頻回にトイレに行くぐらいがちょうど良いという考えに変えてください。

排便に関してはさらに詳細な観察が必要です。排便は毎日あることが自然です。2日に1回の時点で確実に便秘があります。しかし毎日出ていても便秘ということが起こり得ます。口から入った食べ物は通

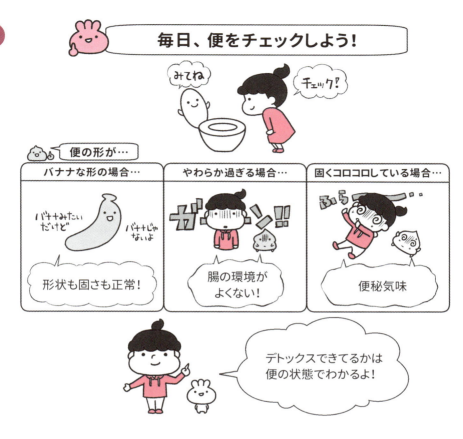

毎日、便をチェックしよう!

常1～2日かけて肛門から排出されます。毎日出ていたとしてもその便が5日前に食べたものであれば、体内に排泄物が長時間とどまっていることになりますので、便秘と同じく体に悪影響を与えます。出てきた便は食べた量に相当する量であるか確認します。通常長時間体内にとどまっている便は固くコロコロになり、また濃い褐色になっています。便はバナナの様な形状と固さのものであれば問題ありません。柔らか過ぎる、もしくは下痢の様な便である場合は、リーキーガットや食事性のアレルギー、過敏症、慢性感染症など腸の中の環境が相当良くないサインです。他にもティッシュで拭くとき何回で拭き取れるかなど、一度の排便で確認しなくてはいけない情報は数多くあります。肝臓で分解された毒素は、無毒化され腸に排出されます。排便がうまくいかなければ、体はデトックス機能を十分に発揮できません。出てきた便の性状が体のデトックスの一番のバロメーターなのです。

運動と腸活

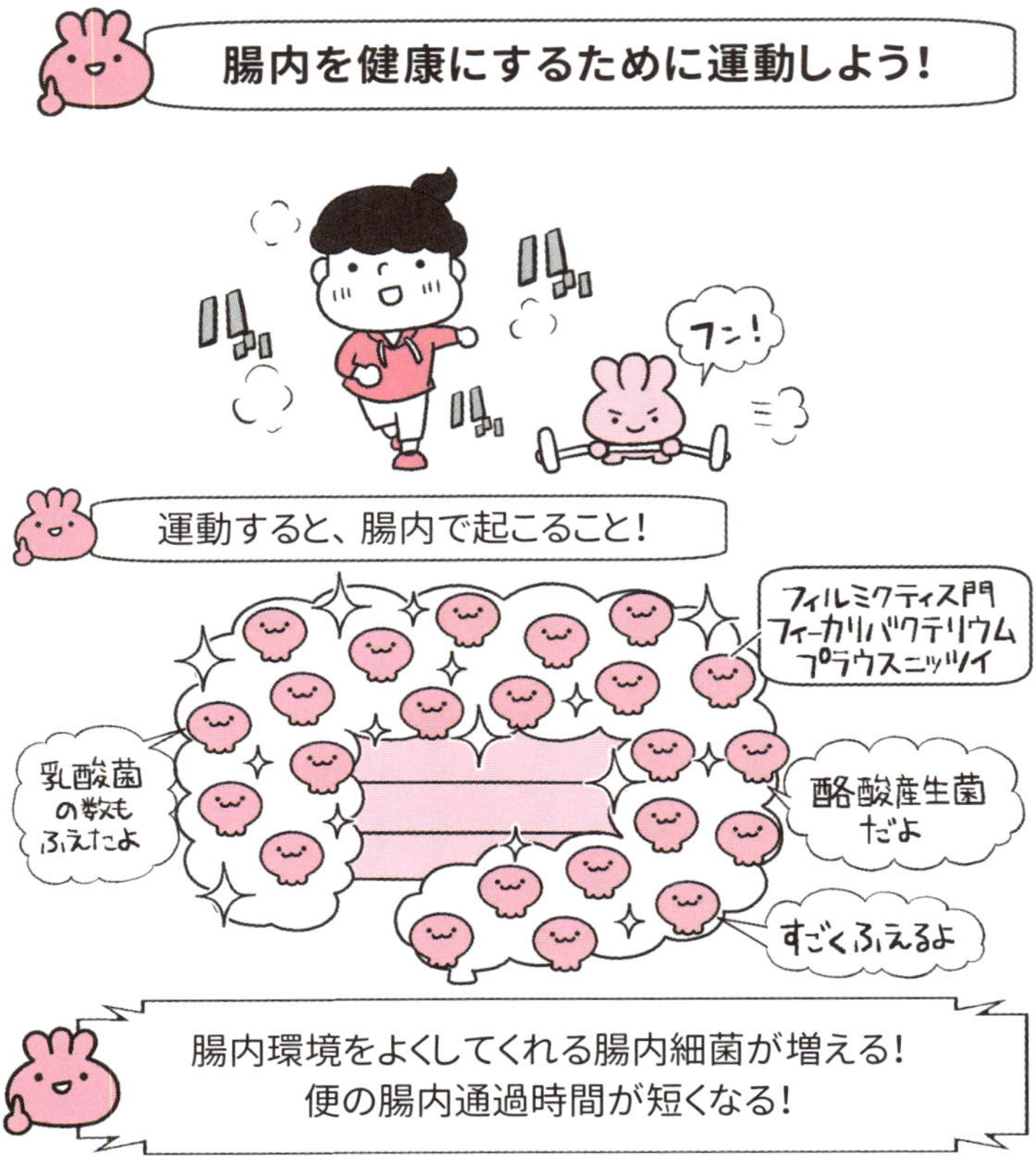

腸活という活動に運動の要素は欠かせません。運動することで便秘が解消されることも珍しくないように、低強度の運動は便の腸内通過時間を短縮させる効果があります。[1] 運動によって腸内の善玉菌の割合が増え、腸内細菌の多様性（種類）が増大することが最近の研究でわかってきました。[2] 運動により腸内細菌叢、特にフィルミクティス門（フィーカリバクテリウム・プラウスニッツイなど）の多様性が豊かになり、健康的な腸内環境の維持に役立つことが示されています。フィーカリバクテリウム・プラウスニッツイは酪酸産生菌の代表です。さらに運動が腸内の乳酸菌の数を増加させるデータも得られています。運動後にはこのように腸内環境をどんどんよくしてくれる腸内細菌が増加していくのです。

　習慣的に運動を行っている人は運動を行っていない人と比べて明らかに腸内細菌の多様性が高いことも報告されており、[3] 腸内環境を改善しようとして食事だけいく

① Exerc Immunol Rev. 2015 25825908　② Oxid Med Cell Longev. 2017 28357027　③ Gut. 2014 25021423

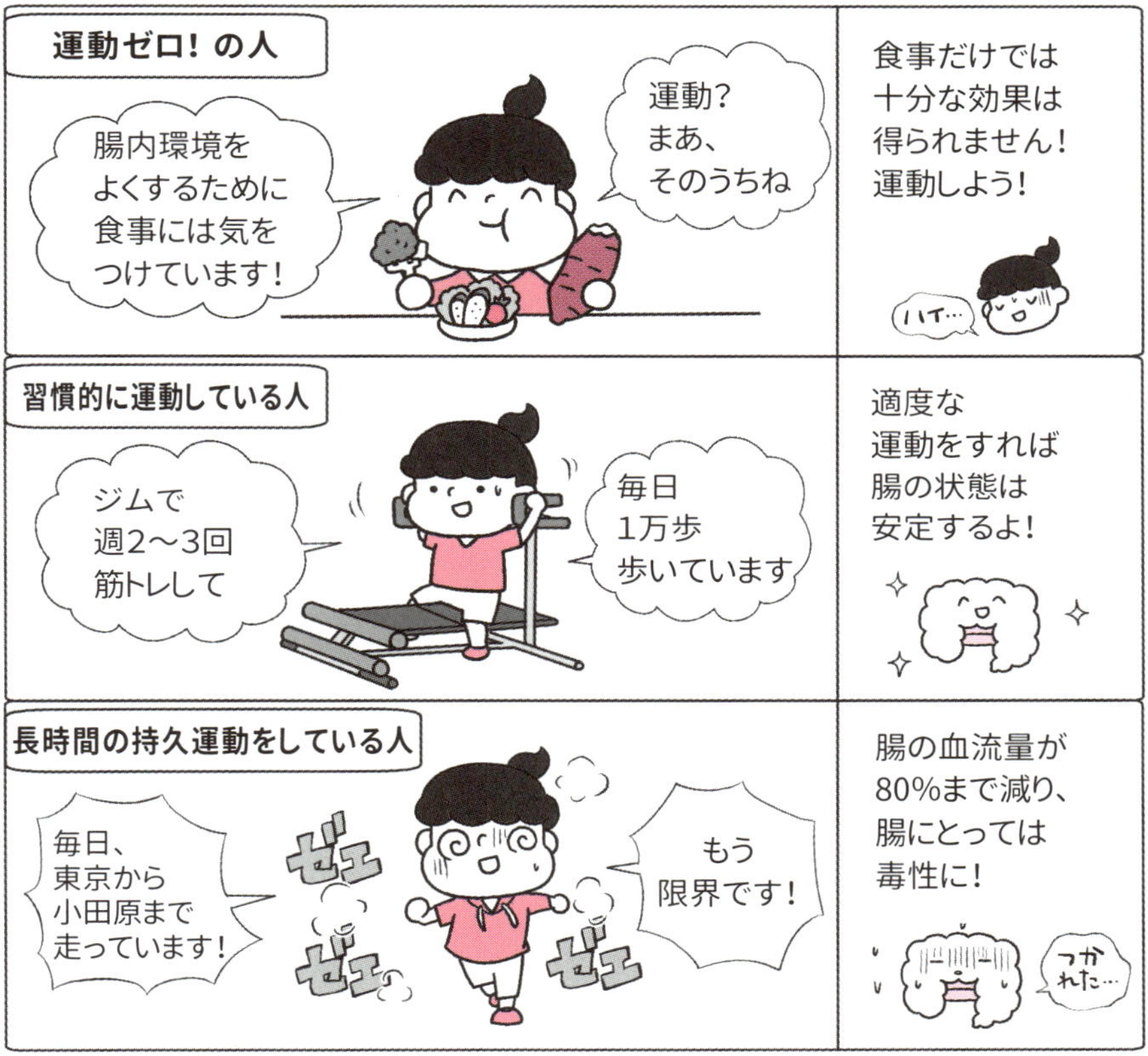

ら改善しても運動を取り入れていなければ十分な改善効果が得られないことが理解できると思います。高脂肪食を続けると、腸の粘膜が炎症を起こし厚みが増しますが、運動によってこの反応が抑えられることが動物実験で示されています。運動をすると、少々の悪い食事をしたぐらいでは腸の環境が悪化しない安定した状態を作り上げてくれるということです。

逆に、長時間の持久運動は、腸の血流量を基礎レベルの80%にまで減少させるため、その結果運動はかえって腸に毒性を示すようになります。これは交感神経の興奮時間が長くなることによって引き起こされ、リラックス作用を示す副交感神経の機能が低下し、腸の活動性が落ち消化吸収能力が低下します。長時間の運動はリーキーガットを引き起こし、腸内の細菌が体内に移行することが示されているように、運動のやり過ぎは腸の健康にとって望ましいものではないことに注意してください。

腸活のための筋トレ

排便のための腹筋を鍛えよう！

レッグレイズがおススメです！

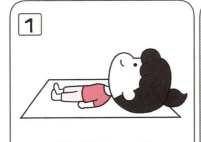

1

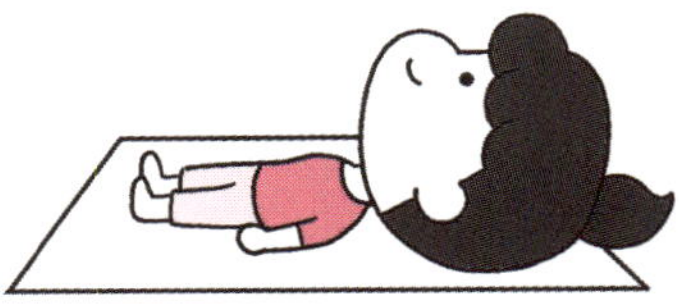

あおむけになって
体の横に手をおきます

2

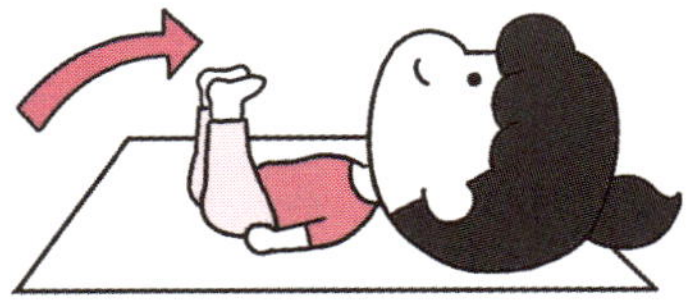

脚をそろえて
ゆっくり垂直にあげて
ゆっくり下ろしてね！

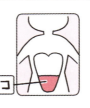

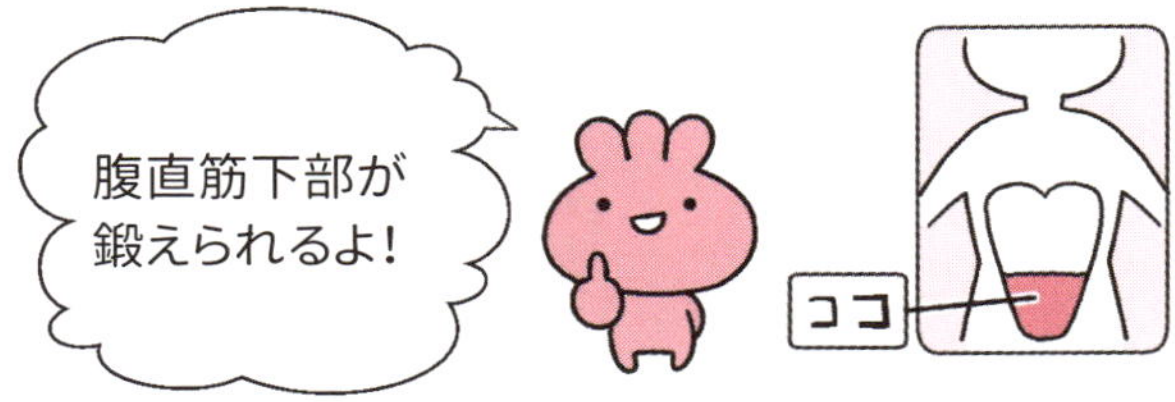

排便の際には様々な筋肉が協調して働き、便を腸の中から押し出します。排便の際にはこの恥骨直腸筋というインナーマッスルが緩んで、腸から肛門に向かって便が排出されるようになります。このとき腸の動きをサポートする重要なものがあります。それは腹圧です。腹圧がしっかりかかると一気に腸の中の便を排出することができます。

　腹圧をしっかりかけるためにはしっかりとした腹筋が必要です。そのために重要な筋肉は腹直筋下部と腹横筋です。腹直筋はお腹の前面の筋肉で、いわゆる腹筋と呼ばれるものです。腹横筋は腹部の筋肉の最も内側に存在しています。特にへそから下の腹直筋は目立ちにくく認識されにくいですが、腹圧をかける上では重要な部位です。お腹がポテッとしている、いわゆる〝ぽっこりお腹〟の人はこの腹直筋下部の筋肉と腹横筋が極端に弱くなっているため、体幹がだらしなく緩んでしまいます。男性ではさらに内臓脂肪が、女性は皮下脂肪がたっぷりとだらしなく緩んだお腹を

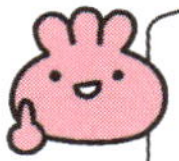

洋式トイレに足台を持ち込んで和式トイレの排便姿勢を作ろう！

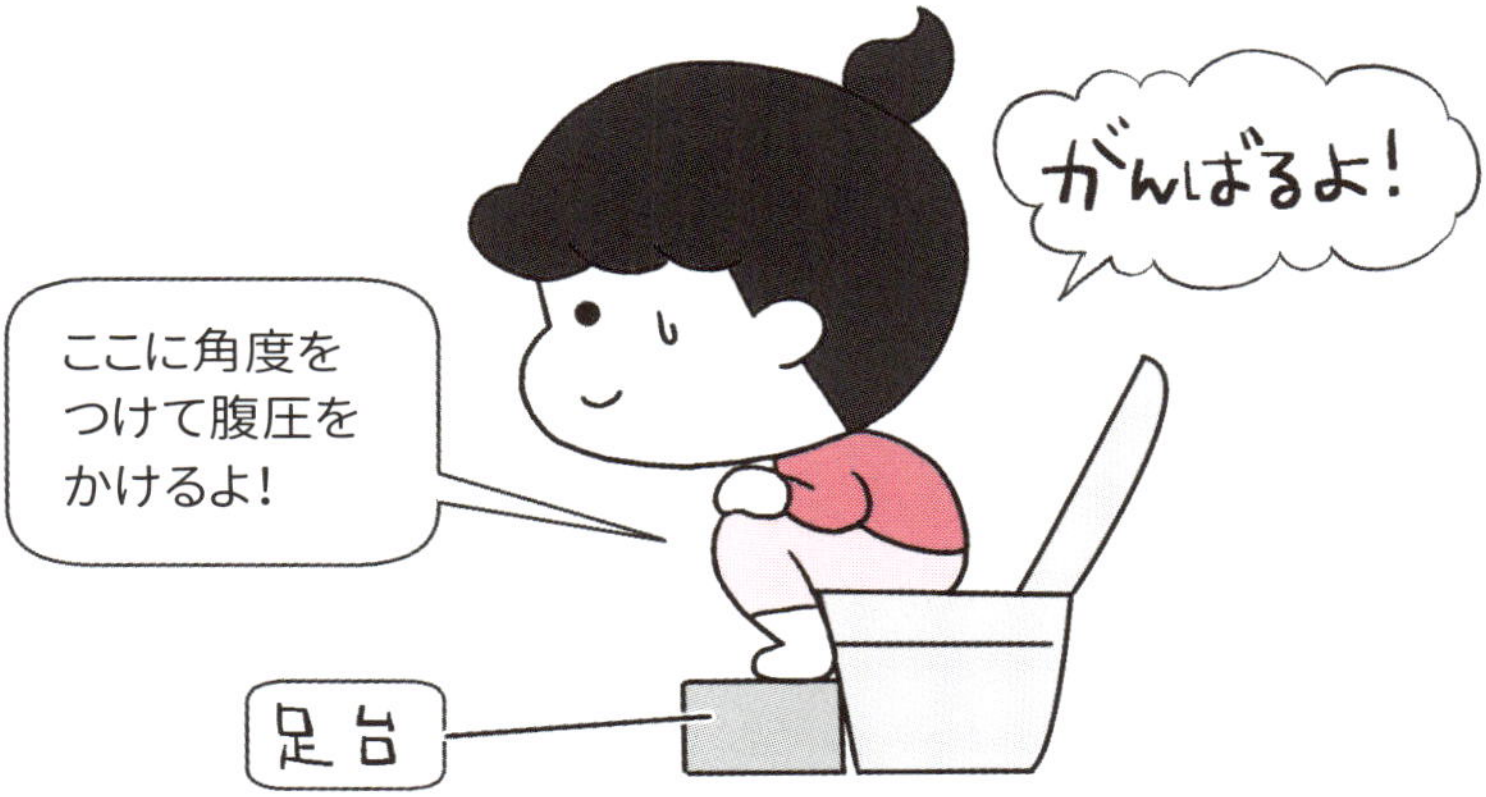
がんばるよ！
ここに角度をつけて腹圧をかけるよ！
足台

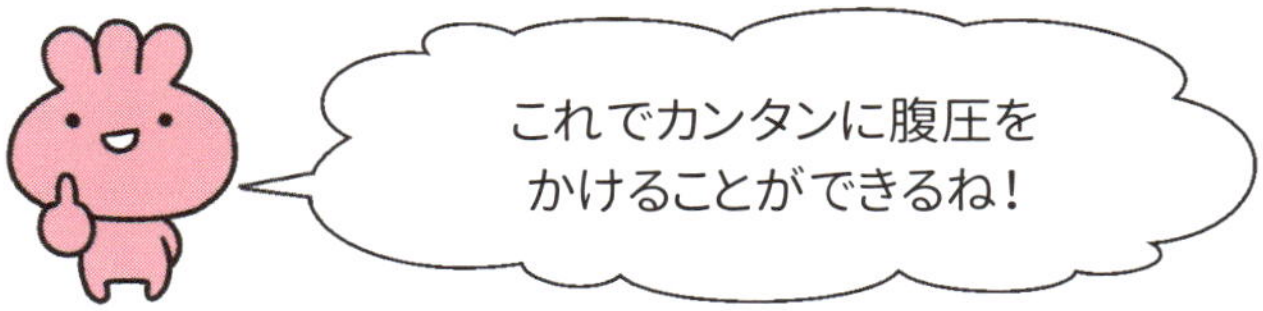
これでカンタンに腹圧をかけることができるね！

強調します。排便のためにしっかりと腹圧をかけるには腹部の筋肉を鍛えることが重要です。いわゆる腹筋運動では腹直筋の上部が鍛えられますが、腹直筋下部は鍛えられないためにぽっこりしたお腹は解消されません。腹直筋下部を鍛えるにはレッグレイズと呼ばれる、寝た状態で足をあげるように腹筋を使う運動で鍛えます。腹横筋はインナーマッスルなので体幹トレーニングを行って意識的に鍛えていかないと、筋肉の萎縮を防ぐことはできません。

排便時に腹圧をかける簡単な方法があります。それは和式トイレで排便することです。和式トイレで排便した方が腹圧が簡単にかかりますし、大腸から肛門へ腸の向きが直線化することで排便がスムーズに出やすい形を簡単に作ることができます。

残念ながら今は和式トイレがほとんどありません。そこで、洋式トイレに足台を持ち込んで足を少し高くすれば、排便姿勢が和式便所での姿勢に近くなり簡単に排便することができます。①

① J Clin Gastroenterol. 2019 30346317

運動は習慣化して継続していく

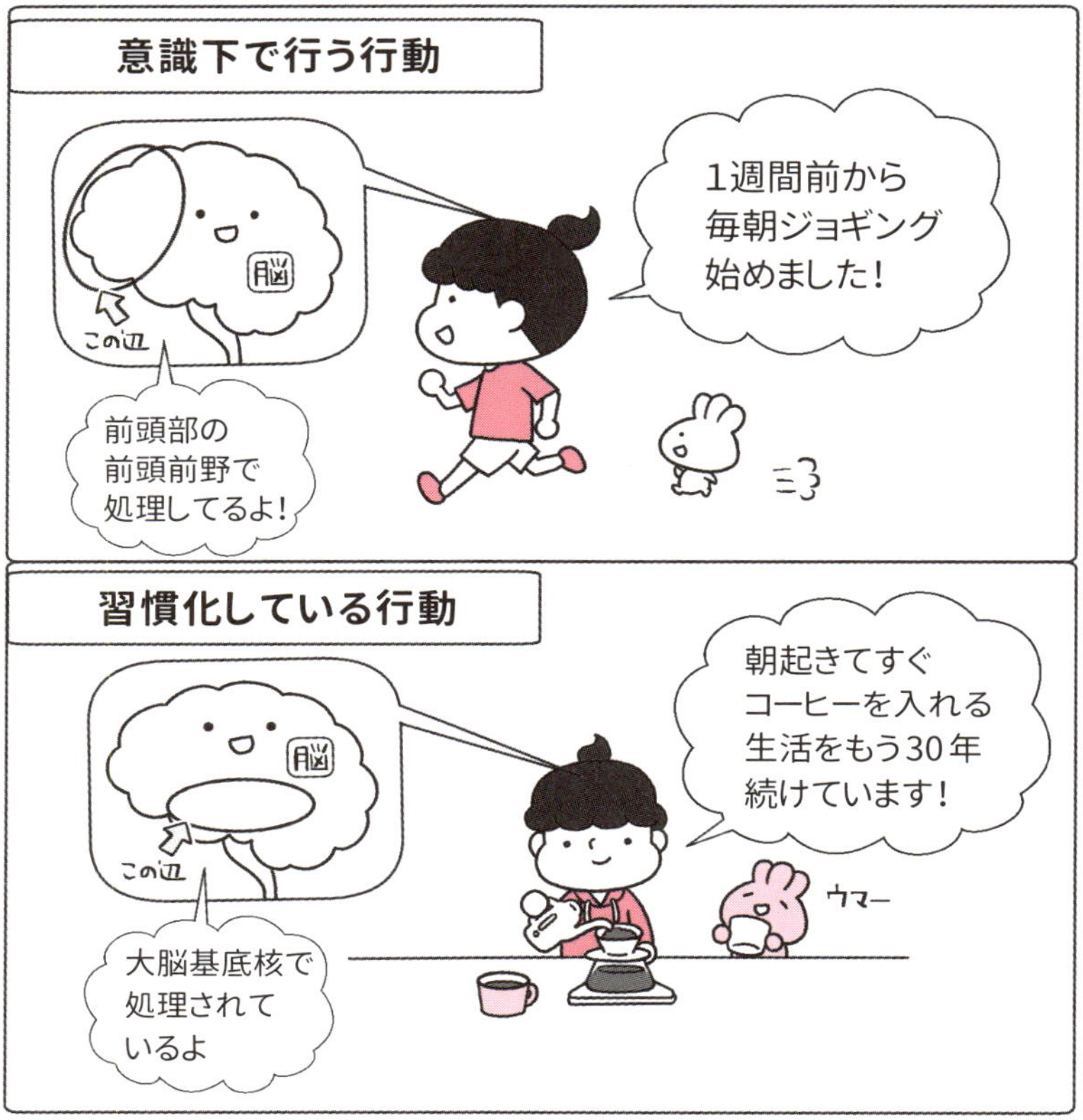

意識下で行う行動
1週間前から
毎朝ジョギング
始めました！
脳
この辺
前頭部の
前頭前野で
処理してるよ！
習慣化している行動
朝起きてすぐ
コーヒーを入れる
生活をもう30年
続けています！
脳
この辺
ウマー
大脳基底核で
処理されて
いるよ

運動を継続することが腸の環境に大きな影響を与えますが、実際には継続することができないために、いつまでたっても心の中で「運動しなきゃな…」と考えながら生活しているものの実際に行動できていない人が多いです。これは習慣というものがどういったものであるか理解できていないために、今までやっていなかったことを実際の自分の生活の中に入れていくことができないのです。

習慣化している行動は、その行動を取ることに心理的なストレスを感じない状態になっていなくてはなりません。がんばって運動をやろうと考えているうちは、心理的ストレスを感じながらの行動なのでどこかの段階でやらなくなってしまいます。この原因は、多くの場合運動開始のチャレンジが、これまでの生活を極端に変え過ぎることにあります。脳は習慣を極端に変えられることを極端に嫌います。例えば朝に歯を磨いたり、コーヒーをいれたりすることなどは、思考の力、意志の力を必要としないため脳

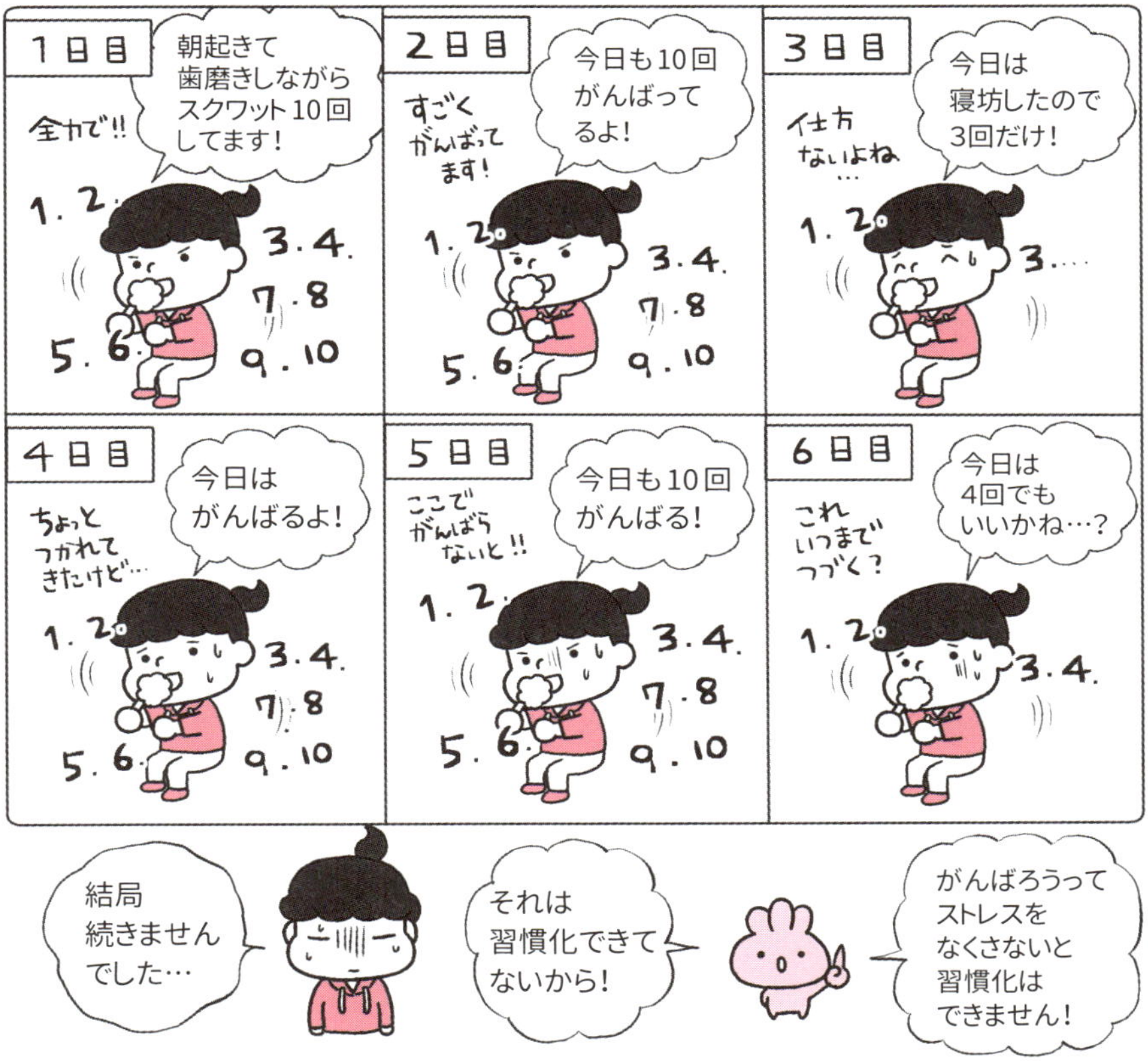
1日目
朝起きて
歯磨きしながら
スクワット10回
してます!
全力で!!
1.2.3.4.5.6.7.8 9.10
2日目
今日も10回
がんばってるよ!
すごくがんばってます!
1.2.3.4.5.6.7.8 9.10
3日目
今日は
寝坊したので
3回だけ!
仕方ないよね…
1.2.3.…
4日目
今日は
がんばるよ!
ちょっとつかれてきたけど…
1.2.3.4.5.6.7.8 9.10
5日目
今日も10回
がんばる!
ここでがんばらないと!!
1.2.3.4.5.6.7.8 9.10
6日目
今日は
4回でも
いいかね…?
これいつまでつづく?
1.2.3.4.
結局
続きません
でした…
それは
習慣化できて
ないから!
がんばろうって
ストレスを
なくさないと
習慣化は
できません!

にほとんど負担をかけずに行動することができます。こういった無意識にできる行動と、意識しないとできない行動は、脳内で処理される場所が違います。意識的に行う行動は前頭部の前頭前野という場所で処理されますが、習慣化された行動は脳の中心部である大脳基底核というところで処理されます。何か身につけたい行動がある場合は行動を処理する脳の部位を変えて習慣化しなくてはいけないのです。

習慣の定義は、「特定の引き金をもとに引き起こされる自動的で無意識な反応であり、それらの反応は行動を繰り返すことによって後天的に作られるもの」です。習慣化した行動は繰り返すことでしか身につけることができません。しかし繰り返すためには、脳をうまくだまして行動していく必要があります。後天的に作られるものなのですから、どんな習慣もあとから身につけるものです。運動をし続けられる人というのは、才能ではなく習慣化する作戦を知っている人なのです。

運動を習慣化するステップ

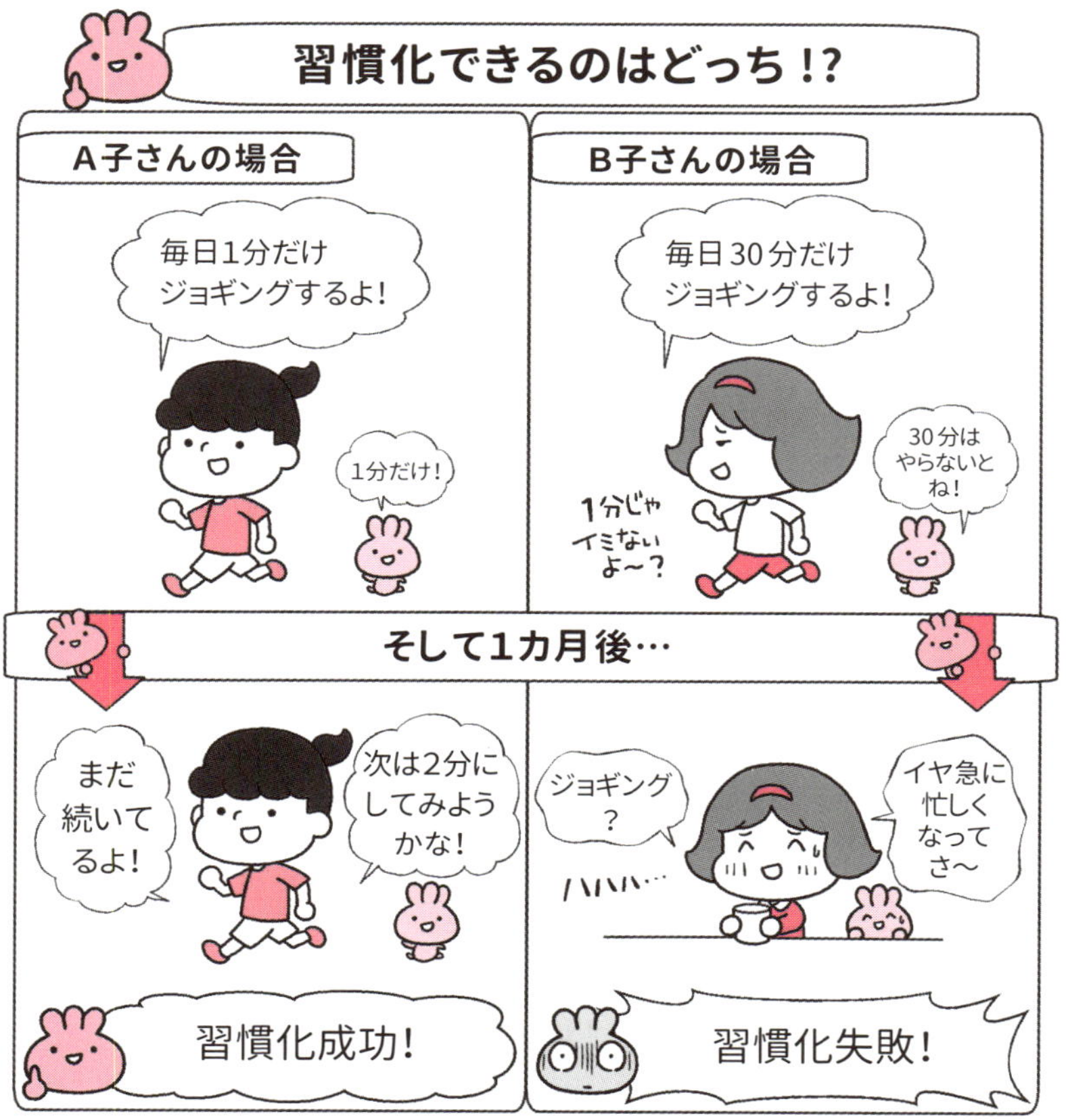

習慣化できるのはどっち!?
A子さんの場合
毎日1分だけ
ジョギングするよ!
1分だけ!
B子さんの場合
毎日30分だけ
ジョギングするよ!
30分は
やらないとね!
1分じゃイミないよ〜?
そして1カ月後…
まだ続いてるよ!
次は2分にしてみようかな!
習慣化成功!
イヤ急に忙しくなってさ〜
ジョギング?
ハハハ…
習慣化失敗!

習慣化する最大のポイントは、当たり前と思うかもしれませんが習慣化したい行動を毎日続けることです。行動を続けることによって、その行動を起こす脳内領域が前頭前野（意識領域）から大脳基底核（無意識領域）に徐々に変わってきます。ここで強調したいことはただ毎日続けることであって、どれくらいその行動をとるかとか、その行動による成果がどれくらい得られるかは関係ありません。

例えばジョギングする習慣をつけたいとします。3日間続けて30分ジョギングしてもそれで行動をやめてしまえば習慣になることはありませんが、毎日1分意識的にジョギングすることを繰り返すことができれば、ジョギングを習慣化できるようになります。初めから30分とか5kmとか大きな目標を持ってジョギングするよりも、"ジョギングをする習慣を作る"ことに注意を向けます。やらない言い訳ができないぐらい毎日のノルマを小さくすることが重要です。1分外に出て走ることが難しいな

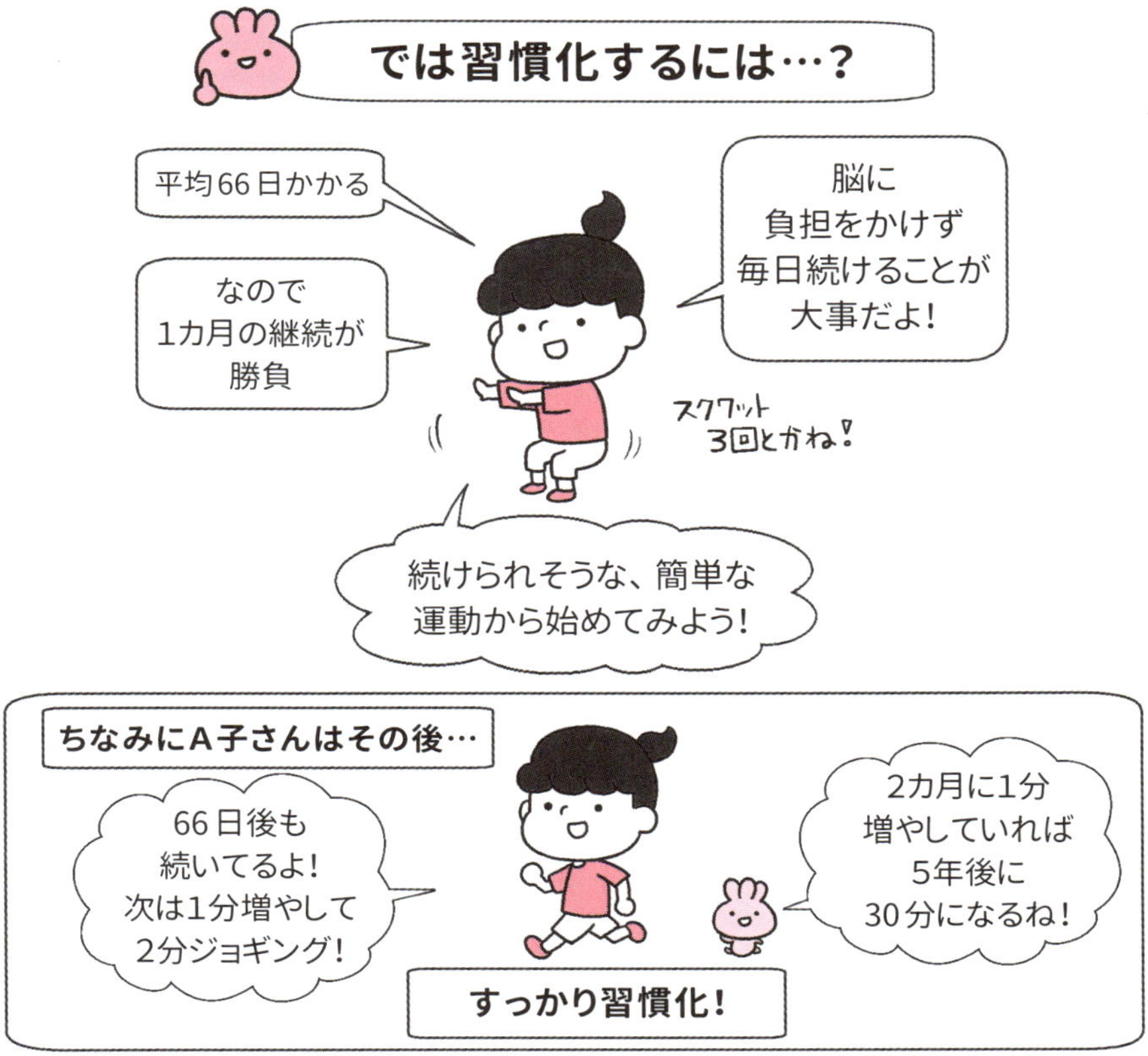
では習慣化するには…？
平均66日かかる
なので
1カ月の継続が
勝負
脳に
負担をかけず
毎日続けることが
大事だよ！
スクワット
3回とかね！
続けられそうな、簡単な
運動から始めてみよう！
ちなみにA子さんはその後…
66日後も
続いてるよ！
次は1分増やして
2分ジョギング！
2カ月に1分
増やしていれば
5年後に
30分になるね！
すっかり習慣化！

ら室内で30秒その場でもも上げをする、でもかまわないわけです。習慣化したい行動を意識的に毎日行動することによって、次第に意識の壁がはずれてきます。ジョギングを毎日する習慣さえできれば、時間や距離を伸ばしていくことは簡単なことなのです。

一般に簡単なものであれば、習慣化するのには平均66日程度かかることがわかっています。三日坊主という言葉がありますが、意志の力を働かせれば3日で終わる人は実際には少なく、3週間程度で脱落する人が最も多いです。そのため習慣を身につけるには最初の1カ月が勝負です。えっ？この程度？と思うような行動量でいいので、脳に負担をかけずにしっかり1カ月続ける。もちろん実際この1カ月の間にはほとんど体重も変わりませんし、体型が変わるほど筋力もつきません。しかしこの基礎習慣をしっかりと意識的に身につけて運動量を増やしていくことができれば、劇的な変化が訪れます。

姿勢を意識する（排便の姿勢も）

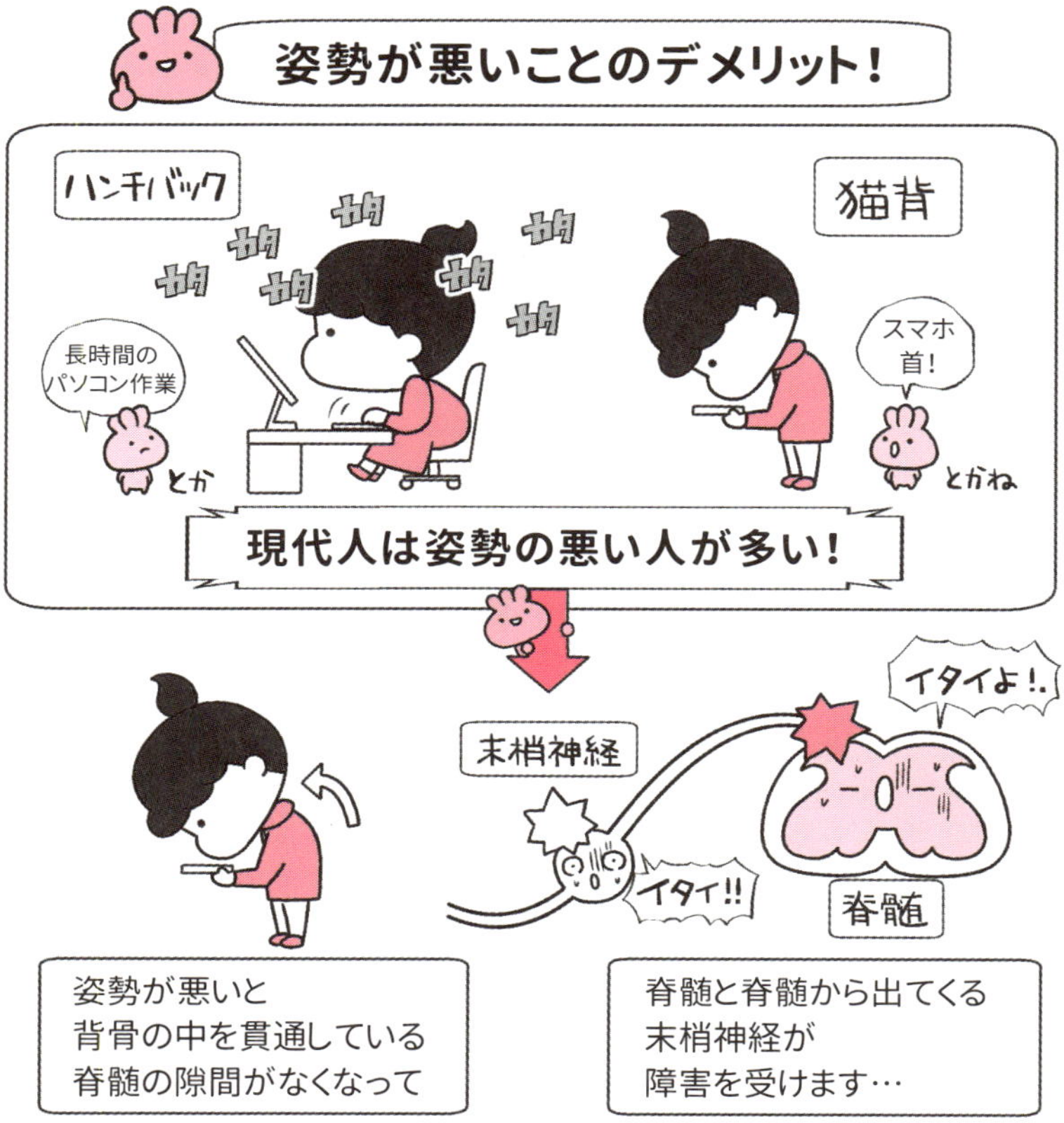

日常的に姿勢を気をつけることをしている人は少ないと思います。一般には猫背と呼ばれる背骨のゆがみや、ハンチバックと呼ばれる主に頸が前に飛び出して肩甲骨周囲の背骨が後ろ側に突出する姿勢など、姿勢のゆがみが増えています。座る時間が長く、パソコンやスマホを長時間眺める現代人は姿勢を正すことを絶えず意識していないとどんどん悪い姿勢が固まっていってしまいます。姿勢が悪いことのデメリットは、背骨の中を貫通している脊髄、および脊髄から出てくる末梢神経が障害を受けることです。脊髄の隙間は背骨がきれいにS字の形になっているときに最もスペースが広くなるようになっていますので、そこから姿勢が崩れるにつれて神経に余計な圧迫、伸展の力が加わることになります。

脊髄神経にダメージがあると、そこから各臓器に神経枝が出ているため臓器の機能障害につながります。例えば排便のためには腸をしっかり動かす必要がありますが、腸に至る神経は脳から直接伸びている迷走

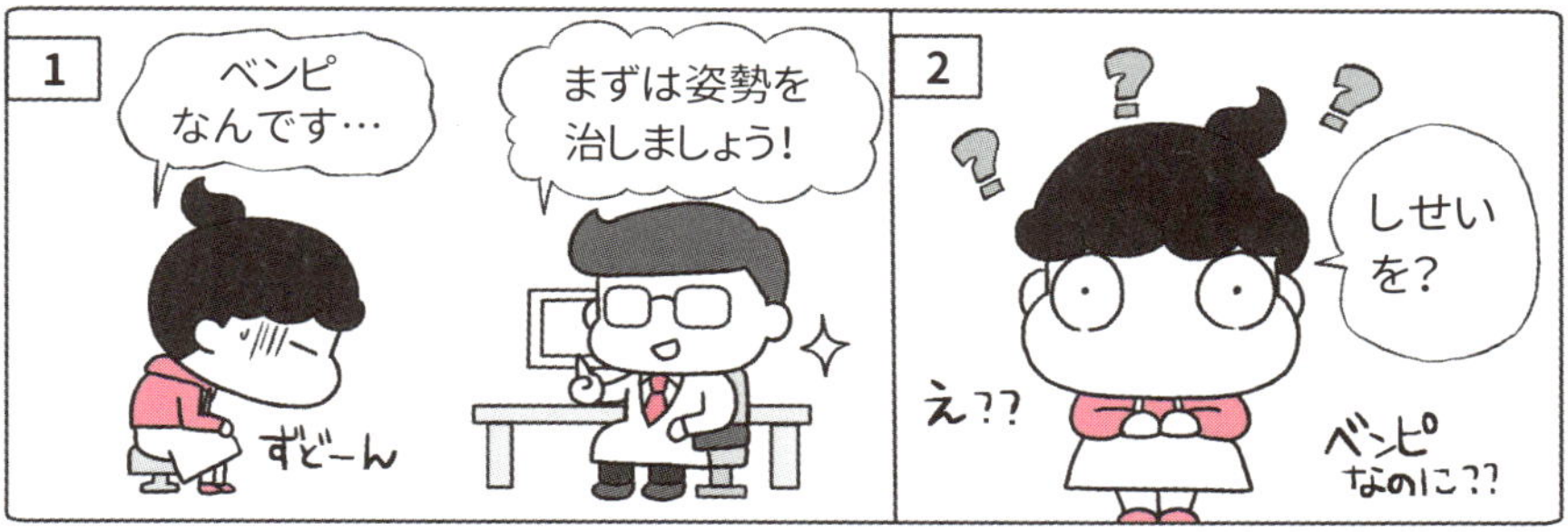
1
ベンピなんです…
まずは姿勢を治しましょう!
ずどーん
2
しせいを?
え??
ベンピなのに??

まずはここを CHECK しよう!

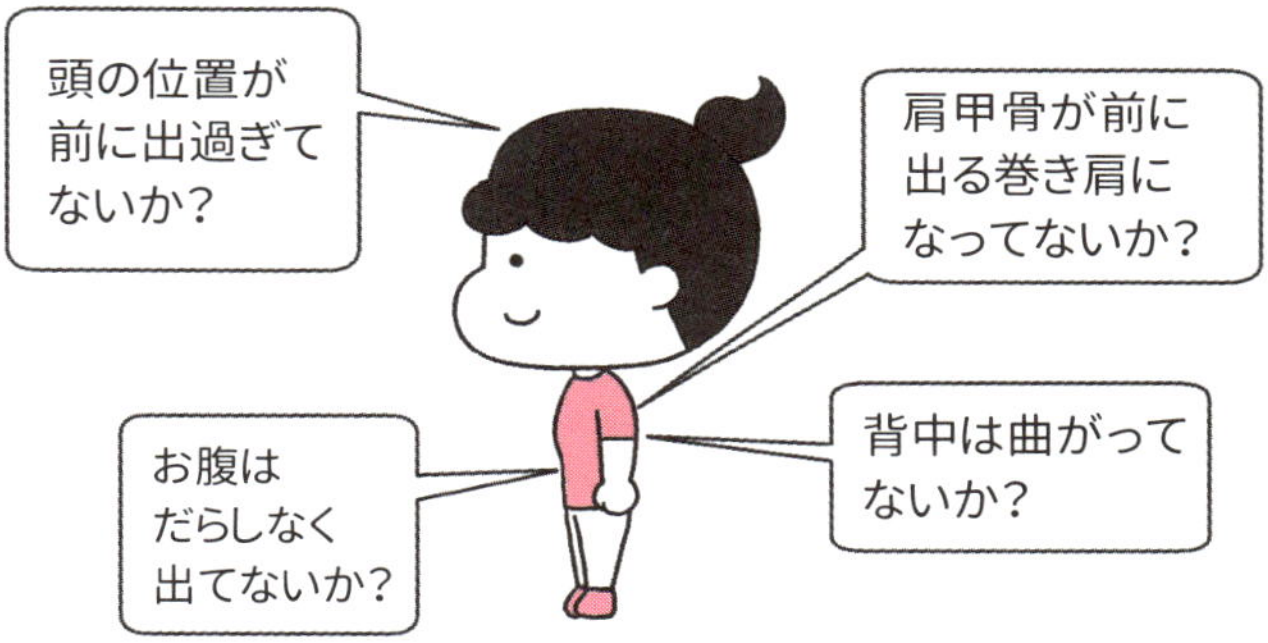
頭の位置が前に出過ぎてないか?
肩甲骨が前に出る巻き肩になってないか?
お腹はだらしなく出てないか?
背中は曲がってないか?

神経とともに主に背中から腰にかけての脊髄神経の2種類の神経の機能バランスで動きがコントロールされています。さらに排便の最後は肛門や直腸の動きが重要になりますが、その動きをコントロールするのは仙骨神経という脊髄神経の最も遠い神経が行っています。もちろん背中が曲がって脊髄が圧迫を受けると、それよりも遠い仙骨神経の機能は障害されます。

便秘や胃腸トラブルの改善に姿勢をよくすること、なんて聞いたことがないと思いますが、外来で便秘の人は腰痛持ちという方が多いですし、ほぼ間違いなく姿勢が悪いです。姿勢の矯正については自分で意識して少しずつ治していくしかありません。頭の位置が前に出過ぎていないか、肩甲骨が前に出る巻き肩になっていないか、背中が曲がってお腹がだらしなく出ていないか、頭の位置、骨盤の位置、膝の位置を、鏡や街中で窓に映る自分を観察していつも注意を払って姿勢が悪い時間を1分でも短くしていきます。その時左右のバランスにも注意です。

座り続けない

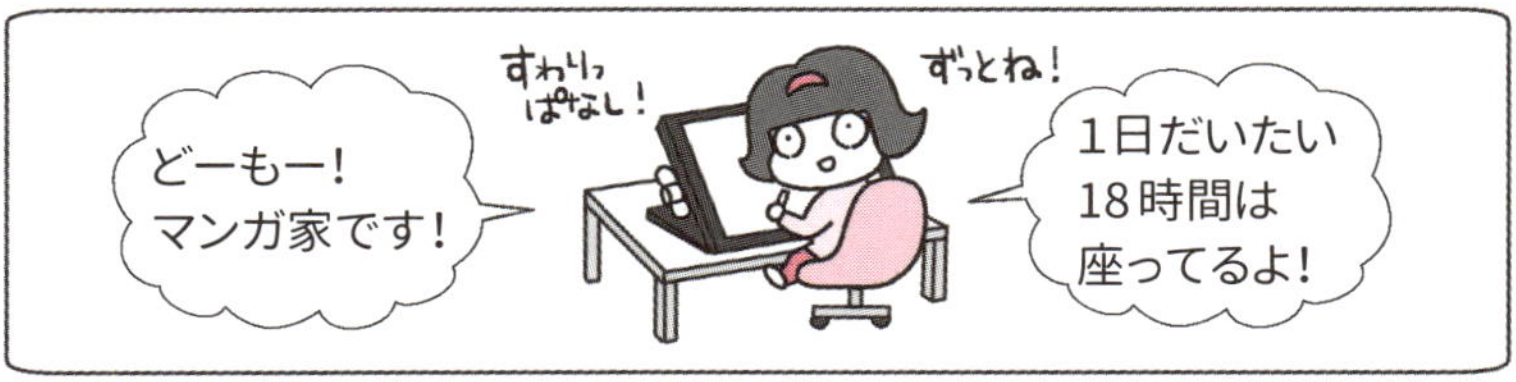
どーもー!
マンガ家です!
すわりっぱなし!
ずっとね!
1日だいたい
18時間は
座ってるよ!

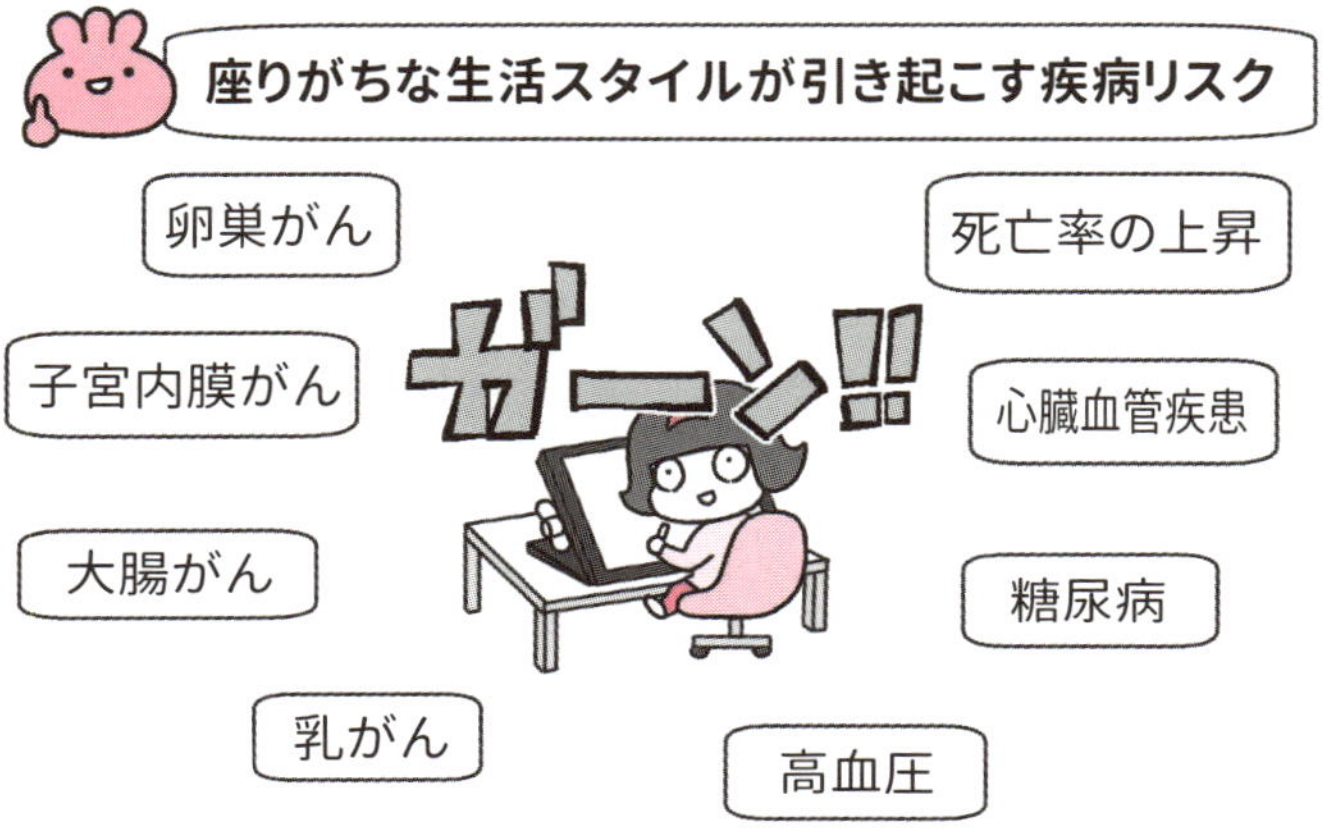
座りがちな生活スタイルが引き起こす疾病リスク
卵巣がん
死亡率の上昇
子宮内膜がん
ガーン!!
心臓血管疾患
大腸がん
糖尿病
乳がん
高血圧

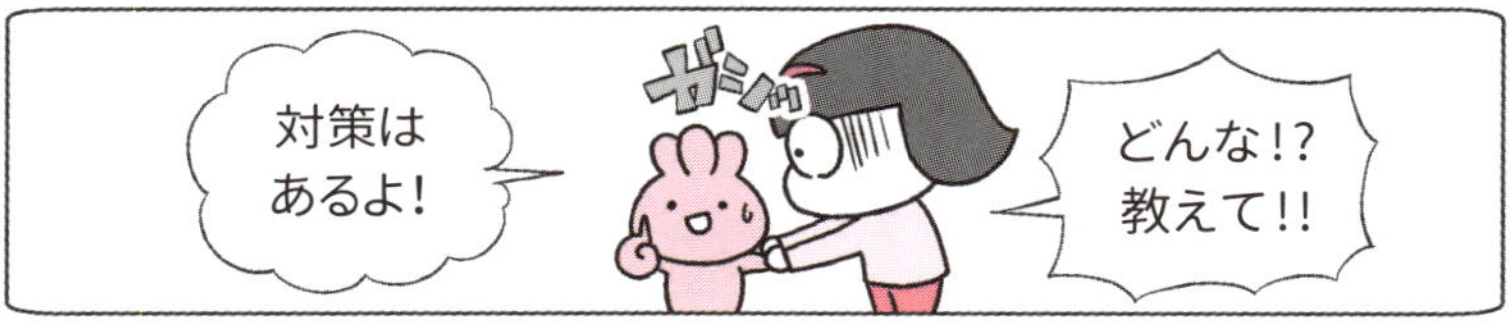
対策は
あるよ!
どんな!?
教えて!!

現代人の健康を害する最も大きいものは何か？といわれると、食生活や睡眠不足、運動不足など様々な要因がありますが圧倒的に悪いのは、座って作業する時間が長過ぎることです。WHOによると、運動不足は世界第6位の死因であるとされていますが、運動不足を起こさせる最大の要因は仕事や家庭での座りがちな生活です。テレビや動画視聴、ネットゲーム、学校や職場での座ったままのコンピューター使用、車や電車で通勤中に座るなど、座って生活する時間がとても長いのが現代人の特徴です。

座りがちな生活スタイルが、死亡率の上昇や心臓血管疾患、糖尿病、高血圧、がん（乳がん、大腸がん、子宮内膜がん、卵巣がん）などのリスクを高めることは一貫して研究で報告されています。[①] 健康状態を改善させる、長期的な疾病リスクを下げるために最も簡単な方法は「座らない」ことです。とはいえ、職場が対面で座りながら行ったりするような場合であったり、学校

① Korean J Fam Med. 2020 33242381

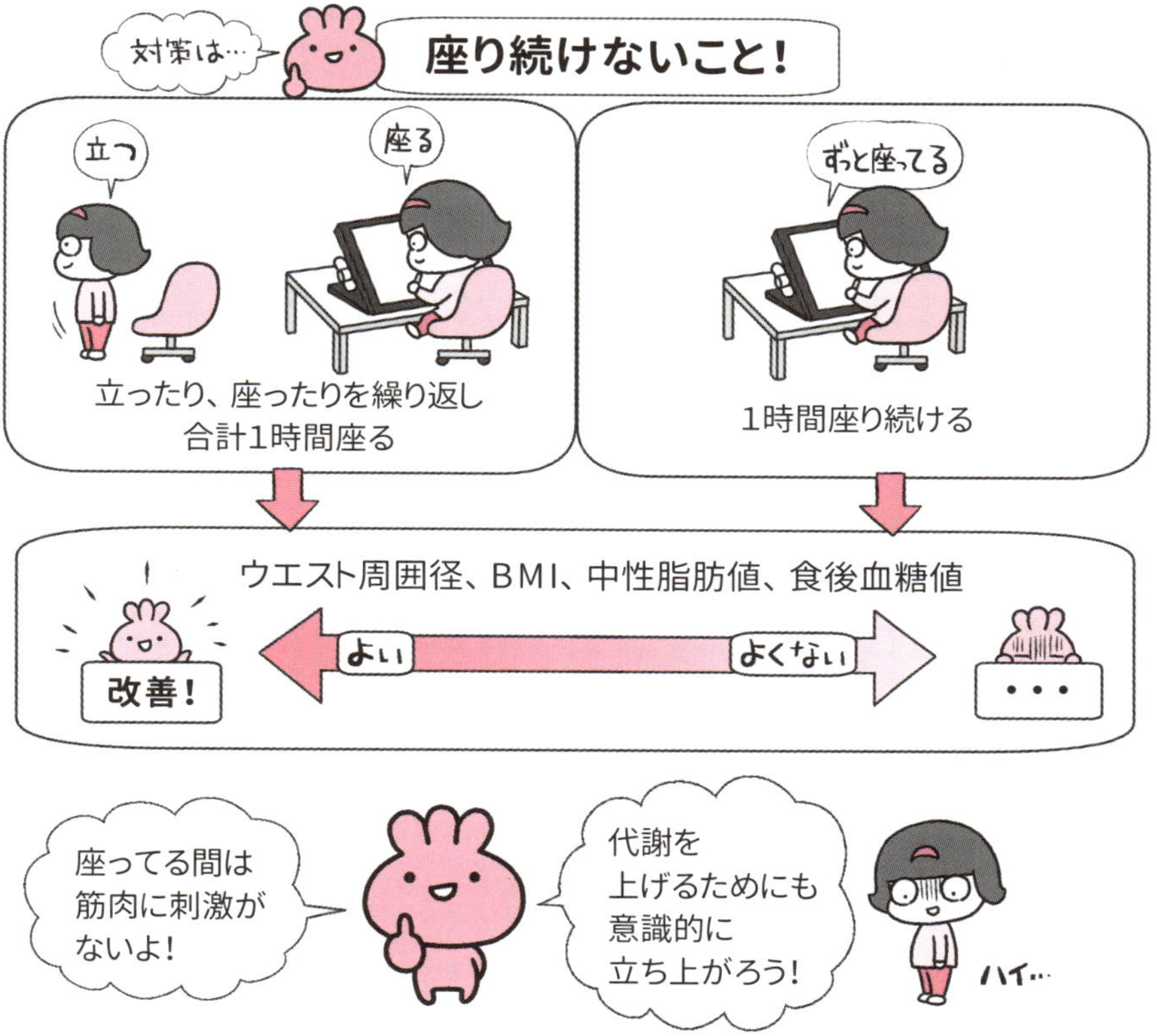

で授業を受ける場合など、全く座らずに生活することは不可能です。対策として最も現実的なのは「座り続けない」ことです。

研究では、座っているトータルの時間が同じであっても、1回1回の座位時間を短くすることは、座り続けることと比較して相対的な健康効果があると報告されています。長時間座り続けることを避けて、立ち上がるなどの休憩を入れることで、同じ時間じっと座っているよりも、ウエスト周囲径、BMI、中性脂肪値、食後血糖値が改善することが示されているように、最も良くないことはだらだらと座り続けることです。[2]座りがちな生活が及ぼす様々な悪影響の正確なメカニズムは現在のところ不明とされていますが、代謝にも影響を与えることを考えると、座っている間には筋肉に対する刺激が少ないことが最大の要因であろうと考えられます。仕事や生活の中で座ることが避けられない人は、立ち上がって筋肉に刺激を与える時間を意識的にとってください。

② Diabetes Care. 2008 18252901

隙間の時間を見つけて運動

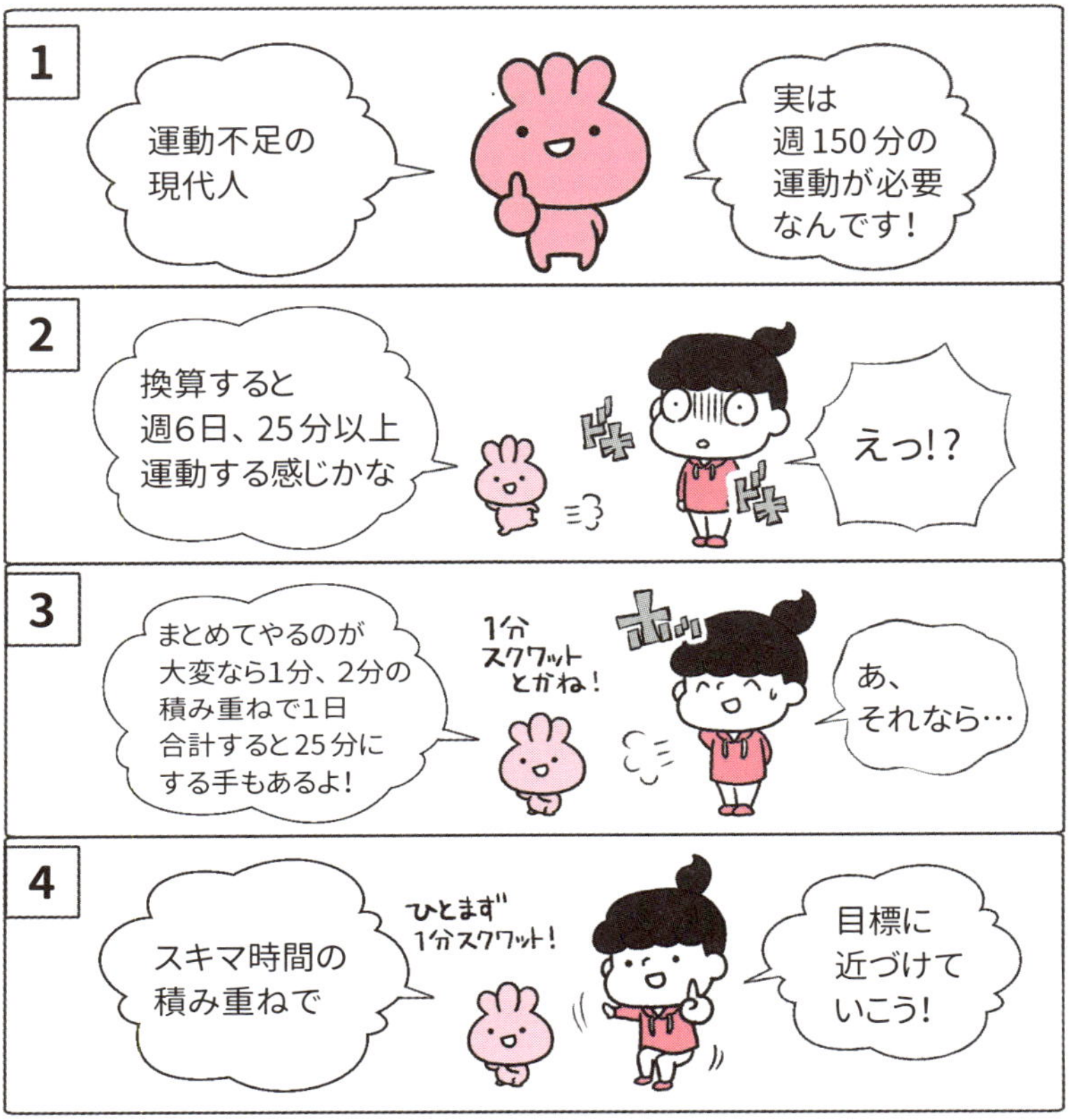

運動の習慣化には朝に短い運動をすることが重要ですが、それだけで運動量が十分ということはありません。運動不足な現代人の適切な運動量としては週１５０分の運動時間を確保することが求められます。週６日、１日25分以上の時間を確保することが困難であることと、１日25分の長時間の運動は運動習慣が構築できていない人は結局やらなくなって終わってしまうことから現実的に実施することは不可能です。

そのため運動は基本「隙間時間」の積み重ねで行っていくというマインドを持ってください。30秒、１分、２分の運動をこまめに入れていくことで25分を目指していく。例えばオフィスで20～30分連続で座っていたら、立ち上がってスクワット運動を入れるとか、電車待ちをしているときに背伸び運動をするなど、意識と工夫で体を動かすことは十分可能です。その時に注意しなくてはいけないのは、やり過ぎないことです。目的は筋力アップすることではなく、筋肉を定期的に使うこと。筋肉を使うことによ

参考：https://www.ncbi.nlm.nih.gov/pmc/articles/PMC7343526/

筋肉は定期的に動かそう!

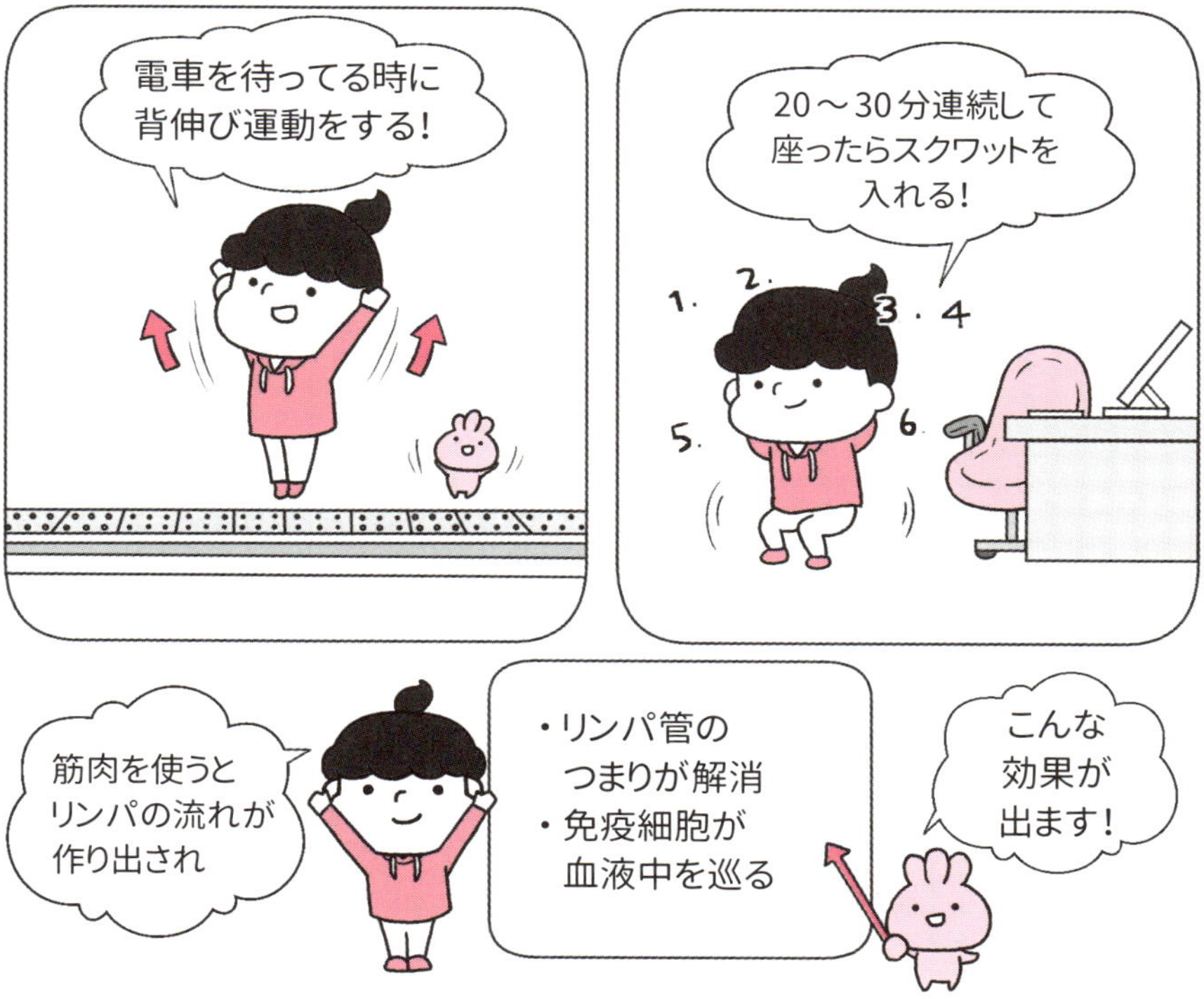
電車を待ってる時に背伸び運動をする!
20〜30分連続して座ったらスクワットを入れる!
1. 2. 3. 4 5. 6.
筋肉を使うとリンパの流れが作り出され
・リンパ管のつまりが解消
・免疫細胞が血液中を巡る
こんな効果が出ます!

り、リンパの流れを作り出し、リンパ管のつまりを解消したり、免疫細胞を血液中に巡らせることができます。やり過ぎて疲労がたまることよりも、まずは筋肉のもつ代謝能力、循環能力を上げていくことが優先です。

座り続けず、もっともっと動く。この効果は血圧の低下という形で表れてきます。[①] 連続して座り続ける場合と、20〜30分に1回の割合で2〜3分の短い歩行休憩を入れたり、その場で3分程度の軽い筋トレ(ハーフスクワット、背伸び運動、膝上げげなど)を行うだけで、収縮期血圧、拡張期血圧が下がってくることが示されています。この効果は特に高血圧と診断されている人で顕著に表れます。1日の総座位時間のうち、半分以上の時間を30分以上の長時間の座位で過ごしていないか、連続して座り続けていないかどうか、いつも自ら観察してこまめに立ち上がるようにしてください。

① Hypertension. 2018 30354827

睡眠が最大の自己投資

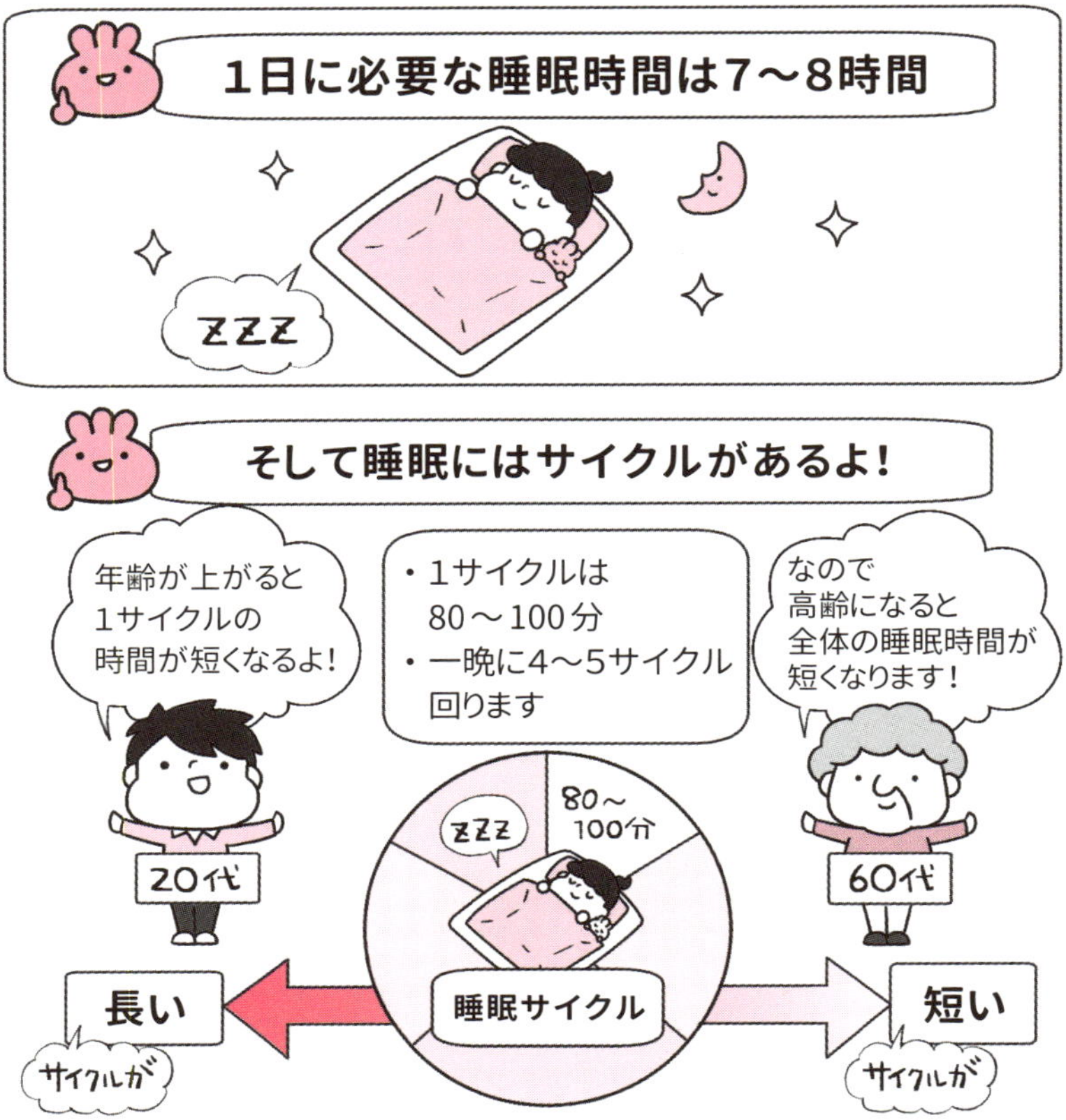

睡眠時間を確保することが健康に最も安上がりな自己投資であるという感覚をもっているでしょうか？　1日に必要な睡眠時間は7〜8時間といわれていますが、これは多くの人に当てはまる数字であると思います。ショートスリーパーといわれる3〜4時間の睡眠で十分休息がとれる人も中にはいるかもしれませんが、あまりまねをすることはおすすめしません。睡眠サイクルは80分から100分で、一晩に4〜5サイクル回ります。[1]年齢が高くなるにつれてサイクルの時間が短くなり、全体の睡眠時間も短くなる傾向があります。

　学生時代に、夜勉強して覚えようとしたけれどもなかなか暗記できなかったことが、朝起きたらすらすら出てきたという経験をしたことがないでしょうか？　僕は意識的に覚えにくいものを眠る直前にみてそのまま寝るようにしていましたが、それは経験的にそうした方が脳の中で整理されて記憶に刻まれることを体験していたからです。このことは現在では科学として実証

① Psychophysiology. 1979 220659

記憶は寝ている間に作られる!

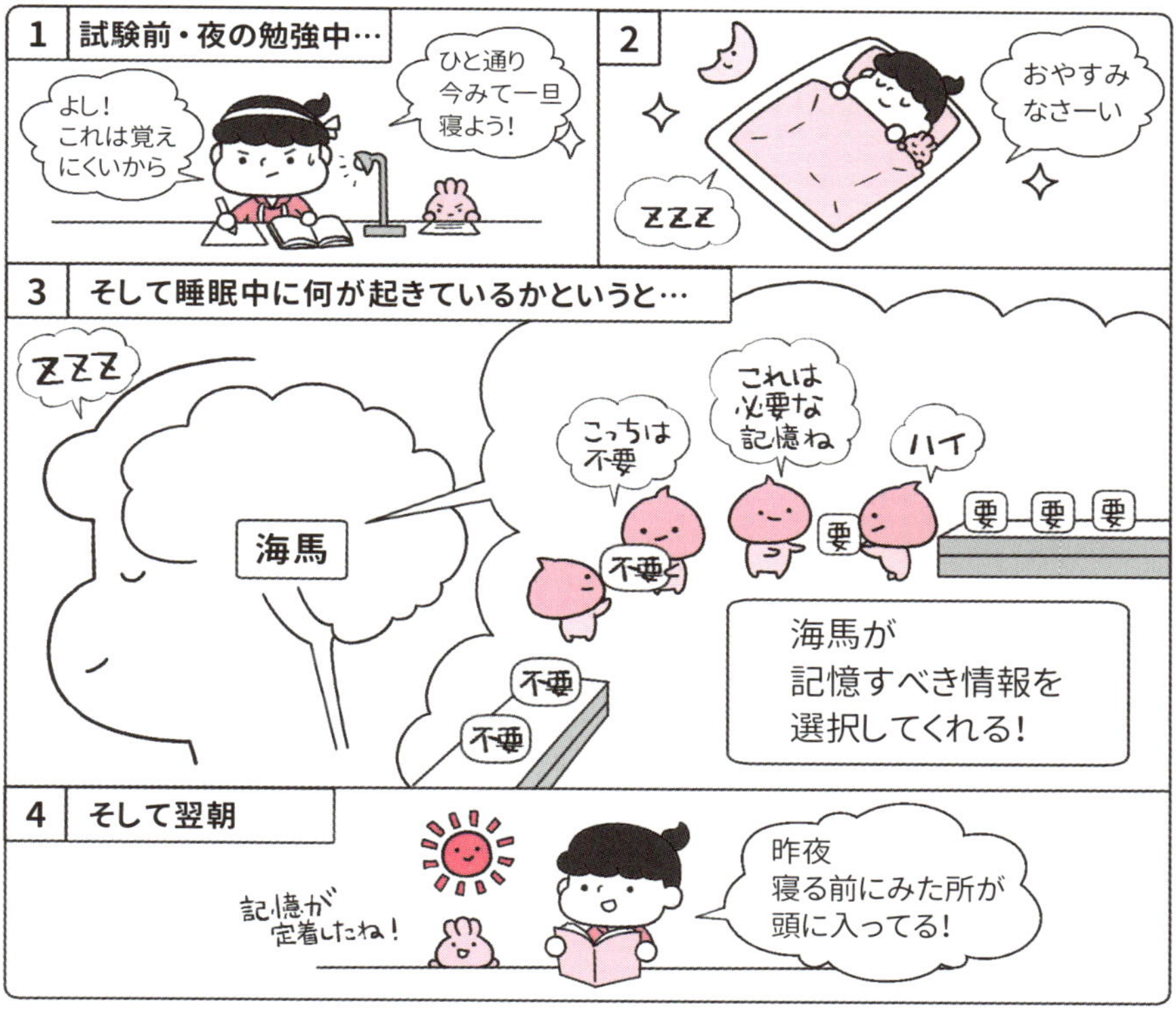

されています。睡眠中に脳は記憶の回路に刻まれた情報の整理を行います。[②] その情報はすでに記憶の中にあるものに関連付けて整理されていきます。睡眠経過中に記憶に関連する脳組織の海馬が活性化し、記憶すべき情報を選択します。過去の記憶と関連のあるものは、その記憶に紐付けられます。直近の出来事と離れた出来事との間に関連性が認識され、そのつながりにスポットが当たったとき、創造的なアイデアや問題解決の方法が生まれることがあります。ポール・マッカートニーがある朝、ベッドから起きたら夢のなかで聴いたメロディを覚えていて『イエスタディ』ができたというエピソードは有名です。

睡眠時間を削ると腸内細菌の多様性が減少し、脳の炎症を改善してくれる短鎖脂肪酸の合成が低下してしまいます。[③] 睡眠、認知機能、腸内細菌は相互に影響を与え合う関係ですので、1〜2時間の睡眠をさらに確保することがいかに安上がりな健康投資か理解できると思います。

② Annu Rev Psychol. 2021 32946325　③ PLoS One. 2019 31589627

眠る前のNG行為

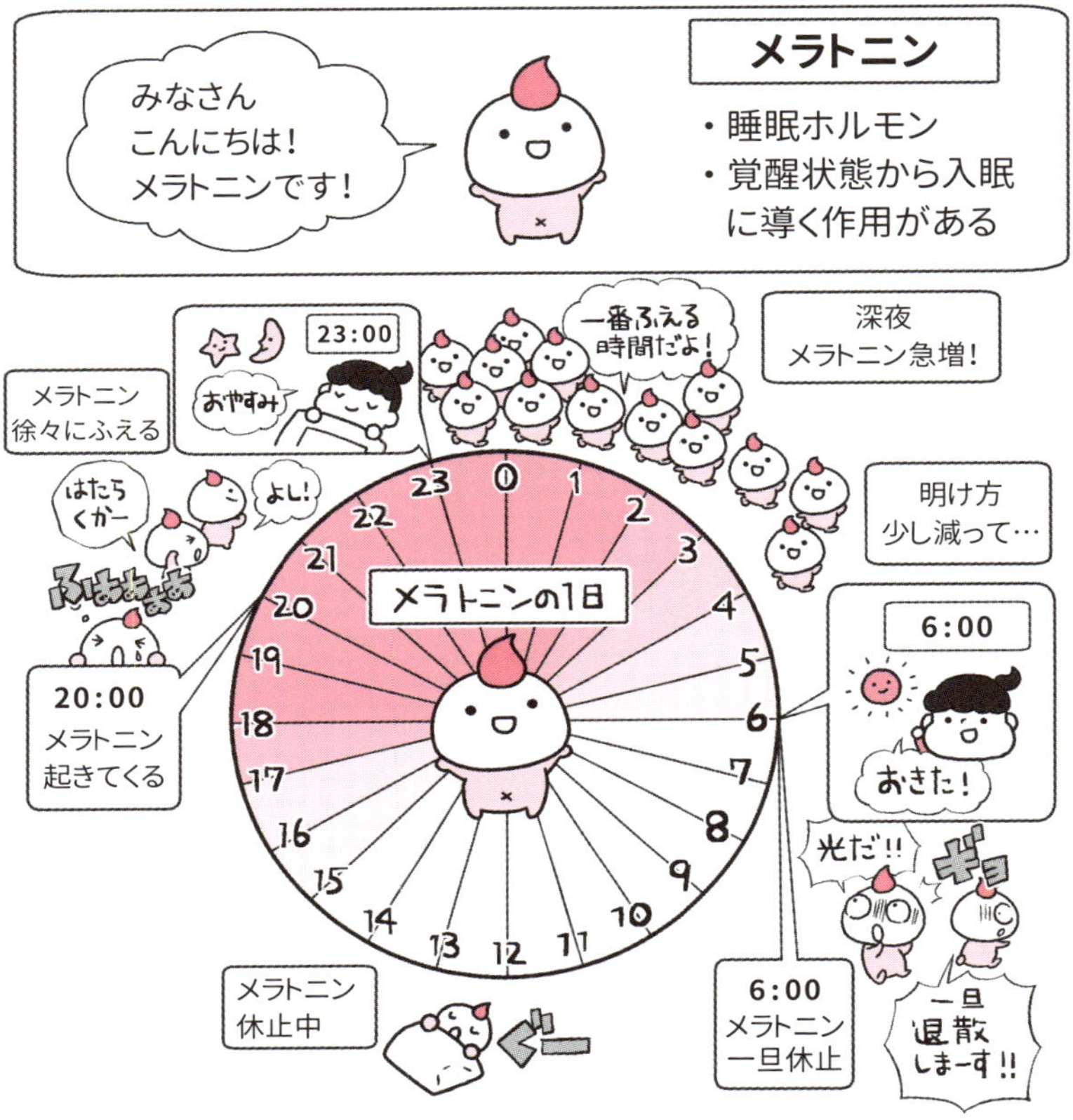

睡眠にスムーズに入るためには、脳内に分泌されるメラトニンという物質が上がってくる必要があります。メラトニンは松果体という脳内組織でセロトニンを代謝して合成されます。[1] メラトニンは覚醒状態から入眠に導く作用があり、睡眠ホルモンとも呼ばれています。メラトニンは目覚めてから14～16時間ぐらい経過すると、分泌が始まります。その後夜中に向けて徐々に分泌量が増大していき、再び明け方になるにつれて低下します。翌朝目覚めて、目に光が入るとメラトニンの分泌が停止されます。朝一番で太陽光を見るようにするとメラトニン分泌がリセットされ、そこから一定時間後に分泌が再開されます。睡眠のリズムを一定にするために目覚めてからなるべく早く自然光である太陽光を見るように心がけてください。

目から光が入ることによってメラトニン分泌が停止してしまうために、夜間になるにつれてなるべく明るい光を目に入れないようにしていくように工夫する必要があり

① Front Mol Biosci. 2019 31681796

メラトニンは光が苦手！

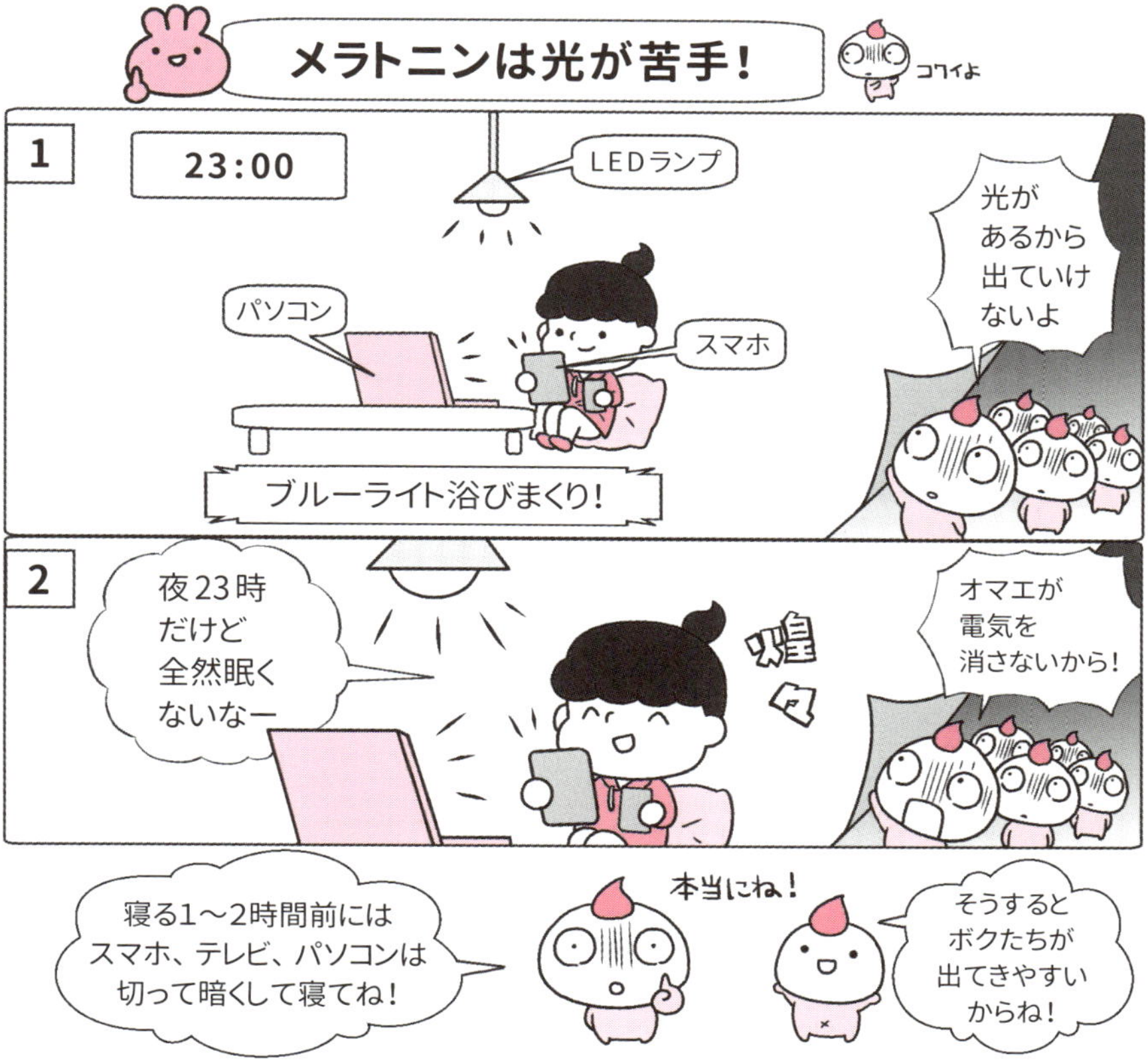
コワイよ
1
23:00
LEDランプ
パソコン
スマホ
ブルーライト浴びまくり！
光があるから出ていけないよ
2
夜23時だけど全然眠くないなー
煌々
オマエが電気を消さないから！
寝る1〜2時間前にはスマホ、テレビ、パソコンは切って暗くして寝てね！
本当にね！
そうするとボクたちが出てきやすいからね！

ます。具体的には深夜になるにつれて光量を落とすように照明を調節する必要があります。そして何より避けなければいけないのはブルーライト（青色光）を目に入れ過ぎることです。スマートフォンやパソコンの画面、LED照明にはブルーライトが入っていますので、それらを凝視することにより目に大量のブルーライトを入れることになります。ブルーライトは目が疲れやすいため、眼精疲労や網膜の変性の可能性なども指摘されていますが、体内時計へ悪影響を与えます。夜にブルーライトを浴びると脳は昼と判断し、体内時計に作用して睡眠を促すメラトニンの分泌を抑制してしまい、入眠障害の原因となります。眠る前の1〜2時間前にはスマートフォン、パソコン、テレビを見るのをやめて、眠る時も照明を消して眠ることがメラトニン分泌を安定させて睡眠周期を維持する上で重要です。睡眠不足だけでなく、睡眠覚醒のリズム（サーカディアンリズム）の乱れも腸内細菌の乱れを引き起こします。[2]

② Antioxidants (Basel). 2022 36421432

いい睡眠を維持するための寝る前儀式

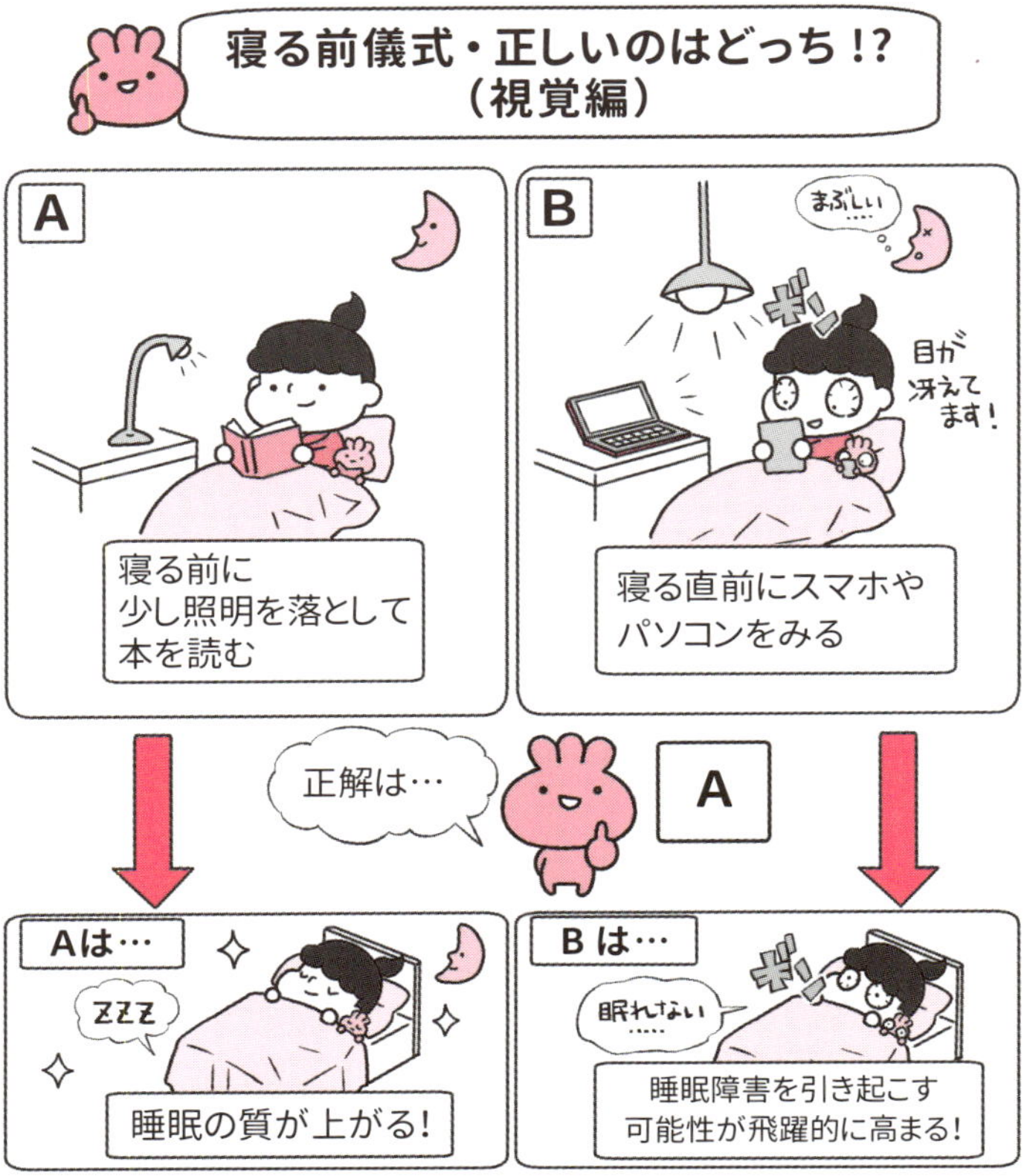

睡眠時間を確保するためには、物理的に長く睡眠できるような時間を確保することとともに、実際寝床に入ってすぐに入眠できることも重要です。スムーズに入眠するためには、就寝のタイミングで自律神経が整っていなくてはいけません。自律神経は興奮性の交感神経とリラックスの副交感神経の2つの神経が、その状況に合わせてどちらが優位になるかを切り替えてバランスを取っています。睡眠直前には当然副交感神経が優位の状況になっていなければなりません。そのために睡眠直前に余韻が残るような興奮刺激を受けないように注意してください。

興奮刺激として最も良くないのはスマホ、パソコンで仕事をしたり動画を視聴したり、SNSの交信をしたりすることです。寝る直前15分のスマホ使用で睡眠障害を引き起こす可能性が飛躍的に高まります。①ブルーライトを見ることも睡眠に障害を与えますが、同時に視聴や交信内容に脳機能が使われた状態からすぐにはリラックスモードに入ることができないためです。入眠に

① J Family Med Prim Care. 2019 31334161

寝る前儀式・正しいのはどっち!?（思考編）

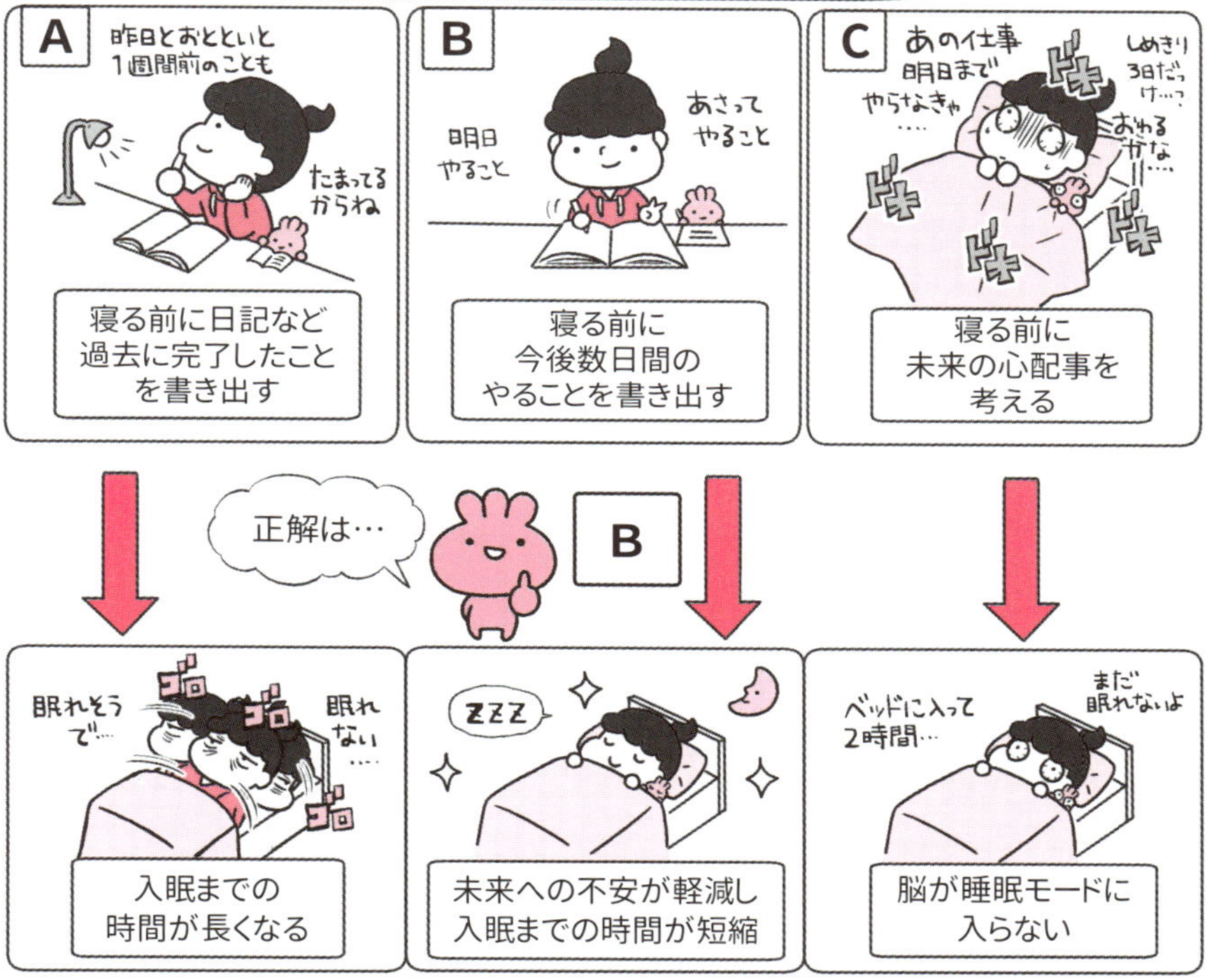

入る1～2時間前にはスマホやパソコンから離れるようにする必要があります。

本を読んでいると次第に眠くなってくる経験は誰しもあると思いますが、実際に寝る直前に少し照明を落として本を読むことは、スマホを見ることとは異なり睡眠の質が上がることが示されています。[②] 入眠困難を引き起こす要因には、未来の心配事に対して起こる就寝時に作用する認知処理があります。まだやっていないという未完了の仕事に対する思いが浮かんでくると、脳がなかなか睡眠モードに入れません。しかしこのとき、今後数日間に忘れてはならないやるべきことをすべて書き出すだけで、未来に対する不安が軽減して入眠までの時間が短くなることが示されています。逆に日記に書いたりするような完了したことを書いていくと、かえって眠りにつくまでの時間が長くなります。[③] 就寝直前の自分なりの一連の儀式を整えることにより、より早い入眠を達成し睡眠時間を延長することができます。

② Trials. 2021 34996514　③ J Exp Psychol Gen. 2018 29058942

自分の睡眠を計測する

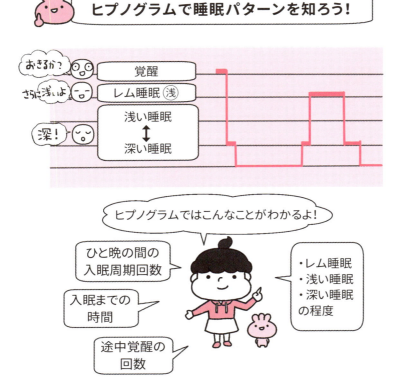

ヒプノグラムで睡眠パターンを知ろう！

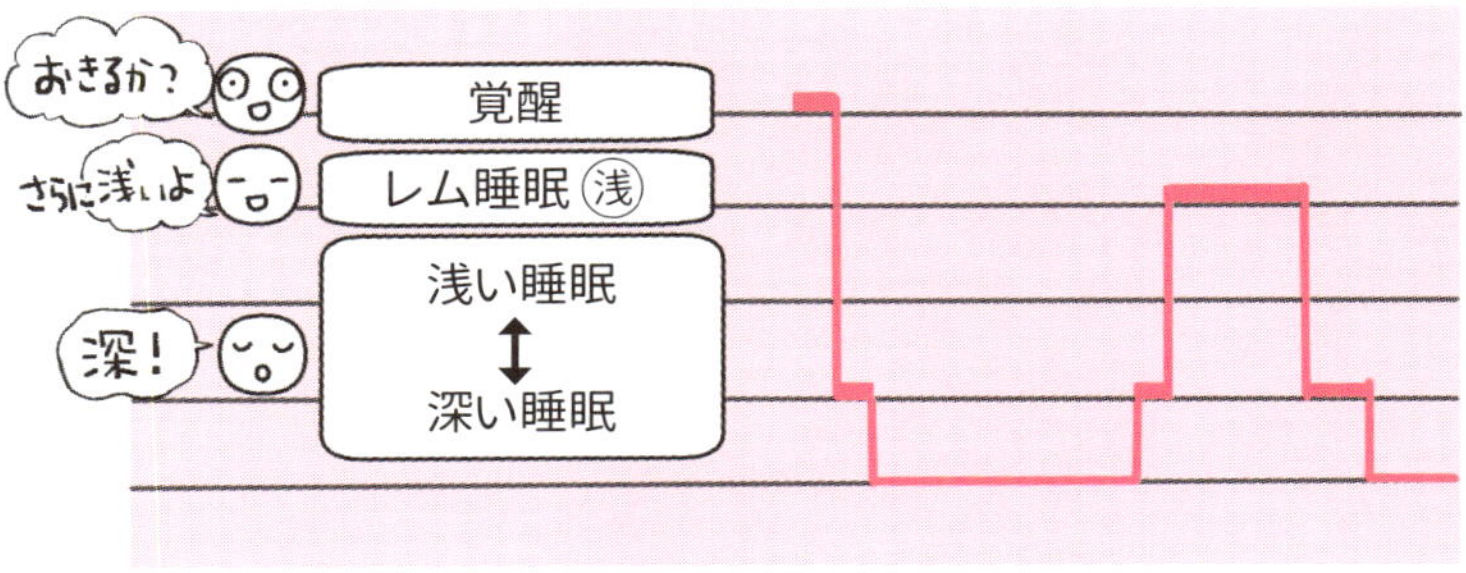

果たして昨日の睡眠は十分な休息をとれたのだろうか？　目覚まし時計などで強制的に起こされるのではなく自然に目覚め、すっきりしているなという感覚が得られていれば十分睡眠がとれているといえます。逆に寝起きが悪く、起き上がったときにまだまだ疲れているということであれば睡眠は不十分である可能性が高いので、それを客観的に見るために自分の睡眠を記録して毎日チェックするようにしてください。現在ではスマートウォッチとスマホアプリで簡単に計測することができます。

睡眠を計測すると、ヒプノグラム（睡眠図）という図が作られます。[①] ヒプノグラムには一晩の睡眠の間に何回睡眠周期があったか、そのとき浅い睡眠、深い睡眠、レム睡眠がどの程度あったかが記録されます。レム睡眠とは、睡眠中の脳の覚醒時間で体は動きませんが脳は覚醒時と同じ働きをしている時間帯です。レムとは Rapid Eye Movement（REM）の頭文字をとったもので、レム睡眠中は観察すると閉じたまぶ

① Neuroendocrinology. 2022 34348331

それぞれにはこんな役目があるよ！

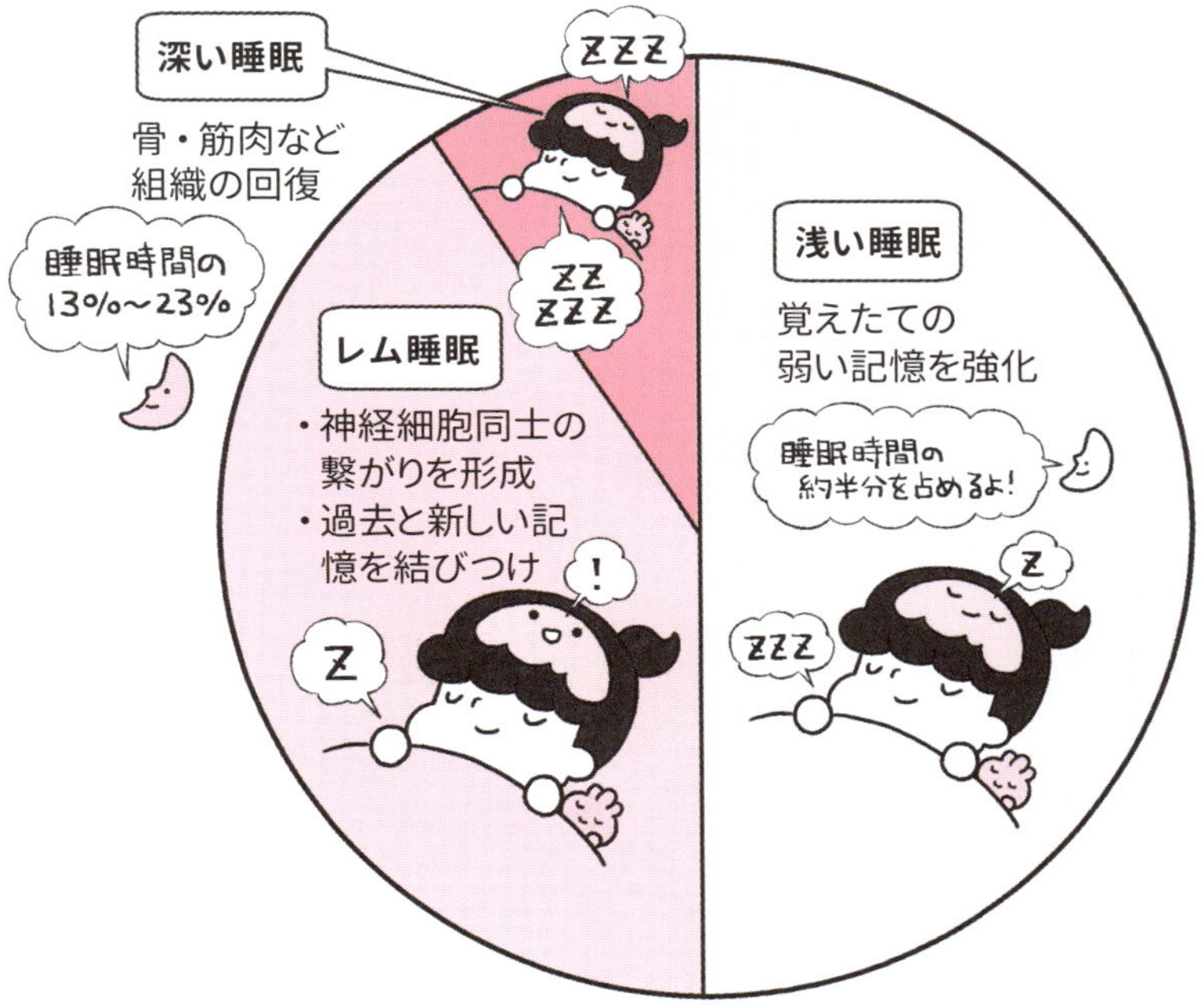

たの下で目が激しく動き回っています。レム睡眠中の脳では、神経細胞同士の繋がりがしっかりと作られ、過去の記憶と新しい記憶を結びつけます。浅い睡眠は主に覚えたての弱い記憶を強化する時間帯です。睡眠時間の約半分がこの浅い睡眠時間になります。深い睡眠中は骨、筋肉を始め、組織の修復を行います。全睡眠時間の13〜23%が深い睡眠にあたり、入眠前半の睡眠周期に主に現れます。

ヒプノグラムには、レム睡眠、浅い睡眠、深い睡眠の時間や総睡眠時間だけではなく、入眠までの時間、途中覚醒の回数なども記録されるため、自身の睡眠のパターンを把握することができます。腸内細菌が喜ぶ食物繊維の摂取が多いほど睡眠は深くなり、動物性脂肪や砂糖の摂取が多くなるほど睡眠は浅くなることが示されています[②]。どんな食事をとった日はどんな睡眠になるかも合わせて観察するようにしてください。

② J Clin Sleep Med. 2016 26156950

呼吸で副交感神経を刺激する

ゆっくり深く呼吸しましょう！

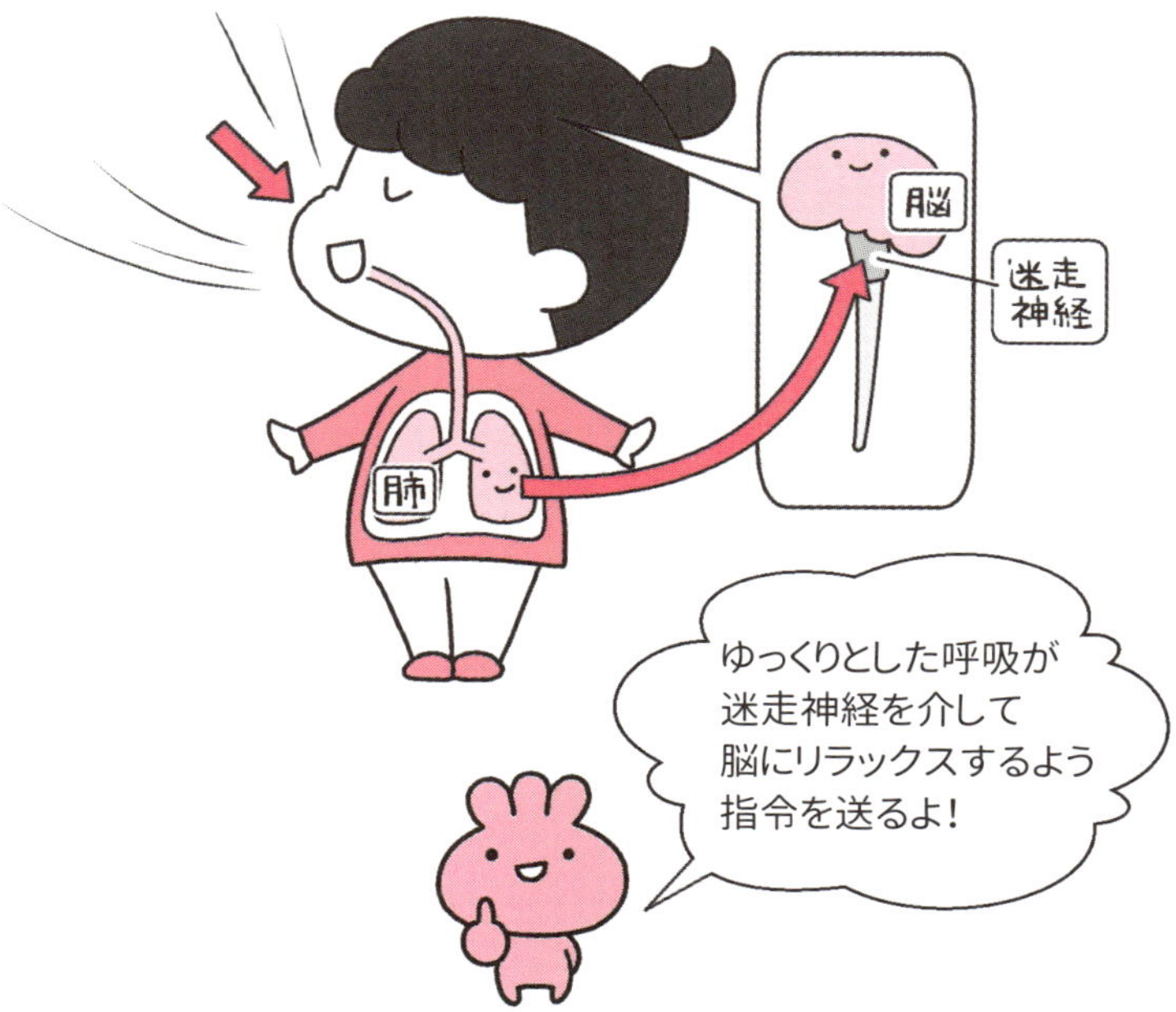
脳
迷走神経
肺
ゆっくりとした呼吸が
迷走神経を介して
脳にリラックスするよう
指令を送るよ！

　自律神経は血圧や呼吸数、各臓器の働きなどを調節している神経系で、自動的に機能するため意識的にコントロールすることができません。しかし呼吸を行う肺だけは、呼吸回数を意識的に変えることでコントロールできる唯一の臓器です。そして呼吸は体をリラックスさせる自律神経である副交感神経を刺激することができます。脳から連続する迷走神経は胸の中を下降し、腹部にいたり胃や腸に枝を送ります。この迷走神経は副交感神経で、脳の指令を各臓器に与えます。しかしこの迷走神経には逆に脳へ指令を送る神経繊維も含まれています。そのためゆっくりとした呼吸、深呼吸をすることにより肺と連続する迷走神経を介して脳にリラックスするようにという指令を送ることができるのです。

　副交感神経が刺激されたかどうか、リラックスモードに入っているかどうかは心電図で計測することができます。心電図を計測すると1回1回の心拍の間隔は不整脈がなければ、見た目には一定です。しか

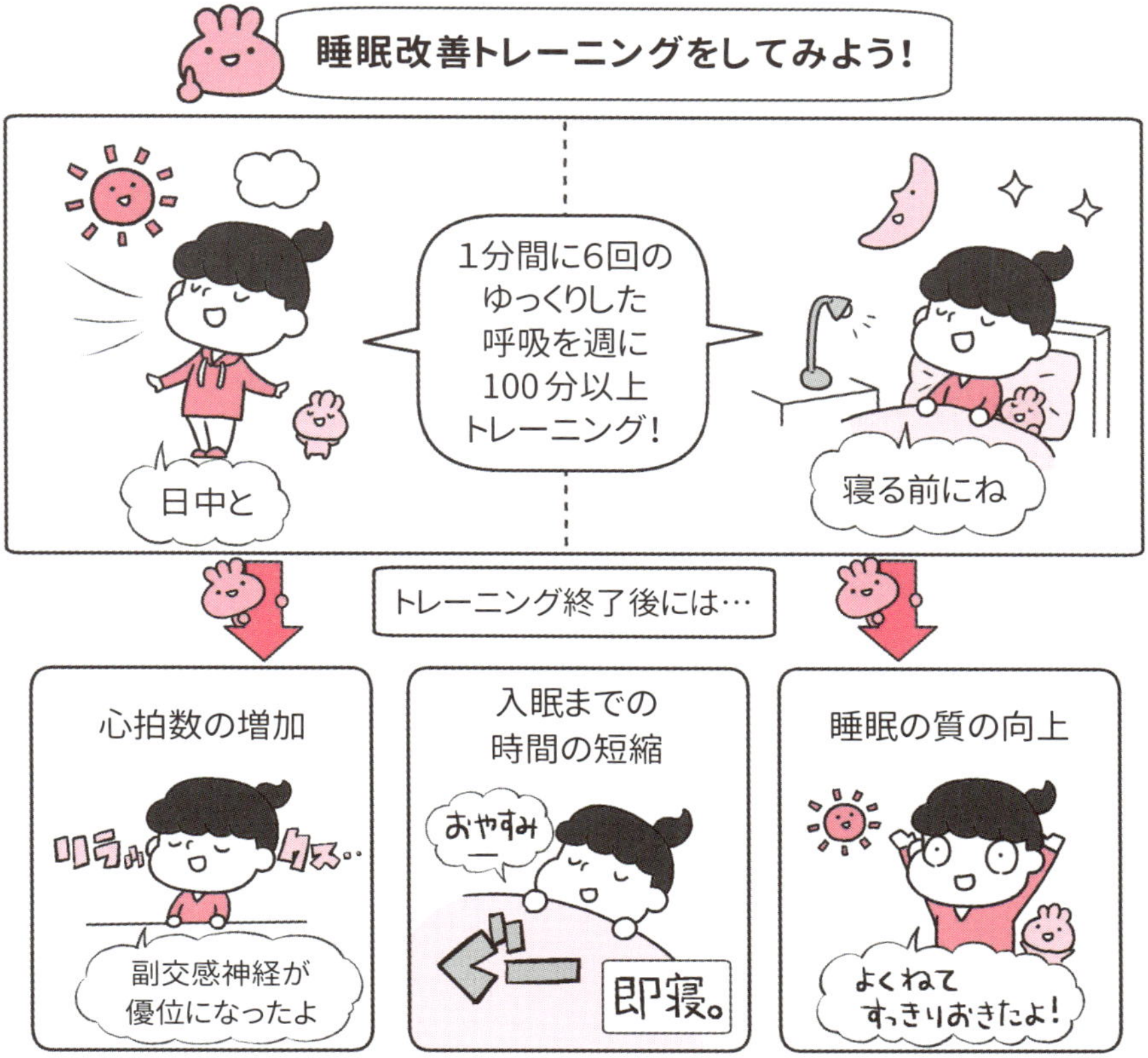

しその間隔は一定にはなっておらずある程度のゆらぎを認めます。このゆらぎのある状態が、迷走神経が働き副交感神経が働いている指標です。逆にリラックス出来ていない場合はこの間隔が一定になります。この心拍のゆらぎの程度を心拍変動（HRV）と呼びます。[1]心拍変動は個人で購入可能な簡易の機器とスマホアプリで計測することができます。

研究でもゆっくりと呼吸をすることにより、副交感神経を刺激し睡眠を改善できることが示されています。[2]日中と寝る前にアプリを使って、1分間に6回のゆっくりとした呼吸のトレーニングを行います。目安は週に100分以上は行うこととして、睡眠に対する効果を観察しました。トレーニング終了後の検査では、繰り返すことにより心拍変動が増加し、入眠までの時間の短縮、睡眠の質の向上を認めました。トレーニング期間は4週間でしたが、1週間行うだけですでに心拍変動には著しい改善を認めていました。

① Front Physiol. 2022 35250623　② MIR Res Protoc. 2019 31789601

セルフコントロールを実践する

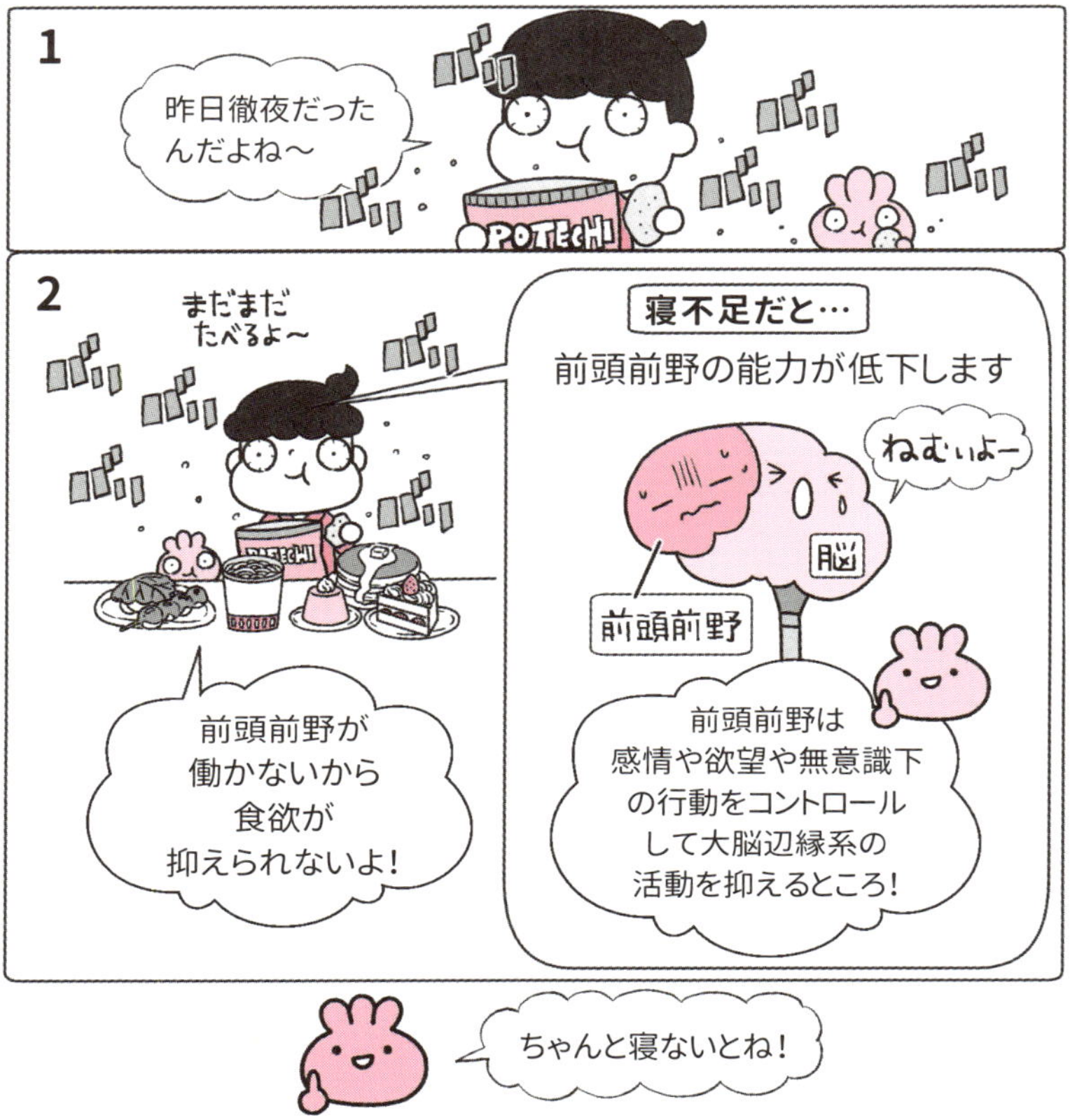

睡眠不足がもたらすデメリットの1つが、セルフコントロール（自制心）が失われることです。[1] セルフコントロールは毎日の決断において重要な役割を果たします。目の前で起こったこと、感じたことに対して自分自身がどのように反応するかは、セルフコントロールの能力に左右されます。短期的な欲望に対する衝動を抑えること、今は食べるタイミングではないというときに甘い物や体にあまり良くない食べ物を我慢できることは一種の能力です。短期的な欲求を満たすことは、今現在の自分に優しくする行為です。しかしそれが長期的にみると体に悪いことなら、結局将来の自分自身をいじめていることに他なりません。自分をコントロールすることは、結局自分自身に対して優しくできるかどうかなのです。

セルフコントロールする能力を下げてしまう要因が睡眠不足です。人は睡眠が足りていない状況では脳の前頭前野の能力が低下します。[2] 前頭前野は上位脳であり、感情や欲望や無意識下の行動をコントロー

① Stress Health. 2013 23086901　② J Sleep Res. 2000 11123521

セルフコントロール力を上げよう！

瞑想トレーニングのやり方

・1日20分
・5日間続けよう！

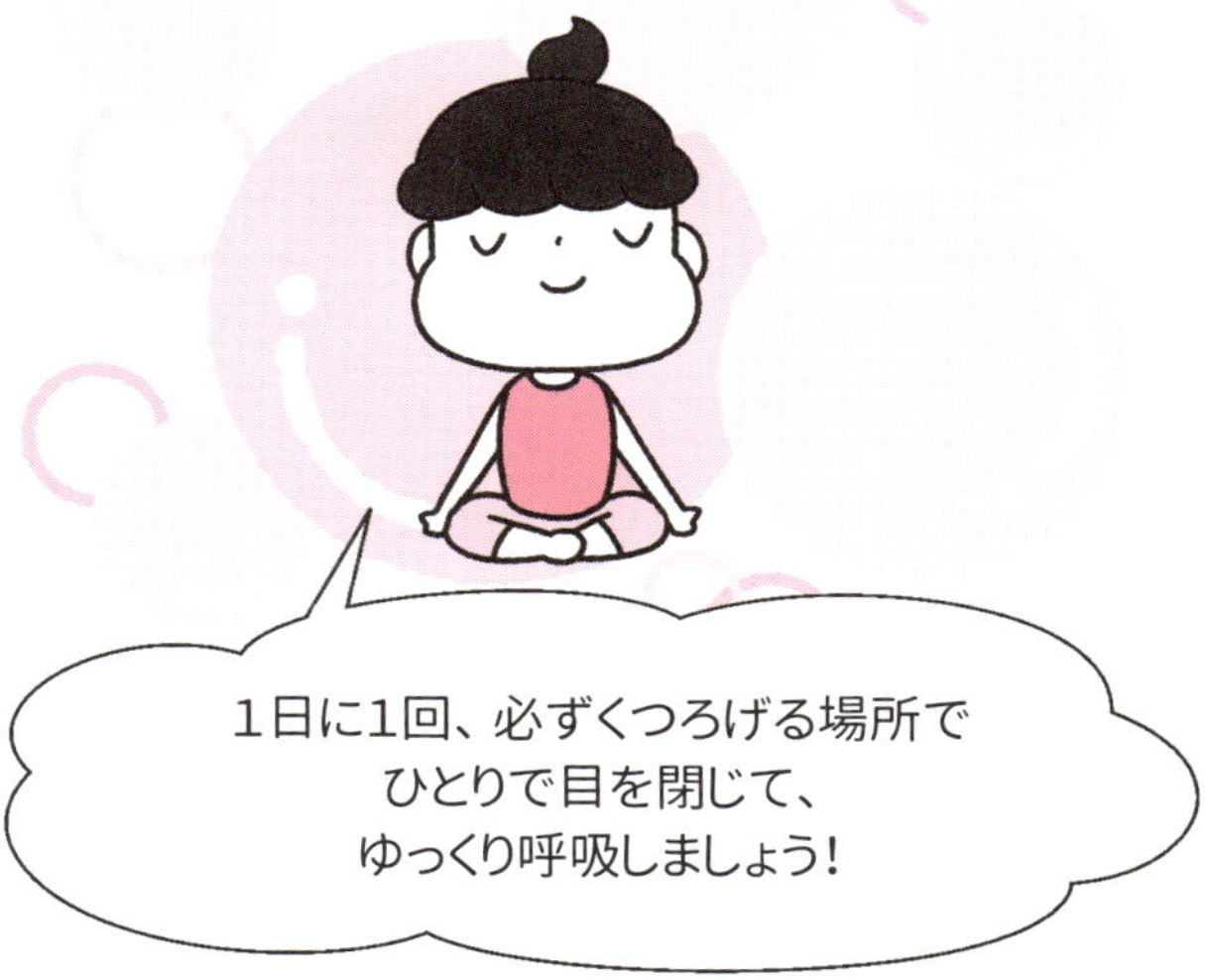
1日に1回、必ずくつろげる場所で
ひとりで目を閉じて、
ゆっくり呼吸しましょう！

ルする大脳辺縁系の活動を抑えています。前頭前野の機能が低下すれば、短期的な欲望の選択が増えることは想像に難くありません。セルフコントロールを上げる方法としてわかっているのは瞑想などのマインドフルネスです。[③] 通常研究で検討されている瞑想は1回に60分以上、数週間の実施を伴うもので、その結果様々な肉体的、精神的な障害の改善が示されています。しかし1日20分の瞑想トレーニングをわずか5日実施するだけで様々な認知や感情の調整能力が上がることが示されています。決して修行僧のような瞑想をしなくてはいけないわけではないのです。

睡眠不足にならないように気をつけつつ、1日1回必ずくつろげる場所で1人で目を閉じてゆっくり呼吸をする習慣を持つだけで、様々な誘惑に打ち勝つセルフコントロールを徐々に醸成していくことができます。たとえ5分でも10分でも誰にも邪魔されない安心した場所を確保して、将来の自分に優しくなれる決断をしていってください。

③ J Gen Intern Med. 2019 30511291

笑顔で免疫をあげる

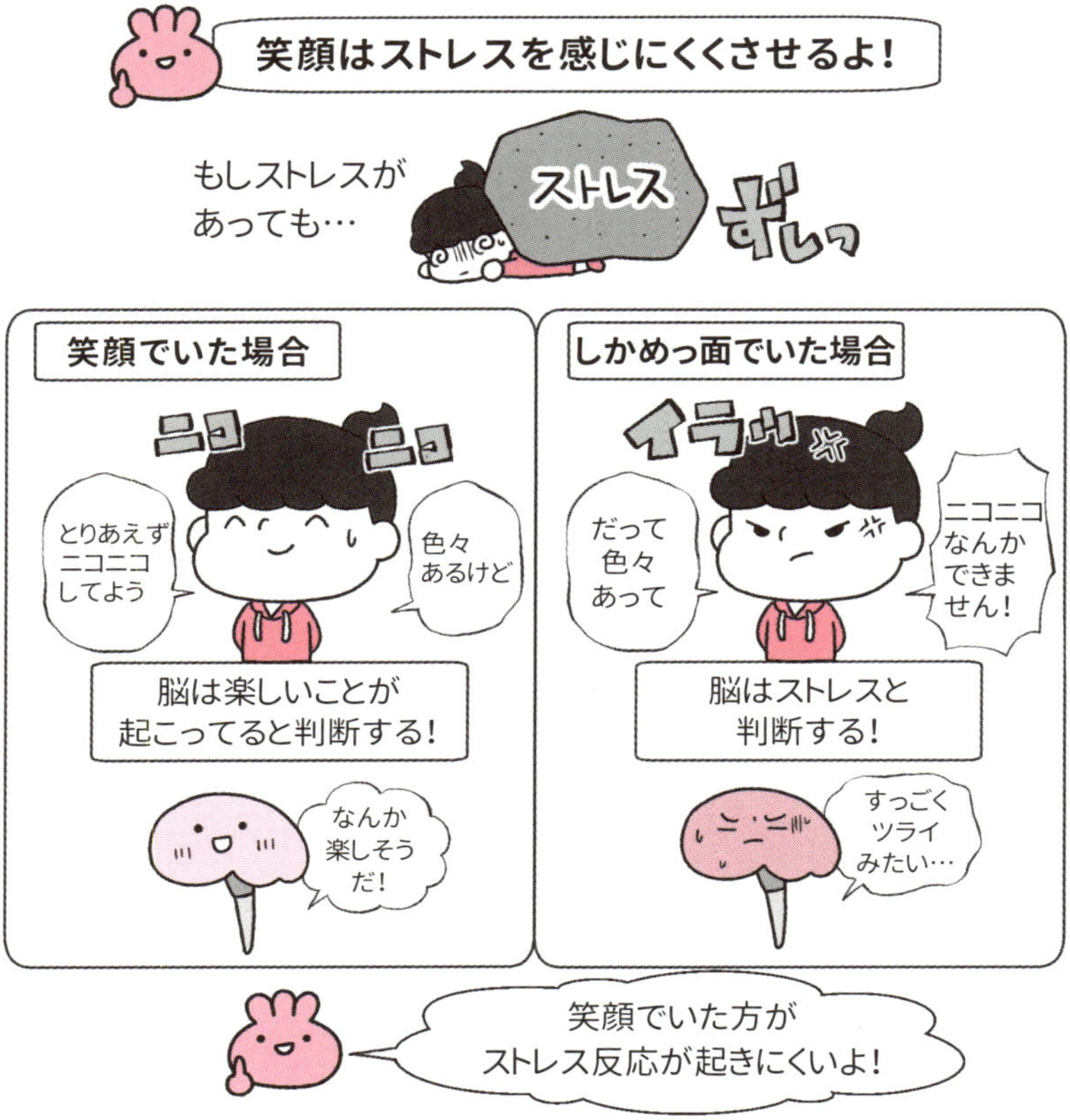

ストレスが免疫を下げるのとは逆に、楽しい気持ちになると免疫が上がります。そして普段から笑顔でいることを心がけるだけで、ストレスを感じにくくなります。普段から楽しい気持ちでいるようにしてくださいといっているわけではありません。つらい気持ちなのにそれを押し隠して楽しい振りをする必要はありません。ただ笑っている顔を作るだけでメンタルにポジティブな影響を与えることができるのです。面白い実験結果で、強制的にしかめっ面をできないようにするだけで、うつや不安が解消するという研究があります。[1] 美容目的で行うボトックス注射を眉間に注射するとしかめっ面ができなくなります。3カ月後調べてみると、注射していない人たちと比較して不安や抑うつが少なく良好なメンタルを保っていました。同じく頬を上げて笑顔のような顔を作るだけで、ストレスなことが起こったと心で思っても、ストレス反応が起きにくくなることも示されています。[2] 脳は実際の気持ちに関係なく、顔が笑顔の動

① J Cosmet Dermatol. 2009 19250162　② Psychol Sci. 2012 23012270

よく笑って免疫力を上げましょう！

笑顔はがん細胞やウイルスなどを駆逐する
ナチュラルキラー細胞などの
リンパ球の数を増加させるよ！

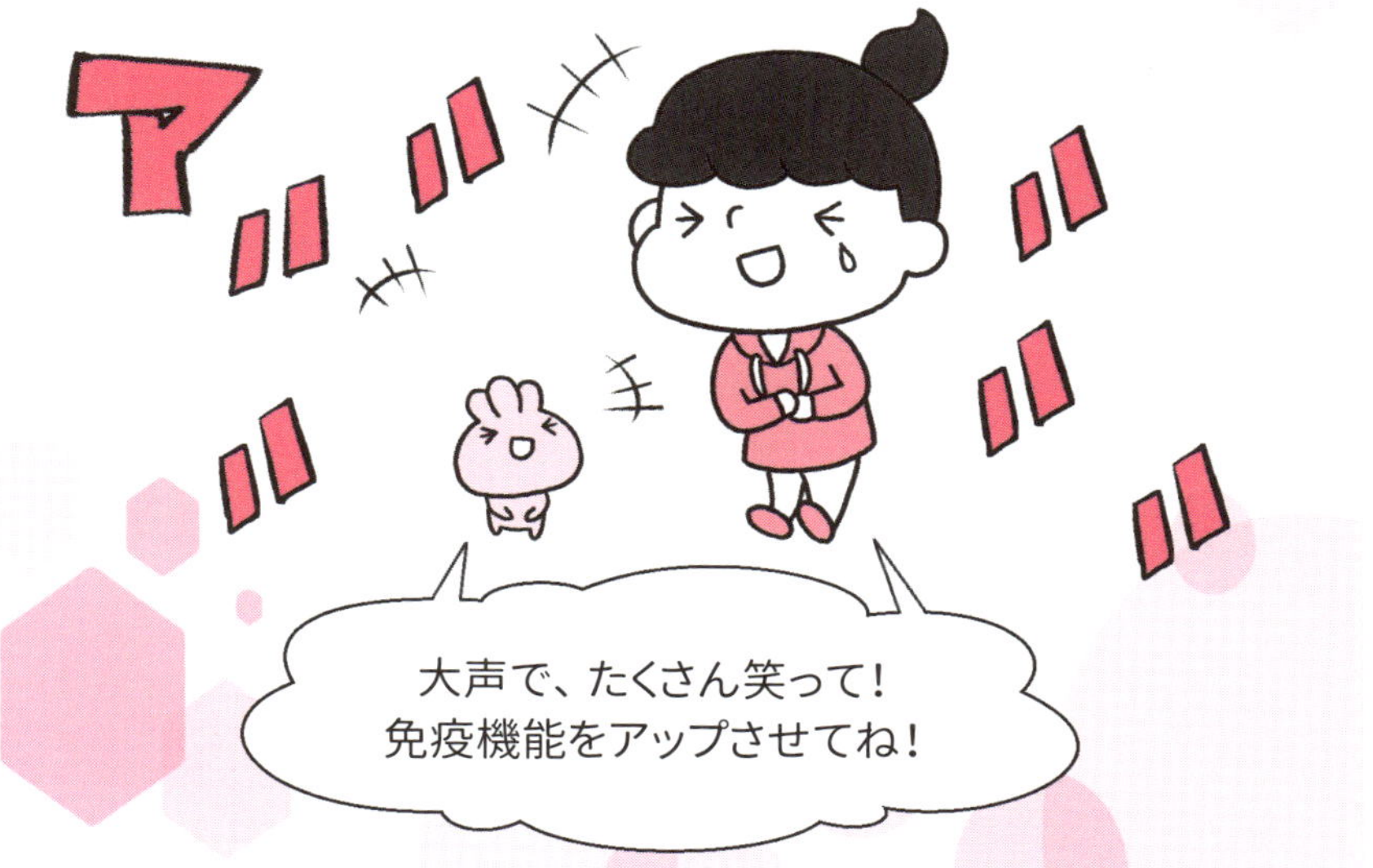
大声で、たくさん笑って！
免疫機能をアップさせてね！

きをしていればストレスを感じない楽しいことが起こっていると判断し、また顔がしかめっ面をしていれば逆に何かストレスを感じることが起こっていると判断してしまいます。だから常に笑顔を作る癖をつけておいてください。

　体にストレス反応が起こると免疫機能が下がります。逆に笑顔はがん細胞やウイルスなどを駆逐するナチュラルキラー細胞などのリンパ球の数を増加させることが示されています[3]。東大が行った公衆衛生の研究では65歳以上になると、2割以上の人が1カ月に3日以下の頻度でしか笑わないそうです[4]。意識して笑うようにしなければどんどん笑わなくなっていってしまいます。ユーモアのあるビデオをみてもらって免疫機能をチェックしたところ、大声で笑った被験者が大いに免疫機能を増加させていました[5]。普段からよく笑ったり、お笑いの動画を見たりして自然と頬がゆるむような生活を心がけてください。

③ Altern Ther Health Med. 2001 11253418　④ J Epidemiol. 2016 26972732　⑤ Altern Ther Health Med. 2003 12652882

あとがき

「石黒先生の考える腸活とは何かの総まとめのような本を作りましょう！」そのような提案をいただき、今回の書籍の発行となりました。健康イコール健康な腸内環境といっても過言ではないのですが、昨今流れる情報では腸内環境を改善するための腸活が健康のために行われているとはいいがたい状況だと感じています。腸活のためと称した乳酸菌やオリゴ糖の入ったサプリメント、ドリンクが多数販売されていますが、本書でも記したように腸内の細菌の割合は個々によって大きく異なります。それらに含まれている乳酸菌、ビフィズス菌などのプロバイオティクス細菌は多くの人にとって有益であることは確かに実験で示されているかもしれません。しかし腸内細菌は代謝物質などを通じてお互いに影響を与えあうので、腸の中に特定の菌が大量に入った時、どのような働きをするようになるのかはわかりません。口から投入された菌はほとんどが胃酸で殺菌されてしまうために、〝生きたまま〟小腸に流れ込む細菌は少なく、さらに小腸の入り口で胆汁による殺菌も受けます。しかし生きたまま腸の中に入ることが良いことのようにもてはやされています。近年のサプリメントは胃酸で殺菌されないように加工されているため、実際に生きたまま小腸に到達してしまいます。その結果本来いるはずのない菌がいるはずのないところに存在することによって、想像もしない体の変化が起こる可能性も否定できません。小腸でその菌が異常に増殖するようなことがあれば、小腸内細菌異常増殖症（SIBO）と呼ばれる難治性の病態に陥る危険もゼロではありません。さらに口の中や腸に傷があると、そこから血液の中に菌は流れ込みます。実際抜歯を行った人が、乳酸菌サプリメントを摂取してその乳酸菌による菌血症（血液の中に大量の細菌が入り全身に炎症を引き起こす）で亡くなってしまった人もいます。健康のためにと思って行った行為が原因でかえって健康を損なうようでは、こんな不幸なことはありません。

本書でも記したように、人は生まれながらに良い長寿の遺伝子を持った人もいれば、そうでもない人もいます。同じく良い腸内細菌を両親、特に母親から受け継ぐ人もいれば、そうでない人もいます。その最初のスタート時点は平等ではありません。しかしその後どのような生活をするかによって、長寿の遺伝子が活性化するか、逆にがん遺伝子が活性化するか、がん抑制遺伝子が活性化するかが変わってしまいます。良い遺伝子、良い腸内細菌を受け継いでも若くして病気になることもあります。逆に遺伝的には病気の家族歴があっても、食事を気にかけ、体をよく動かし、良く眠り、ストレスをマネージメントできていれば、悪い遺伝子のスイッチは押されないことが科学的に証明されてきています。腸活というと何を食べるか？が注目されがちですが、運動、睡眠、ストレスすべてが腸内細菌に影響を与え、そしてその結果健康状態に多大な変化をもたらします。僕たちヒトが持つ遺伝子はおよそ23000個です。それに対して腸内細菌、そして共生するウイルス、真菌、古細菌、寄生虫などの持つ遺伝子は400万とも1000万ともいわれています。代謝や免疫に与える影響は、僕たちがどのような遺伝子を活性化させるかよりも、日々働くこれらの微生物がどのような遺伝子を働かせてくれるのかの影響の方が大きいといえます。共生してくれている微生物が喜ぶような生活を送ることが腸活の本来の目的であると僕は思います。

思い返すと、最初は腸活生活もかなり手探り状態でした。通販や個人輸入でサプリメントや食材も買いあさりました。しかし、体感が得られるものはほとんどありませんでした。だから現在定期的に摂取しているサプリメントは、週に何回かは摂取するMCTオイルやコラーゲンパウダー以外はほとんどありません。腸活のためにしているのは普段の食事内容に気をつけることだけです。腸内細菌は僕たちが消化できない食物繊維を消化してエネルギーを作り出してくれます。同時に合成したエネルギーを自ら使って生存します。腸内細菌の好物ということだけではなく、食物繊維にはその他、腸内の便の動きを活発にしたり毒素を吸着して排出するサポートをしたりする役割があり、僕たちの体にとっても欠かせないものです。そしてこの食物繊維をしっかり摂取するためには野菜、果物、キノコ、海藻を毎日の食卓にいかにそろえるかを考える必要があります。確かに食物繊維のサプリメントは便利で1日に必要とされる量を簡単に摂取することができます。しかし食物繊維の質がどのように担保されているのかを知るすべはありません。野菜果物であれば、傷んだものであれば、見た目や味でわかります。しかし精製された製品には、加工の段階でいかなるものが混入しているか、さらに追加で投与した成分がどのような相互作用を示すかは全く保証がないのです。健康産業は一大ビジネスです。この先もどんどん乳酸菌、ビフィズス菌、食物繊維、オリゴ糖などが入った新しい腸活サプリメントが登場すると思いますが、僕はこういった製品を信じて長期的に飲み続けることはリスクが高い行動だと考えています。こういった新商品を購入するよりも、今では入手が難しくなった、農薬の少ないお米や野菜果物、輸入大豆ではない国産大豆で作った味噌、醤油、納豆、海水から伝統的な方法で作られた塩、混ざりものが入っていない本物のオリーブオイルなどにお金をかけた方が確実に良い腸活につながります。

本書で伝えている腸活の内容は結局、なるべく加工されていない食品をとること、一部欧米から取り入れた食材を使いつつなるべく日本人がこれまで食べてきたものを中心に食事を構成すること、体をよく動かし長い時間座っていないこと、睡眠時間を削らないようにいつも考えること、そしてどんなにそれらに気を遣っていても適切なストレス解消を行わないとすべてが無駄になってしまうことであり、極めて当たり前のことを述べているに過ぎません。しかしこれらは、僕たち現代人が忘れていること、もしくは大事であることを繰り返し伝えられていないために理解されていないことに他ならないのです。本書作成にあたり、なるべくわかりやすく、読者のみなさんに直感的に理解してもらえるよう、イラストを作成していただいた友人でありプロの漫画家である東園子さんに深く感謝いたします。僕のこだわりに合わせて、食材や調味料をいつも調達してくれる妻の賀子さん、いつの間にか高校生になり両親とディスカッションをするようになった長男の達也、身長が父を追い越しつつある次男の陽路のことをいつも考えて執筆をしています。楽しい家族がいなければ、執筆を続けることはできませんでした。改めて感謝します。

2024年　7月

石黒成治

イラスト・図解でわかる！
Dr Ishiguroの
腸活超百科

2024年8月31日　初版第1刷発行
2024年9月30日　　　第2刷発行

著　者　石黒成治
発行者　角竹輝紀
発行所　株式会社マイナビ出版
〒101-0003　東京都千代田区一ツ橋2-6-3 一ツ橋ビル2F
電話　0480-38-6872（注文専用ダイヤル）
03-3556-2731（販売部）
03-3556-2738（編集部）
URL　https://book.mynavi.jp/

著者……………………石黒成治
イラスト……………東園子
デザイン……………C.Room
編集……………………株式会社OSイースト
編集協力……………平田知巳、大友弥生、小林涼子
印刷・製本…………シナノ印刷株式会社
企画制作……………株式会社SAMURAI Office

ISBN978-4-8399-8550-9

Printed in Japan